A. Zink · C. Zink · H. Hoffmeister
Rheumatische Krankheit und soziale Lage

Angela Zink · Christoph Zink
Hans Hoffmeister

Rheumatische Krankheit und soziale Lage

Eine empirische Studie aus dem Institut für Sozialmedizin und Epidemiologie des Bundesgesundheitsamtes

Walter de Gruyter
Berlin · New York 1985

Dr. rer. pol. Angela Zink, Institut für Soziologie der Freien Universität Berlin, Babelsberger Straße 14-16, 1000 Berlin 31

Dr. med. Christoph Zink, GSD Gesellschaft für Systemforschung und Dienstleistungen im Gesundheitswesen mbH, Stauffenbergstraße 11-13, 1000 Berlin 30

Prof. Dr. rer. nat. Hans Hoffmeister, Institut für Sozialmedizin und Epidemiologie des Bundesgesundheitsamtes, General-Pape-Straße 62, 1000 Berlin 61

Gedruckt mit Unterstützung des Bundesgesundheitsamtes

Das Buch enthält 145 Abbildungen und 11 Tabellen.

Graphische Gestaltung: Lutz-Olaf Walter, Berlin
Multivariate EDV-Auswertungen: Dipl.-Soz. Norbert Goschin, Berlin

CIP-Kurztitelaufnahme der Deutschen Bibliothek

Zink, Angela:
Rheumatische Krankheit und soziale Lage : e. empir. Studie aus d. Inst. für Sozialmedizin u. Epidemiologie d. Bundesgesundheitsamtes / Angela Zink ; Christoph Zink ; Hans Hoffmeister. - Berlin ; New York : de Gruyter, 1985.
ISBN 3-11-010435-0
NE: Zink, Christoph: ; Hoffmeister, Hans:

Druck: Gerike GmbH, Berlin. - Bindung: Dieter Mikolai, Berlin.
Umschlaggestaltung: Rolf Hübler, Berlin.

Vorwort

An Krankheiten des rheumatischen Formenkreises leiden überaus viele Menschen in den entwickelten Ländern. Je nach der zugrundegelegten Definition sind drei bis zwanzig Millionen Erwachsene in der Bundesrepublik von diesen Krankheiten betroffen (80). Da der Anteil alter Menschen in unserem Land wächst und die Prävalenz rheumatischer Krankheiten mit dem Alter stark zunimmt, wird die gesundheitspolitische Bedeutung dieser Krankheiten weiter steigen.

Trotz der Bedeutung dieser Volkskrankheit ist die Rheumaforschung gegenüber anderen Forschungsbereichen wenig entwickelt. Dies gilt besonders für sozialmedizinisch-epidemiologische Untersuchungen über Ursachen und Folgen rheumatischer Krankheiten. Ein Grund mag sein, daß rheumatische Krankheiten - anders als Herz-Kreislaufkrankheiten, bösartige Neubildungen oder chronische Krankheiten der Atemwege - kaum Einfluß auf die Lebenserwartung haben. Sie führen jedoch besonders häufig zu intensiven ambulanten und stationären Behandlungen, zu vorzeitigem Ausscheiden aus dem Erwerbsleben, zu körperlichen und sozialen Beeinträchtigungen sowie zu chronischen Beschwerden.

Die durch rheumatische Krankheiten verursachten Kosten können nur grob beziffert werden. Behandlungs-, Rehabilitations- und durch Arbeitsunfähigkeit bedingte Kosten werden gegenwärtig auf etwa 27 Milliarden DM pro Jahr geschätzt (127).

Noch immer besteht in der Fach- und Laienöffentlichkeit keine Einigkeit darüber, welche Krankheitsbilder unter dem Begriff "Rheuma" gefaßt werden sollen. Es setzt sich jedoch auch bei uns zunehmend die Auffassung der Weltgesundheitsorganisation durch, wonach Krankheiten des rheumatischen Formenkreises alle chronischen entzündlichen und degenerativen Prozesse der Gelenke, der Wirbelsäule und der weichen Gewebe des Stütz- und Bewegungsapparates umfassen. Gerade unter sozialmedizinischen Aspekten ist diese Kategorisierung sinnvoll, da - ungeachtet der fehlenden pathomorphologischen und pathophysiologischen Einheitlichkeit - die individuellen Folgen dieser Krankheiten durchaus vergleichbar sind: dauernde, im Verlauf der Krankheit zunehmende Schmerzen und Bewegungseinschränkungen, häufig Dauermedikation, psychische Beeinträchtigungen durch Beschwerden und Einschränkungen des Aktivitätsspielraumes mit der Folge zunehmender Vereinsamung.

Diesen physischen, psychischen und sozialen Folgen rheumatischer Krankheiten galt das besondere Interesse des Forschungsvorhabens "Rheumastudie - empirische Erhebung über Umweltfaktoren, Lebensweisen und Krankheiten", das in den Jahren 1978 bis 1980 im Institut für Sozialmedizin und Epidemiologie des Bundesgesundheitsamtes in Berlin (West) durchgeführt wurde.

Mit dem Forschungsvorhaben wurde der Versuch unternommen, Einblick in die Zusammenhänge zwischen Art und Schwere rheumatischer Krankheiten auf der einen Seite sowie Lebensbedingungen, Grad der Behinderung, Inanspruchnahme medizinischer Versorgung auf der anderen Seite zu gewinnen. Die ursprüngliche Absicht, auch Aufschluß über mögliche Ursachen und Entstehungsbedingungen der verschiedenen Formen rheumatischer Krankheiten zu erhalten, konnte nicht verwirklicht werden. Das Erinnerungsvermögen der manifest Erkrankten an frühere Lebensabschnitte ist für solche Analysen nicht ausreichend. Die Ursachenforschung wird den aufwendigen Weg über Kohortenstudien wählen müssen.

Die Ergebnisse der deskriptiven Auswertung der hier beschriebenen retrospektiven Studie wurden 1981 in einem Bericht für den Förderer, den Bundesminister für Jugend, Familie und Gesundheit, zusammengestellt. Eine multivariate Analyse der Zusammenhänge zwischen physischen, psychischen und sozialen Folgen rheumatischer Krankheiten erfolgte im Rahmen der Dissertation von Angela Zink am Fachbereich Philosophie und Sozialwissenschaften I der Freien Universität Berlin. Der vorliegende Band faßt Teile aus beiden Auswertungsstufen zusammen.

Die Studie wäre nicht durchführbar gewesen ohne die Unterstützung der leitenden Ärzte der beteiligten Kliniken, den intensiven Einsatz der dort tätigen Mitarbeiter und vor allem die Bereitschaft der Patienten, über viele Bereiche ihres Lebens in einem umfangreichen Fragebogen Auskunft zu geben. Ihnen allen sei herzlich gedankt.

Berlin, im Dezember 1984 Die Verfasser

Inhalt

1. ZUSAMMENFASSUNG 1

2. ÜBERBLICK ÜBER DIE LITERATUR 6

2.1 Rheumatoide Arthritis 6
2.1.1 Diagnostische Kriterien 6
2.1.2 Prävalenz und Inzidenz der R.A. 8
2.1.3 Verteilung nach Geschlecht und Alter 8
2.1.4 Vergleich verschiedener ethnischer Gruppen 9
2.1.5 Medizinische Erklärungsansätze 10
2.1.6 Soziale Entstehungsbedingungen 11
2.1.7 Sozialpsychologische und psychodynamische Erklärungsansätze 14

2.2 Spondylitis ankylosans 18
2.2.1 Diagnostische Kriterien 18
2.2.2 Häufigkeit, Alters- und Geschlechtsverteilung 19
2.2.3 Medizinische Erklärungsansätze 19
2.2.4 Sozialpsychologische und psychodynamische Erklärungsansätze 20
2.2.5 Versorgungsstrukturelle Aspekte 21

2.3 Arthrosen 22
2.3.1 Diagnostische Kriterien 22
2.3.2 Häufigkeit, Alters- und Geschlechtsverteilung 22
2.3.3 Medizinische Erklärungsansätze 24
2.3.4 Soziale Entstehungsbedingungen 25
2.3.5 Versorgungsstrukturelle Aspekte 26

2.4 Degenerative Erkrankungen der Wirbelsäule 26
2.4.1 Begriffsumfang und Krankheitsbilder 26
2.4.2 Häufigkeit, Alters- und Geschlechtsverteilung 27
2.4.3 Medizinische und soziale Risiken 28
2.4.4 Belastungen im Freizeitbereich 29
2.4.5 Psychische Ursachen und Folgen degenerativer Wirbelsäulenerkrankungen 30

2.5 Weichteilrheumatismus 31
2.5.1 Begriffsumfang und Symptome 31
2.5.2 Häufigkeit, Alters- und Geschlechtsverteilung 32
2.5.3 Soziale und psychische Bedingungen 32

3. EMPIRISCHER HINTERGRUND DER ARBEIT 34

4. ERGEBNISSE AUS DEM MEDIZINISCHEN TEIL DES FRAGEBOGENS 39

4.1 Allgemeine Angaben zum Gesamtkollektiv 39
4.1.1 Alter und Geschlecht im Gesamtkollektiv 39
4.1.2 Ärztliche Diagnosen 40

4.2 Allgemeine Angaben zu den einzelnen Krankheitsgruppen . . . 43
4.2.1 Alter und Geschlecht 43
4.2.2 Bisheriger Krankheits- und Versorgungsverlauf 45
4.2.3 Bis zum Befragungstermin in Anspruch genommene Versorgungseinrichtungen und Behandlungen 46
4.2.4 Informiertheit der Patienten über die ärztliche Diagnose . . 58

5. ERGEBNISSE ZU BERUF UND FREIZEIT 62
5.1 Berufstätigkeit 62
5.1.1 Belastungen am Arbeitsplatz 64
5.1.2 Nachteile im Berufsleben 68
5.2 Sozialbeziehungen in der Freizeit 71
5.3 Mitgliedschaften in Vereinen 72
5.4 Beschäftigungen in der Freizeit 74

6. ERGEBNISSE ZU DEN SOZIALEN FOLGEN DER ERKRANKUNG . . 78
6.1 Nachteile im täglichen Leben 78
6.1.1 Hilfsmittel 79
6.1.2 Personelle Hilfen 79
6.1.3 Helfende Personen, professionelle Hilfen 81
6.1.4 Finanzielle Sicherung 84
6.2 Problemdimensionen nach der Einschätzung der Patienten . . . 84
6.3 Persönliche Beeinträchtigungen und Einschränkungen der Sozialkontakte 85
6.3.1 Kommunikation, Isolation 87
6.3.2 Verarbeitung der Krankheit 90
6.3.3 Beeinträchtigung von Lebensplänen 93
6.4 Informationsstand über die Krankheit 94
6.5 Einschätzung der Behandlung 100
6.6 Ergebnisse des Gießen-Tests 102

7. ERGEBNISSE ZUR SOZIALSTRUKTUR DER PATIENTEN 107
7.1 Herkunft und Wohnort 107
7.2 Familienstand 108
7.3 Schulische Bildung 109
7.4 Arbeitsrechtliche Stellung und Beruf 110
7.4.1 Arbeitsrechtliche Stellung 110
7.4.2 Derzeitige Berufstätigkeit 111
7.5 Einkommen der Familie 114
7.6 Index der sozialen Schicht 116

8. ANALYSE DES ZUSAMMENHANGS VON CHRONISCHER KRANKHEIT UND LEBENSSITUATION MIT HILFE MULTIVARIATER METHODEN 118

8.1 Skalen und Indices in der empirischen Sozialforschung 118
8.1.1 Vorbemerkung 118
8.1.2 Ziele der Entwicklung von Indizes 119
8.1.3 Methodik der Indexkonstruktion 121

8.2 Indices aus dem medizinischen Bereich: Versorgungsintensität, Beschwerden, Befindlichkeit 122
8.2.1 Zur Konstruktion der Indices 122
8.2.2 Ergebnisse der Auswertung der Indices zur Messung von medizinischer Versorgung, rheumatischen Beschwerden und Schwere der Erkrankung 127
8.2.2.1 Intensität der Versorgung 127
8.2.2.2 Art und Intensität von Beschwerden der Gelenke, der Wirbelsäule und der weichen Gewebe 130
8.2.2.3 Angaben zu anderen chronischen Krankheiten sowie zu Beschwerden ohne unmittelbaren Krankheitsbezug 136

8.3 Indices zur Erfassung der Arbeitssituation und des Freizeitverhaltens 145
8.3.1 Indices zur Beschreibung der Arbeitssituation 145
8.3.1.1 Zur Konstruktion der Indices 145
8.3.1.2 Ergebnisse der Indices zur Beschreibung der Arbeitsplatzsituation 147
8.3.2 Indices zur Erfassung von Freizeitaktivitäten und deren Veränderung im Zeitverlauf 151
8.3.2.1 Zur Konstruktion der Indices 151
8.3.2.2 Ergebnisse der Indices zu Freizeitverhalten und sportlichen Aktivitäten 154

8.4 Skalen und Indices aus dem psychosozialen Bereich 161
8.4.1 Überblick über vorhandene Meßinstrumente 161
8.4.2 Zur Konstruktion der verwendeten Indices 165
8.4.2.1 Indices zur Messung von Beeinträchtigung und Behinderung 166
8.4.2.2 Indices zur Messung von sozialer Integriertheit und Unterstützung 172
8.4.3 Ergebnisse der Analyse der Indices zur Messung von Behinderung und sozialen Folgen der Krankheit 175

8.5 Indices zur Erfassung von Informiertheit und Informationsbedürfnissen im Hinblick auf die Krankheit 206
8.5.1 Zur Konstruktion der Indices 206
8.5.2 Ergebnisse der Indices zur Erfassung von Informiertheit und Informationsbedürfnissen 213

8.6 Vergleichende Untersuchung der verschiedenen Indices im Hinblick auf ihre Trennschärfe zwischen den Diagnosengruppen . . 220
8.6.1 Vorbemerkung 220
8.6.2 Zur Methode der Diskriminanzanalyse 221

8.6.3 Ergebnisse des Vergleichs von Indices mit ähnlicher Aussagerichtung mit Hilfe der Diskriminanzanalyse 222
8.6.3.1 Indices aus dem medizinischen Bereich 222
8.6.3.2 Indices aus dem beruflichen Bereich 223
8.6.3.3 Indices zu Behinderung und sozialen Folgen der Krankheit . 225
8.6.3.4 Indices zu Informiertheit und Informationsbedürfnissen . . . 226
8.6.3.5 Gießen-Test 227
8.6.4 Vergleich von Indices aus unterschiedlichen Bereichen . . . 228

Literatur 235
Übersicht über die verwendeten Indices und die in ihnen enthaltenen Items 255
Register 260

1. Zusammenfassung

Die vorliegende Arbeit geht auf die epidemiologische Untersuchung "Rheumastudie - empirische Erhebung über Umweltfaktoren, Lebensweisen und Krankheiten" zurück, die in den Jahren 1979 und 1980 im Institut für Sozialmedizin und Epidemiologie des Bundesgesundheitsamts durchgeführt wurde.

Ein wesentliches Ziel der damaligen Erhebung war es, Erfahrungen zu gewinnen über Möglichkeiten der Befragung chronisch Kranker hinsichtlich ihrer medizinischen Anamnese, ihren aktuellen Beschwerden und Befindlichkeitsstörungen und hieraus - allein aufgrund der Patientenangaben - diagnostische Kriterien für die Unterscheidung verschiedener Gruppen von Patienten mit Erkrankungen des rheumatischen Formenkreises zu entwikkeln. Diese Kriterien sollten u.a. auch anwendbar sein, um in Bevölkerungsstichproben Personen mit rheumatischen Krankheiten zu klassifizieren und sie von Nichtbetroffenen zu unterscheiden. Eine zweite Aufgabe betraf die möglichst umfassende Beschreibung der Situation von Patienten mit chronischen Krankheiten des Stütz- und Bewegungsapparats aufgrund

- o von Angaben zur medizinischen Versorgung und zu den Versorgungsverläufen, zu rheumatischen Beschwerden, sonstigen chronischen Krankheiten sowie Befindlichkeitsstörungen,
- o der Erhebung einer Arbeits- und Freizeitanamnese sowie der Veränderungen dieser Bereiche im Zeitverlauf,
- o einer ausführlichen Erfassung der Lebensverhältnisse der Patienten hinsichtlich ihrer sozialen Integriertheit, krankheitsbedingten Einschränkungen und Nachteilen, den familiären und sonstigen sozialen Folgen der Krankheit, der psychischen Verfassung der Patienten anhand ihres Selbstbildes (Gießen-Test) sowie ihrer Zugehörigkeit zu Sozialschichten,
- o sowie aufgrund von Angaben zum Umgang der Patienten mit der Krankheit und zum Arzt-Patienten-Verhältnis (Art und Umfang von Informationen zum Krankheitsbild, Informationsdefizite, verunsichernde Ratschläge aus dem Laiensystem).

Der eingeschlagene Weg, Patienten selbst zu ihrer Situation zu befragen, hat sich als sinnvoll und produktiv erwiesen. Offenbar sind Vorbehalte hinsichtlich der Validität von Patientenangaben gerade bei chronischen Krankheiten nur sehr eingeschränkt zutreffend. Die Angaben zur medizinischen Anamnese und zu aktuellen Beschwerden sind in sich konsistent und stehen in der großen Mehrzahl der Fälle in Übereinstimmung mit den Angaben der behandelnden Ärzte. Die Patienten können in vieler Hinsicht als "Experten in eigener Sache" angesehen werden. Inkonsistenzen, wie sie beim Krankheitsbild des Weichteilrheumatismus typischerweise auftraten, sprechen nicht gegen die Validität der Angaben insgesamt, sondern sind ein Hinweis auf die starke psychosomatische Komponente dieser Krankheit.

Bereits in der Primärauswertung war deutlich geworden, daß sich bestimmte strukturelle Differenzen zwischen den Gruppen der Patienten mit entzündlichen Erkrankungen der Gelenke oder der Wirbelsäule, degenerativen Erkrankungen der Gelenke oder der Wirbelsäule sowie mit Weichteilrheumatismus durch alle untersuchten Bereiche hindurch verfolgen ließen. Eine weitergehende Analyse dieser Zusammenhänge war damals jedoch nicht möglich.

Die nach Abschluß des Vorhabens erfolgte Sekundäranalyse hatte die Aufgabe, mit Hilfe multivariater statistischer Methoden Strukturen des Antwortverhaltens aufzudecken und Zusammenhänge zwischen verschiedenen Problembereichen aufzufinden. Hierzu wurden zunächst alle Items, von denen angenommen werden konnte, daß dem Muster ihrer Beantwortung ein "latenter Sinn" oder zumindest eine latente Systematik zugrundelag, mit Hilfe der Methoden der multidimensionalen Skalierung und der Clusteranalyse untersucht. Die Ergebnisse dieser beiden Verfahren waren Voraussetzung für die Bildung von begründeten additiven Indices zu den Schwerpunkten der Studie.

Die Ausprägungen dieser Indices, die teilweise komplexere Konstrukte repräsentieren, teilweise lediglich Angaben zu einem bestimmten Bereich zusammenfassen, wurden hinsichtlich aller relevanten Parameter (Diagnose, Schweregrad der Krankheit, Alter, Geschlecht, soziale Schicht) untersucht.

Patienten mit entzündlich-rheumatischen Krankheiten waren in der Zeit vor dem Krankenhausaufenthalt weitaus intensiver ambulant und stationär versorgt worden als alle anderen. Lediglich Patienten mit schweren Formen degenerativer Gelenkveränderungen erreichten im ambulanten Bereich ähnliche Werte.

Die Angaben zur Intensität von Beschwerden bildeten sehr gut die jeweiligen Krankheitsbilder ab: extrem hohe Werte für Gelenkbeschwerden bei R.A.-Patienten, Extremwerte für Wirbelsäulenbeschwerden bei Sp.A. und bei degenerativen Wirbelsäulenerkrankungen, aber auch bei schweren Formen des Weichteilrheumatismus. Die Patienten mit dem zuletzt genannten Krankheitsbild schilderten auch die weitaus größte Zahl und Vielfalt psychovegetativer Symptome und Beschwerden.

Zur Erfassung von Belastungen am Arbeitsplatz wurden aufgrund der internen Zusammenhänge der Patientenangaben die Indices 'Belastung', 'Streß', 'Arbeitszufriedenheit', 'Nacht- und Schichtarbeit' sowie 'Akkordarbeit' gebildet. Besonders hohe Belastungen, verbunden mit geringer Arbeitszufriedenheit, fanden wir bei Patienten mit degenerativen Veränderungen der Wirbelsäule. Hinsichtlich der Möglichkeiten der Freizeitgestaltung hatten sich für alle Patienten durch die Krankheit erhebliche Einschränkungen bei allen mit körperlicher Bewegung verbundenen Aktivitäten ergeben, aber auch hinsichtlich der Möglichkeiten, Sozialbeziehungen zu pflegen.

Zur Erfassung von Beeinträchtigung, Behinderung und sozialen Folgen der Krankheit wurden verschiedene Indices gebildet, die jeweils unterschiedliche Teilaspekte repräsentieren. Diese Indices sind - ebenso wie alle anderen vorliegenden Meßinstrumente für Beeinträchtigung und Behinderung - sehr gut geeignet, starke Behinderungen von geringen oder fehlenden zu trennen. Sie differenzieren jedoch weit weniger im "Mittelfeld", also bei partiellen Funktionseinschränkungen. Hinsichtlich 'Hilfsbedürftigkeit' und 'Behinderung' werden die beiden Extremgruppen durch Patienten mit R.A. (sehr starke Behinderung) und diejenigen mit Weichteilrheumatismus repräsentiert.

Ebenso stark wie die körperlichen Funktionseinschränkungen differieren auch die sozialen Folgen, die sich aus der Krankheit ergeben haben (vorzeitige Berentung, soziale Isolation usw.). Hier waren sowohl nach Art und Schwere der Krankheit als auch hinsichtlich der sozialen Schicht Differenzen festzustellen.

Besonders ausgeprägte negative Folgen hatten Patienten mit entzündlich-rheumatischen Krankheiten, diejenigen mit schweren Formen degenerativer Erkrankungen sowie generell Patienten aus der sozialen Unterschicht hinzunehmen.

Ähnliches gilt auch für die soziale Integriertheit. Sie ist besonders gering bei Patienten mit rheumatoider Arthritis sowie bei denjenigen mit schweren degenerativen Veränderungen der Gelenke oder der Wirbelsäule. Trotz der gravierenden sozialen Folgen, die Patienten mit Spondylitis ankylosans hatten hinnehmen müssen, war ihre soziale Integriertheit groß. Die Patienten hatten sich - entsprechend der Chronizität des Leidens - umfangreich über ihre Krankheit informiert. Besonders viele verschiedene Informationsquellen hatten Patienten mit entzündlich-rheumatischen Krankheiten genutzt, besonders wenig informiert fühlten sich diejenigen mit Weichteilrheumatismus. Angehörige der Mittel- und Oberschicht verfügten im Durchschnitt über mehr Informationen als Angehörige der Unterschicht.

Unabhängig vom Grad der Informiertheit bestand ein großes Bedürfnis, weitere Informationen zu erhalten, vor allem in den Gruppen der Patienten mit entzündlich-rheumatischen Krankheiten. Die Informationswünsche waren besonders bei jüngeren Patienten und bei Angehörigen höherer sozialer Schichten groß.

Dem zuerst genannten Ziel, der Überprüfung der Möglichkeiten, aufgrund von Patientenangaben diagnostische Zuordnungen vorzunehmen, diente eine abschließende diskriminanzanalytische Untersuchung der Indices auf ihre Spezifität hinsichtlich der Diagnosengruppen. Dabei wurden nicht nur - wie ursprünglich geplant - medizinische Parameter herangezogen, sondern es wurde ebenso die Trennschärfe von Indices aus dem beruflichen, sozialen und psychischen Bereich untersucht.

Durch die Kombination der Indices zu Beschwerden der Gelenke und der Wirbelsäule, zu Belastungen am Arbeitsplatz, Behinderung, sozialen Folgen, zur Patienteninformiertheit, zwei Skalen aus dem Gießen-Test sowie Alter und sozialer Schicht konnten fast 90 % der Patienten mit entzündlich-rheumatischen Krankheiten und gut 70 % derer mit Weichteilrheumatismus ihren zutreffenden Diagnosengruppen zugeordnet werden (bei einer a-priori-Wahrscheinlichkeit von knapp 17 %). Die Ergebnisse für degenerative Erkrankungen der Gelenke oder der Wirbelsäule waren weniger gut (43 bis 53 %). Dabei war die Vorhersagegenauigkeit der medizinischen Indices am höchsten, jedoch verbesserte die Einbeziehung der anderen Indices, insbesondere aus dem Bereich von Behinderung und sozialen Folgen, das Ergebnis erheblich. Bezieht man zusätzlich den Schweregrad der Krankheit ein, so werden vor allem die Gruppen mit den ausgeprägtesten Formen der verschiedenen rheumatischen Krankheiten mit Hilfe des Instrumentariums präzise beschrieben und klassifiziert.

Die Sekundäranalyse zeigte, daß eine adäquate Beschreibung der Situation von Patienten mit rheumatischen Krankheiten nur möglich ist unter Einbeziehung ganz unterschiedlicher Dimensionen der Krankheit: ihrer medizinischen und körperlichen Seite (Schmerzen, Befindlichkeitsstörungen usw.), den unmittelbar daraus entstehenden Konsequenzen wie vorzeitiges Ausscheiden aus dem Berufsleben, Verlust von Sozialkontakten usw. Dieses Bild wäre jedoch unvollständig ohne die Berücksichtigung all derjenigen Bedingungen des sozialen Umfeldes, die die Bewältigung der chronischen Krankheit erleichtern oder behindern: soziale Unterstützung und Integriertheit in ein Netz von Sozialbeziehungen.

Schließlich erwiesen sich auch Teile des Gießen-Tests als geeignet, bestimmte Dimensionen der psychischen Verarbeitung der Krankheit zu beleuchten.

Als Konsequenz aus beiden Auswertungen kann festgehalten werden, daß rheumatische Erkrankungen - je nach der Art der Diagnose und dem Schweregrad in unterschiedlichem Ausmaß - neben ihrer hohen Belastung durch Schmerzen und Bewegungseinschränkungen für die Betroffenen Auswirkungen in allen Bereichen des Lebens haben. Die 'sozialen Folgen' der chronischen Krankheit gehen weit über das hinaus, was als unmittelbar krankheitsbedingt angesehen werden muß. In besonders ausgeprägter Weise gilt dies für Patienten mit der schwersten Form rheumatischer Krankheit, der rheumatoiden Arthritis. Aber auch Patienten mit ausgeprägten degenerativen Veränderungen der Gelenke oder der Wirbelsäule (insbesondere, wenn beide Arten der Schädigung zusammenkommen) haben gravierende krankheitsbedingte Einschränkungen hinzunehmen. Frauen sind hiervon weit stärker betroffen als Männer, die mit erheblich mehr sozialer Unterstützung rechnen können und insgesamt über ein ausgedehnteres Netz sozialer Kontakte verfügen. Patienten aus der sozialen Unterschicht haben auch im Fall chronischer Krankheit weit gravierendere Folgen zu tragen und können auf weniger Unterstützung zählen als Angehörige der Mittel- oder Oberschicht.

Bei der nun im Rahmen von Modellvorhaben begonnenen intensiven wohnortnahen Betreuung von Rheuma-Patienten wurden Konzepte zugrundegelegt, die diesen Befunden entsprechen. Neben medizinischer Rehabilitation und Schmerzbekämpfung wird dort versucht, den Patienten im Zusammenhang der Reaktivierung ihrer verbliebenen körperlichen Fähigkeiten Wege zum Aufbau neuer Sozialbeziehungen zu eröffnen. Daß hier ein sehr großer Bedarf besteht, konnte in der vorliegenden Untersuchung gezeigt werden. Gerade die älteren, nicht mehr berufstätigen Patienten hatten sehr wenige Außenkontakte, lebten meist allein und schilderten die Einsamkeit als ihr größtes Problem.

2. Überblick über die Literatur

Bevor die Ergebnisse der empirischen Untersuchung referiert werden, soll ein Überblick über die zugrunde gelegte Literatur zu epidemiologischen Aspekten von Erkrankungen des rheumatischen Formenkreises gegeben werden. Angesichts der großen Zahl von Krankheitsbildern, die der Gruppe rheumatischer Krankheiten zugerechnet werden und wegen der vergleichsweise geringen zahlenmäßigen Bedeutung der Mehrzahl dieser Affektionen werden im folgenden Aspekte der wichtigsten Gruppen rheumatischer Erkrankungen, der rheumatoiden Arthritis, der Spondylitis ankylosans, der degenerativen Erkrankungen der Gelenke und der Wirbelsäule sowie des Weichteilrheumatismus dargestellt. Diese Einteilung rheumatischer Krankheiten in fünf Gruppen entspricht auch derjenigen, die im empirischen Teil der Arbeit zur Klassifikation der Diagnosen verwendet wurde.

2.1. RHEUMATOIDE ARTHRITIS

2.1.1. Diagnostische Kriterien

Die Diagnose der rheumatoiden Arthritis erfordert den Einschluß klinischer, röntgenologischer und serologischer Kriterien. Um Vergleichbarkeit von epidemiologischen Studien zu erzielen, wurde 1956 von der "American Rheumatism Association" (A.R.A.) eine Kommission eingesetzt, die Kriterien für die Diagnostik der rheumatoiden Arthritis (R.A.) erarbeitete. Diese Kriterien wurden in der Folgezeit überarbeitet, da sich einige Merkmale als nicht spezifisch herausstellten, und 1961 in Rom neu zusammengestellt (Tab. 1). Die Kriterien 1 bis 8 sollen in epidemiologischen Studien Verwendung finden; die Kriterien 9 bis 12 beziehen sich auf die Diagnostik inaktiver Fälle.

Von einer "klassischen" R.A. spricht man, wenn sieben der zwölf A.R.A.-Kriterien diagnostiziert wurden; bei Feststellung von fünf Befunden handelt es sich um eine "sichere" und bei drei positiven Befunden um eine "wahrscheinliche" R.A. (257).

Dieses Diagnoseschema gilt nicht, wenn eine Polyarthritis anderer Genese, eine erworbene Bindegewebserkrankung, eine Gicht, ein REITER-Syndrom oder eine bakterielle Arthritis gesichert nachgewiesen sind.

Auch die überarbeiteten ARA-Kriterien stellten sich als nicht exakt genug heraus; vor allem die Bestimmung der klinischen Symptome erwies sich als stark abhängig von der Person des untersuchenden Arztes (42).

Tab. 1: ARA-Kriterien zur Diagnostik der R.A. (nach 42)

1	Morgensteifigkeit
2	Druck- und Bewegungsschmerz in einem Gelenk
3	Schwellung eines Gelenks
4	Schwellung eines zweiten Gelenks nach drei Monaten
5	Schwellung zweier symmetrischer Gelenke (mit Ausnahme der distalen Interphalangealgelenke)
6	Rheumaknötchen
7	Typische röntgenologische Veränderungen
8	Positiver Rheumafaktor
9	Polyarthritis in der Anamnese
10	Symmetrische Deformationen peripherer Gelenke: Ankylose, irreversible Subluxation (besonders der Metakarpophalagealgelenke nach lateral)
11	Röntgenologische Veränderungen von Stadium 2 an
12	Positiver Rheumafaktor

Auf der Basis des 1963 von KELLGREN et al. herausgegebenen "Atlas of Standard Radiographs of Arthritis" (155) wurden 1966 in New York neue, präzisere Kriterien entwickelt (Tab. 2).

Diese vier Kriterien enthalten weniger subjektive Angaben (z.B. fehlt die "Morgensteifigkeit") und stützen sich stärker auf klinische und serologische Befunde. Bei diesen strengen Kriterien besteht allerdings die Gefahr einer zu geringen Sensitivität, d.h. der Anteil falsch negativer Ergebnisse ist höher als bei den Richtlinien von Rom. Auch bei den New-York-Kriterien wird je nach der Zahl vorhandener Symptome zwischen "sicherer", "wahrscheinlicher" und "fraglicher" R.A. unterschieden.

Tab. 2: New-York-Kriterien zur Diagnostik der R.A. (nach 42)

1	Schmerzen in mindestens 3 Gelenken im Status präsens oder in der Anamnese
2	Schwellung, Bewegungseinschränkung, Subluxation oder Ankylose von mindestens drei Extremitätengelenken, entweder an einer Hand, einem Handgelenk oder an einem Fuß und zwei davon symmetrisch (mit Ausnahme der Interphalangealgelenke und des ersten Metakarpophalangealgelenkes sowie der Hüften)
3	Degenerative Arthritis ab Stadium 2 an Händen, Handgelenken oder Füßen
4	Mehrfach positiver Rheumafaktor

2.1.2. Prävalenz und Inzidenz der R.A.

Unter den entzündlichen rheumatischen Erkrankungen ist die rheumatoide Arthritis die häufigste. BEHREND und LAWRENCE geben für Westeuropa eine Prävalenz der R.A. nach den ARA-Kriterien von 0,6 % für Männer und 1,7 % für Frauen an. Die klinischen New-York-Kriterien treffen auf 2,2 % der Männer und 3,4 % der Frauen zu, wobei sowohl klinische als auch röntgenologische Kriterien nur bei 0,4 % der Männer und 0,5 % der Frauen gefunden werden (32).

Angaben über Prävalenzen in Bevölkerungen sind demnach sehr stark abhängig von dem jeweils gewählten Klassifikationsschema und der Anzahl der einbezogenen Kriterien. Sie sind zudem abhängig von der Art der Erhebung. Je nach der Intensität der Befragung und der Person des Befragenden werden sehr unterschiedliche Prävalenzraten ermittelt.

COBB fand in seinen Untersuchungen in den Jahren 1952 bis 1954 bei Befragungen, die von Ärzten durchgeführt wurden, fünfmal höhere Prävalenzen als bei einer ausschließlich schriftlichen Befragung (nach 26).

Auch in Abhängigkeit davon, ob nur gesicherte, chronische oder auch "benigne", passagere Formen der R.A. einbezogen werden, werden sehr unterschiedliche Prävalenzen und Inzidenzen ermittelt.

Für gutartige, passagere Formen der R.A. wird eine Inzidenz von bis zu 15 % im Jahr angegeben (317). LINCOLN fand in einem Beobachtungszeitraum von zwei Jahren bei insgesamt 14 % der untersuchten Personen Anzeichen einer R.A., wobei auch leichte und passagere Formen eingeschlossen waren (nach 30).

Vermutlich unter Zugrundelegung einer weiten Definition wurden aus europäischen Ländern und den USA Prävalenzen zwischen 2 und 3 % für Männer sowie 3 und 8 % für Frauen berichtet (42).

Demgegenüber gibt die WHO für 1978 eine Prävalenz der R.A. für Großbritannien von 0,5 % für Männer und 1,8 % für Frauen, für die USA von 0,7 % bzw. 1,6 % an (317).

LEISTNER et al. kommen aufgrund einer umfangreichen Literaturübersicht zu einer Punktprävalenz der R.A. in Bevölkerungsstichproben von 0,2 bis 0,4 % für Männer und 0,5 bis 1,4 % für Frauen (179).

2.1.3. Verteilung nach Geschlecht und Alter

Bei der Beurteilung der Geschlechtsrelation der R.A. stellen sich die gewählten diagnostischen Kriterien als sehr bedeutsam heraus. Eine klinisch gesicherte R.A. ist nach LEISTNER et al. bei Frauen drei- bis viermal häufiger (179). Auch BEHREND und LAWRENCE (32) fanden bei Frauen dreimal häufiger eine aktive chronische R.A., die durch klinische und röntgenologische Befunde gesichert war. Nach LEISTNER et al. (179) sollen jedoch positive Röntgenbefunde bei Männern häufiger sein. Übereinstimmung besteht in der Feststellung, daß die seropositive R.A. bei Männern und Frauen gleich häufig zu finden sei (32, 179).

Ohne Angabe der diagnostischen Kriterien findet sich in einer großen Zahl von Studien die Angabe, daß die Prävalenz der R.A. bei Frauen deutlich (im allgemeinen um das dreifache) erhöht sei (z.B. 6, 42, 223, 293, 300).

Die Inzidenz der R.A. nimmt mit dem Alter zu und erreicht nach dem 65. Lebensjahr ihren höchsten Wert (32). Allerdings beginnen etwa 50 % der Fälle von rheumatoider Arthritis vor dem 45. Lebensjahr (317). SEIDEL gibt als häufigstes Alter einer Erstmanifestation bei Männern 36 bis 40 Jahre, bei Frauen 46 bis 50 Jahre an (nach 299).

2.1.4. Vergleich verschiedener ethnischer Gruppen

Beim Vergleich der Prävalenzen der R.A. in verschiedenen Bevölkerungsgruppen muß wiederum zwischen "gesicherten" und "wahrscheinlichen" Fällen unterschieden werden. Für die "gesicherten" Fälle wurde in praktisch allen Bevölkerungen eine Prävalenz um 1 % gefunden (30).

Bei der seronegativen, "wahrscheinlichen" R.A. ergeben sich jedoch deutliche Unterschiede zwischen verschiedenen ethnischen Gruppen: Bei der Negerbevölkerung in Jamaika wurde eine Prävalenz von 11 % gefunden, dagegen entsprach die Häufigkeit "wahrscheinlicher" R.A. bei verschiedenen amerikanischen Indianerstämmen mit 4,7 % derjenigen der europäischen Bevölkerung (30).

In einer ländlichen Bevölkerung in Südafrika war in einer Untersuchung von BEIGHTON et al. die Krankheit relativ selten und zeigte mildere Verlaufsformen als in der europäischen oder amerikanischen Bevölkerung. Die Prävalenz der R.A. betrug in dieser Untersuchung lediglich 0,12 % für "sichere" und 0,87 % für "wahrscheinliche" Fälle (34). Demgegenüber entsprach die Prävalenz der südafrikanischen Stadtbevölkerung den Durchschnittswerten für Europa und die USA (281).

In diesem Zusammenhang wird auch die Frage diskutiert, ob die geographische Lage einen Einfluß auf Inzidenz und Prävalenz der R.A. hat (21, 74). Mit zunehmendem nördlichem Breitengrad wurde eine höhere Prävalenz der R.A. gefunden. Ausnahmen hiervon bilden nur die hohen Raten der schwarzen Bevölkerung in Jamaika und die niedrigen Raten der englischen Bevölkerung (21).

Eine zureichende Erklärung für diese ethnischen und geographischen Unterschiede in der Häufigkeit der R.A. konnte bislang nicht gefunden werden. Die plausibelste Interpretation scheint jedoch die zu sein, daß Unterschiede der sozialen Lebensbedingungen hierfür vorrangig verantwortlich zu machen sind.

2.1.5. Medizinische Erklärungsansätze

Eine große Zahl von Untersuchungen befaßte sich mit der Frage, ob die rheumatoide Arthritis genetisch* bedingt sei.

In einer Bevölkerungsstichprobe in Bukarest wurde bei den Familienangehörigen von Patienten mit R.A. eine Erkrankungsrate von 3,7 % gefunden gegenüber 0,57 % in einer Kontrollpopulation (293).

DE BLECOURT fand bei Familienangehörigen von R.A.-Patienten eine 2,8mal höhere Belastung mit dieser Krankheit. Frauen waren mit 3,5 % stärker betroffen als Männer mit 1,25 % (44).

Hinsichtlich der Bedeutung, die genetischen Faktoren in der Ätiologie der R.A. zugeschrieben wird, bestehen große Differenzen zwischen älteren und neueren Untersuchungen. Frühere Untersuchungen basieren häufig auf der einfachen Frage nach erkrankten Verwandten, ohne daß die Diagnose durch eine ärztliche Untersuchung gesichert wurde. Möglicherweise sind hierdurch die hohen Prävalenzwerte bei den Familienangehörigen von Patienten zu erklären (192, 270).

Andere Untersuchungen zu genetischen Bedingungen der R.A. gehen von der Untersuchung von Zwillingen aus. Auch diese Studien haben keinen zureichenden Nachweis einer wesentlichen Bedeutung erblicher Merkmale erbringen können (69, 207). Zudem werden in den meisten Untersuchungen, die über eine familiäre Häufung berichten, Umweltfaktoren und soziale Lebensbedingungen der Familien nicht in die Überlegungen einbezogen. Die familiäre Belastung könnte auch durch klimatische Bedingungen, eine erhöhte Infektexposition, gemeinsame ungünstige Wohnverhältnisse oder eine bestimmte familiäre Psychodynamik bedingt sein.

Bei der seropositiven rheumatoiden Arthritis gilt hingegen eine genetische Disposition als gesichert (27, 28, 30, 44, 270). Hierfür spricht auch, daß Eltern mit R.A. eine erhöhte Zahl von klinisch gesunden Kindern mit positivem Latex-Hemmtest haben (26, 173). Demgegenüber ist eine genetische Komponente für die seronegative R.A. nicht nachgewiesen (32).

Eine seit einigen Jahren vieldiskutierte Theorie ist die von der viralen Ätiologie der rheumatoiden Arthritis. Wiederholt wurde berichtet, daß im Anschluß an bestimmte Virusinfektionen überproportional häufig akute Schübe von R.A. beobachtet wurden (74, 195, 216, 253).

FRASER berichtete über eine große Zahl epidemischer Polyarthritiden auf den Fidschi-Inseln, die durch einen Stamm von Ross-River-Viren verursacht wurden (88).

---

* Genetisch meint hier meist eine familiäre Häufung von Erkrankungen und ist nicht im Sinne der heutigen Auffassung von genetisch bedingten Erkrankungen als Strukturdefekten von Genen zu verstehen.

Trotz der hohen Plausibilität, die die Virushypothese nach diesen Ergebnissen besitzt, konnte sie in anderen Studien (z.B. 82) nicht bestätigt werden.

Der pathogenetische Mechanismus einer Auslösung der R.A. durch Virusinfektionen ist nach wie vor unklar. Solange hierfür keine zureichenden Erklärungsansätze vorliegen, muß die virale Hypothese als plausibel, aber unbewiesen angesehen werden (271). Für ein immunologisch erklärbares Geschehen als möglicher Ursache der R.A. sprechen die Infiltration der Synovialgewebe von Patienten mit R.A. durch kleine Lymphozyten und Plasmazellen, die lokale Bildung von Immunglobulinen (IgG) und "Rheumafaktoren" (IgM), der Nachweis antinukleärer Antikörper bei einem Teil dieser Patienten, Erfolge einer Therapie mit Immunsuppressiva oder mit Plasmapherese sowie die Möglichkeit, in Tierversuchen hyperergische Arthritiden auszulösen, deren Morpohologie derjenigen der R.A. gleicht.

Es wird heute angenommen, daß das Synovialgewebe auf einen - nicht näher bestimmbaren, möglicherweise bakteriellen oder viralen - Reiz hin oder durch Veränderungen der Immunkompetenz der T-Lymphozyten ein Immunglobulin der Gruppe IgG bildet, das antigen wirkt. Hierdurch wird die Bildung von Antikörpern (IgM) induziert. Entstehende Antigen-Antikörper-Komplexe haben über das Komplement-System einen stark zytotoxischen Effekt, lysosomale Enzyme aus Granulozyten verursachen Läsionen der artikulären Gewebe, die ein Fortdauern des entzündlichen Prozesses bewirken (106, 222, 257).

2.1.6. Soziale Entstehungsbedingungen

Widersprüchliche Angaben finden sich in der Literatur hinsichtlich der Frage, welchen Einfluß die sozialen Verhältnisse auf Entstehung und Verlauf der R.A. haben.

Methodisch bietet es sich an, die R.A.-Patienten hinsichtlich ihrer Zugehörigkeit zu Sozialschichten zu untersuchen. In der empirischen Sozialforschung übliche additive Indices der sozialen Schicht (258) gehen davon aus, daß Bildung, Ausbildung, Beruf, Einkommen und Wohnverhältnisse konstitutiv sind für soziale Schichtung und wesentlich auch andere Bereiche wie z.B. das Freizeitverhalten bestimmen. Soziale Schicht im Zusammenhang mit Entstehung und Verlauf von Krankheiten zu diskutieren bedeutet, Arbeits- und Lebensverhältnisse in ihrem Einfluß auf Krankheitsentstehung, diagnostische und therapeutische Prozesse und soziale Folgen der Krankheit zu betrachten. Hinweise hierauf können auch aus Untersuchungen gewonnen werden, die nicht explizit von einem Konzept sozialer Schichtung ausgehen, sondern die Bedeutung von Einzelvariablen für die Pathogenese der R.A. untersuchen.

GRAVE stellte 1957 in Australien bei Kindern, die in feuchten, stark belegten Wohnungen lebten, und deren Eltern über ein geringes Einkommen verfügten, ein gehäuftes Vorkommen der akuten Polyarthrits fest (nach 231).

RENNIE und SROLE fanden 1956 im Stadtkern von New York, daß 19 % der Bevölkerung irgendwann einmal an einer Polyarthritis erkrankt waren. Die Häufigkeit nahm in Richtung auf soziale Unterschichten zu (nach 231).

Eine höhere Prävalenz der R.A. in unteren sozialen Schichten berichten auch BEHREND und BEHREND (30) für die USA. Sie schränken allerdings ein, daß dieser Befund nicht über die USA hinaus verallgemeinert werden könne.

HAWKINS fand mehr Fälle von R.A. in der Stadt als auf dem Land (nach 231). Demgegenüber stellte DE GRAFF in einer Untersuchung an 140 000 Personen in den Niederlanden keine signifikanten Stadt-Land-Differenzen in der Prävalenz oder im Schweregrad der R.A. fest (nach 44).

Bei Stadtbevölkerungen wurden doppelt so hohe Waaler-Rose-Titer festgestellt wie bei Landbevölkerungen (28). Zu den höheren Werten in der Stadt könnten häufigere und vermehrt chronische Infekte beigetragen haben, bedingt durch beengte Wohn- und Arbeitsverhältnisse. Unter Zugrundelegung der Hypothesen zur viralen Genese der R.A. könnten diese Befunde teilweise erklärt werden.

COBB und KASL fanden 1960 in einer Untersuchung in Pittsburgh eine Zunahme der Erkrankungshäufigkeit mit abnehmendem Bildungsgrad (nach 179).

ENGEL konnte 1960 bis 1962 in den USA für erwachsene Amerikaner einen ähnlichen Befund nachweisen. Bei Männern war die Prävalenz in der Gruppe mit der geringsten Schulbildung dreimal so hoch wie in der Gruppe mit den höchsten Bildungsabschlüssen. Ein ähnlich enger Zusammenhang zwischen Bildung und Erkrankungshäufigkeit ergab sich bei Frauen nicht. Allerdings fand sich die absolut höchste Prävalenz bei Frauen mit dem niedrigsten Bildungsabschluß (nach 179).

ALLANDER und RIMON kamen in zwei Untersuchungen in Schweden zu dem Ergebnis, daß eine enge Beziehung zwischen dem Bildungsniveau und der Häufigkeit der R.A. existiert (nach 179).

Der Einfluß der Berufstätigkeit auf die Entstehung und den Verlauf der R.A. war Gegenstand verschiedener, auf Bevölkerungsstichproben basierender Untersuchungen. Wegen des engen Zusammenhangs zwischen Schulbildung und Berufsausbildung bzw. ausgeübtem Beruf wäre in Tätigkeitsbereichen mit geringeren Bildungsvoraussetzungen eine höhere Prävalenz der R.A. zu erwarten. Umgekehrt würde im Fall, daß die höhere Prävalenz in weniger qualifizierten Berufen durch exogene Faktoren wie Staub, Kälte- und Nässeexposition oder durch statische Belastung erklärt werden kann, die Bildungsdifferenz als abhängige Variable ihre Erklärungskraft verlieren.

Die bisher umfangreichste Studie zum Einfluß der beruflichen Tätigkeit auf die Prävalenz der R.A. führten DE GRAFF et al. in den Niederlanden durch. Im Verlauf von fünf Jahren erfassten sie eine 2,1 %ige Stichprobe des ganzen Landes. Bei Männern fanden sie die höchste Prävalenz bei Arbeitern in der Landwirtschaft, die niedrigste bei Angestellten. In der Altersgruppe der 40- bis 44jährigen Männer war die Prävalenz der Landarbeiter zehnmal so hoch wie die der Angestellten. Bei Frauen ließen sich keine so deutlichen Differenzen feststellen. Der Gipfel der Krankheitshäufigkeit lag bei der Gruppe der Hausfrauen und der Nichtberufstätigen (nach 179).

ALLANDER legte seinen Untersuchungen in Stockholm ein anderes Einteilungsschema zugrunde. Er klassifizierte die Berufe nach dem Grad der erforderlichen Qualifikationen. In "qualifizierten" Berufen waren Personen mit R.A. seltener vertreten als in weniger qualifizierten Berufszweigen (nach 179).

In einer sehr umfangreichen Untersuchung, die HELLGREN in Schweden an fast 40 000 Personen durchführte, fanden sich bei Männern und Frauen hohe Prävalenzen in Berufen, die mit einer Tätigkeit außerhalb geschlossener Räume und mit relativ hoher körperlicher Belastung verbunden waren (120).

Der Annahme, die Entstehung einer R.A. könne durch die Exposition gegenüber Staub, Nässe und Kälte, sowie durch schwere körperliche Arbeit begünstigt werden, wird in anderen Untersuchungen widersprochen. So ermittelten z.B. BEHREND und BEHREND in Oberhörlen, daß Personen, die leichte oder mittelschwere Arbeit in geschlossenen Räumen verrichteten, häufiger von der Krankheit betroffen waren als diejenigen, die im Freien schwere Arbeit leisteten (44).

Zu einem ähnlichen Resultat kam KELLGREN. In der britischen Industriestadt Leigh fand er bei Bergleuten, Fabrikarbeitern und Personen, die im Freien tätig waren, weniger R.A. als bei Kaufleuten, Geschäftsleuten etc. (156).

Als Begründung für die höhere Erkrankungsrate bei Personen, die in geschlossenen Räumen arbeiten, geben BEHREND et al. (33) die stärkere Exposition gegenüber Infekten des Nasen-Rachen-Raums an.

Diese widersprüchlichen Ergebnisse lassen keine abschließenden Aussagen über den Einfluß der Berufstätigkeit auf die Genese und den Verlauf der R.A. zu. Allerdings bleibt zu bedenken, daß schwere körperliche Arbeit bei akuter oder fortgeschrittener R.A. oft unmöglich ist und eine Umschulung oder ein Berufswechsel erforderlich wird. Nur langfristige Beobachtungen von Berufsverläufen könnten Aufschluß über die Frage geben, welcher Art mögliche Selektionsprozesse sind.

2.1.7. Sozialpsychologische und psychodynamische Erklärungsansätze

Aus psychologischer und sozialpsychologischer Sicht werden im wesentlichen drei Hypothesen über die Entstehung rheumatischer Erkrankungen diskutiert, wobei sich die meisten Forschungsergebnisse auf die rheumatoide Arthritis beziehen:

- Eine definierbare Persönlichkeitsstruktur prädisponiert zur Ausbildung einer rheumatischen Erkrankung. Für jede der verschiedenen Formen rheumatischer Erkrankungen lassen sich spezifische psychodynamische Konstellationen herausarbeiten.
- Ein spezifischer Konflikt oder eine belastende, dramatische Veränderung der bisherigen Lebensgestaltung (stressful life event) löst die Erkrankung aus.
- Auf der Basis konsistenter Persönlichkeitsmerkmale (Grundkonflikt) entwickelt sich die Krankheit über aktuelle Konfliktsituationen (Aktualkonflikt).

MENNINGER (206) beschrieb schon 1938 aus psychoanalytischer Sicht Fälle von rheumatoider Arthritis, wobei die Patienten sich durch versteckte Feindseligkeit, soziale Angepaßtheit und Unfähigkeit zum Austragen von Konflikten auszeichneten. Auf den späteren Begriff der "Autoaggressionskrankheit" weist die von MENNINGER verwendete Bezeichnung der "gegen sich selbst gerichteten Krankheit" hin (206, S. 419 ff.).

Von seiten der Testpsychologie wurde unter Anwendung verschiedener standardisierter Persönlichkeitstests (v.a. dem Minnesota-Multiphasic-Personality-Inventory (MMPI) und dem 16-Personality-Factor-Questionnaire (16-PF) von CATTELL) versucht, die Hypothese zu belegen, daß Personen mit R.A. ein spezifisches Persönlichkeitsprofil aufweisen (z.B. 169). Nach KEREKJARTO (157) sind R.A.-Patienten durch geringe Emotionalität, Verdrängung von Triebimpulsen, Aggressivität, Konservatismus, hohes Angstniveau und allgemeine Verspannung zu charakterisieren.

Der Befund, daß Patienten mit rheumatoider Arthritis sehr häufig Muskelverspannungen und erhöhten Muskeltonus aufweisen, wird aus psychodynamischer Sicht als Ausdruck einer "Konversion" interpretiert: Der für die ödipale Phase der Kindesentwicklung typische Konflikt (eine unzulässige Wunschphantasie) wird verdrängt, ins Körperliche umgesetzt, "konvertiert" und damit dem Bewußtsein entzogen. Das Individuum wird frei von der mit dem Konflikt verbundenen Angst und Spannung. Für spätere R.A.-Patienten kommt die "Organwahl" in Gewebsveränderungen zum Ausdruck, die ein eigenständiges Krankheitsbild produzieren. ALEXANDER (5) und andere Autoren diskutieren das folgende psychodynamische Schema der Entwicklung einer rheumatoiden Arthritis (28, 30, 32, 64, 97, 229, 230, 232, 308, 320):

o Restriktive, überfürsorgliche Erziehung in den ersten Lebensjahren;

die Eltern werden als rigide, kompromißlos und wenig emotional erlebt.

- o Auflehnung gegen diese Restriktionen in der genitalen Phase
- o Angst vor Objektverlust in der ödipalen Phase
- o Verdrängung der Auflehnungstendenzen, Unterwerfung unter die Überfürsorglichkeit der Eltern, ibs. der Mutter, versteckte Feindseligkeit
- o Kanalisation der Auflehnung in sportliche Betätigung und übertriebene Leistungsbereitschaft (Konversion); erhöhte Muskelaktivität als Ausdruck unterdrückter Aggressivität
- o Im Erwachsenenalter der Versuch, die Umgebung zu kontrollieren durch überangepaßte, altruistische, stets hilfsbereite Haltung ("liebevolle Tyrannei"), masochistisch-depressive Grundstimmung
- o Bruch des neurotischen Schemas "Dienen und Herrschen" durch äußere Umstände; sozial adäquate Umsetzung der Aggressivität und Feindseligkeit wird unmöglich.
- o Körperreaktion: Erhöhung des Muskeltonus ohne die Möglichkeit, physisch auszuagieren; Unfähigkeit zur Entspannung
- o Hemmung der Muskelkontraktionen führt zur Steigerung des Antagonistentonus; Erregung der Antagonisten kann für die Gelenke ein Trauma bedeuten und einen bereits in Gang befindlichen Krankheitsprozeß fördern.

Andere Autoren versuchen nicht, die Krankheitsentstehung aus frühkindlichen Fixierungen und Konflikten herzuleiten. Sie kommen jedoch zu ähnlichen Beobachtungen: Häufig finden sie Störungen der Affektivität, die sich als Freundlichkeit, Güte und Dankbarkeit ausdrücken (32, 97, 308). Gleichzeitig neigen die Patienten zu depressiven Verstimmungen und "masochistischen Selbstbestrafungstendenzen" (97).

Nach WEINTRAUB (308) führt die "heroisch-altruistische Grundverstimmung" zur chronischen Selbstüberforderung, die schließlich ihren Ausdruck in der "Adaptationskrankheit" findet. "Auf die Gefahr hin, den Nimbus und die Verehrung zu verletzen, die der Güte, der stillen Freundlichkeit und dem Dulden gebührt, müssen wir feststellen, daß die rührende Haltung dieser Kranken aus einer Störung der Affektivität kommt, aus einer Leere und Starrheit, die einen Teil des krankhaften Geschehens darstellt" (LICHTWITZ, nach 306, S. 210).

In diesem Zusammenhang sieht SOLOMON eine Erklärung für die drei- bis viermal höhere Erkrankungshäufigkeit von Frauen. Wenn ein wichtiger ätiologischer Faktor die Unterdrückung von aggressiven Impulsen ist, so trifft dies in unserer Gesellschaft verstärkt auf Frauen zu, die aufgrund geschlechtsspezifischer Sozialisation und des weiblichen Rollenverständnisses geringere Möglichkeiten haben, aggressive Gefühle zu äußern und sozial adäquat umzusetzen (nach 97).

Auslösende Konflikte, Life-Events :

Aus der Beobachtung, daß häufig der Ausbruch von Krankheiten oder das Erleiden von Unfällen im zeitlichen Zusammenhang mit Lebenskrisen oder anderen einschneidenden Veränderungen des Lebens steht, wurde ein Konzept entwickelt, das unter dem Schlagwort der "Life-Event-Forschung" bekannt geworden ist.

Methodisch grundlegende Arbeiten stammen von RAHE, HOLMES et al., die 1967 über eine umfangreiche Untersuchung in den USA berichteten. Aus der Befragung von über fünftausend Personen wurde eine Liste von 43 möglichen Lebensereignissen erstellt. Verschiedene Gruppen von Probanden wurden gebeten, diese life events in eine Rangordnung zu bringen nach dem Kriterium, wie stark und wie nachhaltig sie das eigene Leben verändern würden oder verändert haben (66,77, 132, 193, 194).

Mit Abstand die größte Bedeutung wurde dem Tod des Ehepartners beigemessen, es folgten Scheidung, Trennung vom Ehepartner, Gefängnisaufenthalt, Tod eines Familienangehörigen, eigene Krankheit, Heirat, Kündigung von seiten des Arbeitgebers, Versöhnung mit dem Ehepartner, Berentung, Arbeitslosigkeit, Probleme am Arbeitsplatz.

Diese und ähnliche life-event-Skalen wurden zur Überprüfung der Hypothese angewandt, daß Streßsituationen Auslöser für psychische und psychosomatische Krankheiten sein können.

SHOCHET et al. berichten von einer Untersuchung an Patienten mit rheumatoider Arthritis, bei denen ein deutlicher Zusammenhang zwischen entscheidenden Lebensveränderungen oder Krisen und dem Ausbruch oder der Verschlimmerung der Krankheit nachgewiesen wurde (275).

In abgewandelter Form wurde die life-event-Skala in einer anderen amerikanischen Untersuchung im Zusammenhang mit einer zweiten Skala für die Schwere der Erkrankung* verwandt. Beiden Skalen wurde - methodisch unzulässig - Intervallskalierung unterstellt, so daß Korrelationen zwischen der intersubjektiv festgestellten Bedeutung des life events und den ebenfalls durch Befragung gewonnenen Skalenpunkten für die Schwere der Krankheit berechnet werden konnten. Die ermittelten Werte beider Skalen wiesen positive Korrelationen auf, d.h. mit zunehmend einschneidenderen Lebensereignissen nahmen die Zahl der Krankheitsereignisse und die Schwere der Krankheiten zu.

Ein weiteres, spezifisches life event ist das "empty nest". In einer Reihe von Fällen brach die Krankheit aus, nachdem das jüngste Kind das Haus verlassen hatte oder als die Eltern ins Altersheim kamen, zu einem Zeit-

* Schwere der Erkrankung wird hier im Sinne von "seriousness" = Bedrohlichkeit für das Leben und nicht von "severity" = Ausmaß des damit verbundenen Leidens verwendet.

punkt also, als - insbesondere für Hausfrauen - ein Funktionsverlust, ein Gefühl des Überflüssig-Seins auftrat (102).

Diese genannten Zusammenhänge zwischen life events und Krankheitsausbruch wurden vor allem bei Patienten mit R.A. beobachtet (97, 157). Es wurde jedoch auch bei Patienten mit Hüftgelenksarthrosen über einen sechs-Monats-Zeitraum ein Ansteigen der Beschwerden nach belastenden Ereignissen festgestellt (189).

Ein solcher Zusammenhang wurde allerdings von den Autoren der Empire Rheumatism Council-Studie bestritten: Sie konnten bei einer Untersuchung von 532 Patienten mit rheumatoider Arthritis und ebensovielen Kontrollpersonen keine signifikanten Differenzen hinsichtlich der life events "Tod naher Angehöriger", "ökonomische Schwierigkeiten", "Eheprobleme" u.a. finden (nach 169).

Einige kritische Anmerkungen zum life-event-Konzept sollen angeschlossen werden:

- Aus der bislang vorliegenden Literatur ist zu entnehmen, daß dieses Konzept auf empirischen Befunden an verschiedenen Kollektiven beruht und einer theoretischen Fundierung weitgehend entbehrt. Auch die Beziehungen zwischen der Art des Lebensereignisses und der "Krankheits- oder Symptomwahl" sind weitgehend ungeklärt.
- Life-event-Studien haben überwiegend in den USA stattgefunden. Zwar ist nicht anzunehmen, daß in der Bundesrepublik grundsätzlich andere Konflikte von Bedeutung sind, jedoch könnte die Gewichtung einzelner Problemfelder (Familie, Beruf) hier anders vorgenommen werden müssen.
- Life events sind keine Krankheitsursachen, sie benennen allenfalls Situationen, die Krankheiten auslösen können. Die Erforschung von krisenhaften Lebensereignissen enthebt nicht der Notwendigkeit, nach lebensgeschichtlich angelegten, disponierenden Merkmalen sowohl in der Psychostruktur und den damit verbundenen Verarbeitungsmechanismen (Coping) als auch in den Arbeits- und Lebensbedingungen zu suchen.

Grund- und Aktualkonflikt:

Ein dritter Ansatz, der versucht, Merkmale der Persönlichkeit und Lebenskrisen in ein ganzheitliches Lebenslauf-Konzept aufzunehmen, ließe sich aus der Kritik an methodischen und theoretischen Unzulänglichkeiten der beiden genannten Ansätze entwickeln.

Ein psychoanalytisches Erklärungsmodell, das die rheumatoide Arthritis als Ausdruck und Folge eines ödipalen Konflikts begreift, ist empirisch und testpsychologisch in Frage gestellt worden:

- o Das Persönlichkeitsprofil von Patienten mit R.A. unterscheidet sich nicht von dem anderer Patienten mit psychosomatischen Krankheiten.
- o Zwischen Patienten mit beginnender R.A. und Gesunden wurden keine Persönlichkeitsunterschiede festgestellt, dagegen wiesen Patienten mit fortgeschrittener R.A. hohe psychoneurotische Werte oder Zeichen vermehrter Depressivität auf (78, 147).
- o R.A.-Patienten werden zwar übereinstimmend als introvertiert, mißtrauisch, deprimiert und emotional gehemmt beschrieben (z.B. 97, 157), dies kann jedoch auch Ergebnis des durch die Krankheit bedingten Leidens sein. Retrospektiv beobachtete psychostrukturelle Ähnlichkeiten können auch aus dem ähnlichen Erfahrungshintergrund durch die Krankheit und das Schmerzerleben erklärt werden (125, 147, 284). So sehen HINZ und POHL die "heroisch-altruistische Grundverstimmung" (WEINTRAUB) als Ergebnis einer Leidensgeschichte, die neben hoher Schmerzhaftigkeit vor allem Hilflosigkeit und Angewiesensein auf andere Personen mit sich bringt und damit aggressive Handlungen ausschließt. Im Gegensatz zu SOLOMON (nach 97), der die durchschnittlich lange Dauer auch unglücklicher Ehen bei Arthritikern aus deren masochistischen Tendenzen zu erklären versucht, ist das freundlich-geduldige Verhalten dieser Menschen nach Auffassung von HINZ und POHL logische Konsequenz der Abhängigkeit vom Ehepartner und des Versuchs, bestehende Sozialbeziehungen möglichst lange stabil zu halten (125).

Über diese Kritik an analytischen, sozialpsychologischen und testpsychologischen Einzelhypothesen hinaus liegt bisher wenig vor, das bei der Beschreibung psychischer Bedingungen der Entstehung der rheumatoiden Arthritis dem Anspruch eines Lebenslauf-Konzepts gerecht werden könnte.

2.2. SPONDYLITIS ANKYLOSANS

2.2.1. Diagnostische Kriterien

Die Diagnose einer Spondylitis ankylosans (Morbus Bechterew) gilt als gesichert, wenn vier der folgenden fünf klinischen Kriterien nachgewiesen werden: Ruheschmerz und Steifigkeit im Kreuz seit drei Monaten, Schmerz und Steifigkeit in der Thorakalregion, eingeschränkte Beweglichkeit der Lendenwirbelsäule, eingeschränkte Dehnbarkeit des Brustkorbes, Anamnese oder Symptome von Iritis. Wenn röntgenologisch eine beidseitige Sakroileitis nachgewiesen wurde, genügt eines der genannten Kriterien zur Diagnosestellung (257).

2.2.2. Häufigkeit, Alters- und Geschlechtsverteilung

Die Spondylitis ankylosans (Sp.A.) ist eine im Vergleich zur rheumatoiden Arthritis relativ seltene Krankheit. Die Angaben über ihre Prävalenz in der Bevölkerung schwanken zwischen 0,1 % und 0,4 % (29, 30, 32, 33, 317).

In allen epidemiologischen Studien wird über eine signifikante Geschlechtsabhängigkeit der Erkrankung berichtet: Männer haben ein neunmal höheres Risiko, an einer Sp.A. zu erkranken (30, 143, 208, 257, 300). Bezogen auf die Gesamtbevölkerung beträgt die Prävalenz für Männer etwa 0,4 % und für Frauen 0,05 % (27, 29, 32).

Das Erkrankungsalter liegt meist zwischen dem Abschluß der Pubertät und dem 25. bis 35. Lebensjahr (32, 257). Zwischen dem 15. und dem 40. Lebensjahr manifestieren sich 80 % der Erkrankungsfälle. Der Häufigkeitsgipfel der Neuerkrankungsfälle liegt im dritten Lebensjahrzehnt (300).

Wegen der geringen Spezifität der Frühsymptome wird eine Sp.A. oft erst nach einer Reihe von Jahren erkannt, wenn stärkere Beschwerden oder Bewegungseinschränkungen der Wirbelsäule auftreten. BEHREND und BEHREND beschreiben, daß es schon vor dem zwanzigsten Lebensjahr zu flüchtigen Schmerzen im Lumbosakralbereich, im Becken- oder Schultergürtel oder an den peripheren Gelenken kommen kann. Häufig beginnt die Sp.A. mit einer peripheren Arthritis an Gelenken der unteren Extremitäten, begleitet von hohem Fieber (30). Bis zur Ausbildung röntgenologisch faßbarer Veränderungen kann es viele Jahre dauern.

Wegen der Chronizität der Krankheit nimmt die Prävalenz altersabhängig zu. Bei 65jährigen Männern wurde eine Erkrankungsrate von 1,9 % gefunden (32).

2.2.3. Medizinische Erklärungsansätze

Verschiedene Untersuchungen beschäftigten sich mit der Frage der Erblichkeit der Spondylitis ankylosans. Bei Verwandten von erkrankten Personen wurde eine stark erhöhte Prävalenz gefunden. BEHREND und LAWRENCE (32) berichten aufgrund eines Literaturüberblicks über eine zwölffach erhöhte Krankheitshäufigkeit bei den Verwandten der Patienten.

Zwischen 1954 und 1958 führte DE BLECOURT in den Niederlanden eine umfangreiche Untersuchung zur Erblichkeit der Sp.A. durch. Von dreihundert Ausgangspersonen wurden je einhundert an rheumatoider Arthritis und an Spondylitis ankylosans Erkrankte und einhundert gesunde Kontrollpersonen zwischen 25 und 45 Jahren untersucht. Bei den Sp.A.-Patienten fand sich in 30 % der Fälle eine familiäre Häufung (44).

1963 fanden DE BLECOURT et al. bei Familienuntersuchungen eine Krankheitshäufigkeit von 18,1 % in Familien von Sp.A.-Patienten heraus, die die

Morbidität der Gesamtbevölkerung um das 23fache übertraf (208). DE BLECOURT (44) nimmt als Erklärung für die familiäre Häufung einen nicht geschlechtsgebundenen, dominanten Erbgang mit unterschiedlicher Penetranz bei Männern und Frauen an. Andere Autoren diskutieren einen multigenen Erbgang. Wichtige Fortschritte in der Diskussion um genetische Korrelate der Sp.A. ergaben sich aus der Entdeckung des fast regelmäßig nachweisbaren Blutfaktors HLA-B27 (human lymphocyte antigen, ein bestimmtes, genetisch determiniertes Gewebsantigen; 50, 63, 159).

Für eine genetische Disposition zur Sp.A. spricht auch die sehr unterschiedliche Prävalenz bei verschiedenen ethnischen Gruppen. Hohe Prävalenzen wurden bei den amerikanischen Indianerstämmen Haida, Pima und Blackfoot gefunden (30, 33, 63). Bei den Haida-Indianern fand GOFTON 1966 eine Prävalenz von 6,2 % (nach 32). Demgegenüber ist die Krankheit bei der afrikanischen Bevölkerung so gut wie unbekannt (159). Auch bei den in den USA lebenden Negern liegt die Erkrankungshäufigkeit deutlich unter der für Weiße festgestellten (32, 212).

Ätiologie und Pathogenese der Sp.A. sind unklar. Unspezifische Infekte, auch urogenitale Infekte mit Erregern der Bedsonia-Gruppe, scheinen eine wichtige Rolle in der Ätiologie zu spielen (32).

Als Bedingungen, die die Manifestation begünstigen können, kommen Infektionskrankheiten, Nässe- und Kälteschäden, Überanstrengung, Unterernährung sowie schwere Traumen der Wirbelsäule in Frage (30, 32, 100).

FRITZE et al. (100) halten chronische Traumatisierungen als auslösende Bedingung einer Sp.A. für unwahrscheinlich, da in Berufen mit besonderer Beanspruchung oder häufigen Traumatisierungen die Krankheit nicht häufiger als in anderen auftritt. Dagegen rechnen sie bestimmten Infektionen einen Beitrag zur Auslösung oder zur Verschlimmerung zu. Ein Beitrag der beruflichen Arbeit zur Entstehung der Sp.A. wird weitgehend als unwahrscheinlich abgelehnt. Untersuchungen an Gießarbeitern und Webern ergaben beispielsweise, daß die Sp.A. in diesen Berufsgruppen nicht häufiger war als im Bevölkerungsdurchschnitt (32).

Unumstritten ist aber, daß ungünstige Arbeitsbedingungen, insbesondere Witterungseinflüsse und schwere körperliche Belastung, den Verlauf der Krankheit ungünstig beeinflussen können (32, 96, 100, 143, 145). Insbesondere Jugendliche mit Frühzeichen einer Sp.A. sollten keinen Beruf mit schwerer körperlicher Belastung ergreifen (83).

2.2.4. Sozialpsychologische und psychodynamische Erklärungsansätze

Aus psychodynamischer und psychoanalytischer Sicht wurde versucht, Erklärungsmodelle für die Entstehung der Spondylitis ankylosans zu entwickeln. Die Aussagefähigkeit der Ergebnisse ist als begrenzt anzusehen, da sie sich nur auf kleine Kollektive stützen können.

SCHILD verglich Patienten mit lumbaler Diskushernie und Sp.A.Patienten. Während die Probanden mit Diskushernie keine psychostrukturellen Veränderungen aufwiesen und ihre Erkrankung mit aktualneurotischen Konflikten in Zusammenhang gebracht wurde, beschreibt er für die Sp.A.-Gruppe einen chronischen Konflikt auf der Basis einer narzißtischen Persönlichkeitsstruktur. Störungen des sozialen Bezugs zeigen sich in einem Mangel an positivem Selbstwertgefühl und sozialer Überanpassung. Die Sp.A.-Patienten sollen darüber hinaus die Tendenz haben, sich in Partnerbeziehungen kontrollierend und besitzergreifend zu verhalten (261). Andere Autoren heben als Charakteristika der Sp.A.-Patienten große Gewissenhaftigkeit, Ausdauer und Verantwortungsbewußtsein hervor (157).

Ein ausschlaggebender oder gar hinreichender Beitrag der Psychostruktur von Sp.A.-Patienten zur Entstehung der Krankheit konnte bislang nicht nachgewiesen werden. Beobachtungen wurden stets an Kollektiven bereits Erkrankter gewonnen. Zwar ist nicht auszuschließen, daß eine bestimmte psychische Struktur eine genetische Prädisposition und bestimmte Umwelteinflüsse verstärken und damit zum Ausbruch der Krankheit beitragen kann, es muß jedoch auch die umgekehrte Möglichkeit in die Überlegungen einbezogen werden: Es ist ebenso denkbar, daß das "unbewegliche", kontrollierende soziale Verhalten der Patienten auf ihre krankheitsbedingten Einschränkungen der Sozialkontakte zurückzuführen ist und das beobachtete "Mißtrauen" im Zusammenhang mit Erfahrungen steht, die im Verlauf der Krankheitsgeschichte gewonnen wurden. Solange prospektive Studien fehlen, wird sich zwischen den Hypothesen einer psychostrukturellen Ätiologie und einer krankheitsbedingten Persönlichkeitsveränderung wohl keine Entscheidung treffen lassen.

2.2.5. Versorgungsstrukturelle Aspekte

Bei kaum einer anderen Erkrankung des rheumatischen Formenkreises sind der Verlauf und die Prognose der Krankheit so stark von der ständigen krankengymnastischen Übung und Betreuung der Patienten abhängig wie bei der Spondylitis ankylosans. Insbesondere durch Spezialgymnastik, Anwendung medizinischer Bäder, Schwimmen und Physiotherapie kann eine Versteifung in Flexionsstellung verhindert werden.

Da Hausärzte oft nicht ausreichend über physiotherapeutische und balneologische Möglichkeiten informiert sind und Schwierigkeiten der Kostenübernahme zwischen Kranken- und Rentenversicherung bei ambulanter Langzeitbehandlung auftreten können, werden in vielen Fällen regelmäßige Kuraufenthalte alle zwei Jahre für vier bis sechs Wochen notwendig (19).

Eine Dauertherapie am Wohnort wäre demgegenüber wesentlich kostengünstiger und besser geeignet, die unbedingt erforderliche Motivation der Patienten zur Fortführung der physiotherapeutischen Maßnahmen aufrechtzuerhalten. Gerade Sp.A.-Patienten sind nach der Erfahrung von Physiotherapeuten gut motivierbar, die täglichen gymnastischen Übungen auch tatsächlich auszuführen. Zur Anpassung der Übungen an den Stand der Krankheit und zur Kontrolle der Durchführung sind regelmäßige Kontakte mit dem Physiotherapeuten notwendig (308).

2.3. ARTHROSEN

2.3.1. Diagnostische Kriterien

Zum klinischen Bild der Arthrose gehören das typische arthrotische Reiben bei Bewegung, Einschränkungen der Gelenkbeweglichkeit, knöcherne Veränderungen (wie zum Beispiel die Heberden-Knoten an den Fingerendgelenken)(32). Typisch für eine Arthrose im Frühzustand sind Startschmerz, Ermüdungsschmerz und Belastungsschmerz, während bei fortgeschrittener Arthrose Dauerschmerz, Nachtschmerz und Muskelschmerz auftreten (300).

Standardisierte klinische Kriterien, die den ARA- oder New-York-Kriterien der R.A. vergleichbar wären, existieren bislang nicht. Für die in der Diagnostik arthrotischer Veränderungen am häufigsten angewandte röntgenologische Abklärung wurden jedoch einheitliche Kriterien vereinbart, die im "Atlas of Standard Radiographs of Arthritis" (155) niedergelegt sind. Die Skala reicht von null bis vier; null bedeutet, daß sicher keine pathologischen Veränderungen vorhanden sind, während die Ausprägung vier schwerste Veränderungen bezeichnet.

Wichtige klinische Unterscheidungsmerkmale der beginnenden Polyarthrose (gleichzeitiger Befall vieler Gelenke) gegenüber der rheumatoiden Arthritis sind die nur kurz andauernde Morgensteifigkeit ("Startschwierigkeiten") und das Fehlen einer echten Synovitis. Bei besonderer Belastung des Gelenks kann es zu vorübergehenden Gelenkschwellungen durch Kapselreizung und Erguß kommen (300).

2.3.2. Häufigkeit, Alters- und Geschlechtsverteilung

Im Gegensatz zu den entzündlichen rheumatischen Erkrankungen, die relativ selten sind und oft einen schweren Verlauf nehmen, betreffen die degenerativen Veränderungen der Gelenke und der Wirbelsäule einen großen Prozentsatz der Bevölkerung.

BEHREND und LAWRENCE (32) berichten aus europäischen Bevölkerungsstichproben über eine röntgenologisch nachgewiesene Prävalenz der Arthrose an mindestens einem Gelenk von jeweils rund 50 % für Frauen und Männer. Bei den 20jährigen beträgt die Prävalenz 8 bis 9 % und nimmt bis auf 94 % bei den Über-65jährigen zu. Das Manifestationsmaximum liegt zwischen dem 55. und dem 65. Lebensjahr (222).

Eine ausgesprochene Geschlechtspräferenz der Arthrosen existiert nicht. Allerdings finden sich Differenzen zwischen Frauen und Männern bei Berücksichtigung des Alters. Im Alter von über 55 Jahren treten Arthrosen bei Frauen wesentlich häufiger auf. Sie leiden auch häufiger an generalisierten Arthrosen (32). Zwischen generalisierten Arthrosen und dem Auftreten von Heberden-Knoten an den Fingerendgelenken wurde ein statistischer Zusammenhang gefunden. Auch von der Heberden-Arthrose sind Frauen überproportional häufig betroffen (29). Im Alter von 44 und mehr Jahren ist die Prävalenz der Heberden-Arthrose bei Frauen fast doppelt so hoch wie bei Männern (28 % gegenüber 15 % bei Männern). Die höhere Prävalenz der generalisierten Arthrose bei Frauen scheint also durch den häufigeren Befall mit Heberden-Knoten mitbedingt zu sein. Demgegenüber ist die nicht knotenbildende generalisierte Arthrose bei Männern häufiger (32).

Im Vergleich verschiedener ethnischer Gruppen wurden Unterschiede in der Prävalenz der Heberden'schen Knoten gefunden. MULLER stellte 1970 in der schwarzen Bevölkerung von Nigeria und Liberia einen Befall mit Heberden'schen Knoten bei nur 1,6 % der Erwachsenen fest, im Vergleich zu 6 % bei einer nach Alter und Geschlecht parallelisierten englischen Bevölkerungsgruppe. Eine geringere Prävalenz der Heberden-Knoten in der schwarzen Bevölkerung wurde auch in Jamaika und West-Afrika gefunden (nach 282). SOLOMON et al. fanden in einer südafrikanischen Negerbevölkerung wesentlich weniger Coxarthrosen als in weißen Kollektiven. Sie machen dafür sowohl Unterschiede der Lebensgewohnheiten als auch genetische Faktoren verantwortlich, die bewirken, daß angeborene Hüftluxationen bei der schwarzen Bevölkerung sehr selten sind (283). Plausibel erscheint hier vor allem die Erklärung, daß die Angewohnheit, Säuglinge und Kleinkinder auf der Hüfte oder auf dem Rücken zu tragen, eine unbemerkte Korrektur angeborener Hüftfehlbildungen bewirken kann.

Da die meisten Arthrosen über viele Jahre hinweg klinisch unauffällig verlaufen und oft lange Zeit keine Beschwerden verursachen, stützt man sich in Bevölkerungsuntersuchungen meist auf röntgenologische Befunde. Erst bei mittleren oder schweren röntgenologischen Veränderungen geben die Betroffenen an, Beschwerden zu haben. Dies gilt vor allem für Hüft- und Kniegelenke sowie für die mittleren Fingergelenke (32).

Auch bei der generalisierten Arthrose treten längst nicht an allen befallenen Gelenken Schmerzen auf. BEHREND und LAWRENCE berichten aus europäischen Bevölkerungsstichproben, daß 59 % der Personen mit generalisierter Arthrose überhaupt keine Beschwerden hatten, 25 % hatten Schmerzen in einem Gelenk und 10 % in zwei Gelenken. Nur 7 % der Patienten mit Polyarthrose hatten Beschwerden in mehr als zwei Gelenken (32).

2.3.3. Medizinische Erklärungsansätze

Bei den Arthrosen, die nur ein Gelenk betreffen, kommen ätiologisch vor allem Traumen und angeborene Fehlbildungen in Frage. Im Alter von 55 bis 64 Jahren haben nach BEHREND und LAWRENCE 65 % der Männer und 15 % der Frauen eine posttraumatische Arthrose. Am häufigsten ist jeweils das Kniegelenk betroffen, gefolgt von der Arthrose des Schulter-, Ellenbogen- und Sprunggelenks. Hüftgelenksarthrosen sind nach BEHREND und LAWRENCE bei Männern häufiger (27, 29), allerdings haben Frauen mehr angeborene Hüftgelenksluxationen, die bei unzureichender Früherkennung und -behandlung zu Coxarthrosen führen (32).

Bei Personen mit Übergewicht zeigt sich ein besonderes Befallsmuster. Vor allem die Kniegelenke, aber auch alle anderen gewichttragenden Gelenke sind überproportional betroffen. In der Untersuchung von BEHREND und LAWRENCE in Oberhörlen und England bestand eine hochsignifikante Beziehung zwischen Übergewicht und Kniegelenksarthrosen (32).

Bei der Genese der Gonarthrosen wird auch der sogenannte "phleboarthrotische Symptomenkomplex" diskutiert, der von KRIEG 1960 wie folgt definiert wurde: "Ein bemerkenswert großer Anteil der Arthropathien der Knie wird durch chronisch-venöse Stauung hervorgerufen, unterhalten oder verschlimmert" (nach 104). Andere Autoren bestreiten eine ätiologische Bedeutung der Varikosis oder der chronisch-venösen Insuffizienz, betonen aber, daß chronische Venenleiden eine bestehende Gonarthrose ungünstig beeinflussen und die Schmerzen verstärken können (nach 104).

Die klinisch bedeutsamste Form der Arthrose ist die des Hüftgelenks, weil wegen der starken Beanspruchung hier besonders ausgeprägte Schmerzzustände auftreten können.

Für die kongenital oder durch Traumen deformierten Hüftgelenke wurde versucht, eine Beziehung zwischen dem Grad der Deformation (Hüftwert) und der Schwere der Behinderung herzustellen. Es ergab sich zwar - wie erwartet - eine Beziehung zwischen dem Hüftwert und dem Grad der Behinderung. Diese war jedoch nicht linear, da sowohl bei geringer Deformation gelegentlich Beschwerden auftraten, als auch schwer deformierte Gelenke beschwerdefrei sein konnten. Allerdings erwies sich der Hüftwert als guter Prädiktor für den Zeitpunkt des ersten Auftretens von Beschwerden. Bei höherem Hüftwert traten Beschwerden fast immer vor dem 35. Lebensjahr auf (92).

Ein höheres Risiko, im mittleren Lebensalter behandlungsbedürftige Hüftbeschwerden zu bekommen, haben Personen, die als Jugendliche oder als Kinder Leistungssport betrieben haben. SEGESSER gibt als Begründung an, daß Leistungssport im Wachstumsalter zu einer klinisch stummen Epiphysenlösung führen könne, aus der sich im Lauf von Jahrzehnten eine Coxarthrose entwickelt (nach 92).

Fehler in der Körperhaltung bei Kindern können die Ausbildung späterer Arthrosen begünstigen. Eine Innenrotation der Fußgelenke bei ständiger Bauchlagerung eines Säuglings kann die Grundlage für eine Dysplasie des Kniegelenks und eine spätere Gonarthrose bilden. Auch falsches Sitzen, zum Beispiel auf einem zu hohen Stuhl, ohne Möglichkeit, die Füße abzustützen, kann zu einer Überlastung des Beckens und der Wirbelsäule führen (256).

Eine genetische Komponente in der Entstehung von Arthrosen ist als sehr wahrscheinlich anzusehen. Genetische Faktoren können die Entwicklung arthrotischer Veränderungen auf zwei Wegen begünstigen:

- o Durch anlagebedingte anatomische Veränderungen, z.B. Hüftgelenksdysplasien,
- o durch eine Stoffwechsellage, die ein weniger resistentes Knorpelgewebe zur Folge hat. Hierzu gehört vor allem die Heberden-Arthrose (27).

2.3.4. Soziale Entstehungsbedingungen

Eine große Zahl von Untersuchungen ging der Frage nach, welchen Einfluß die berufliche Tätigkeit auf die Entstehung und den Verlauf arthrotischer Gelenkveränderungen habe. BEHREND referiert Studien, die belegen, daß Arbeitsumwelt und Arbeitsbelastung die vorzeitige Entstehung von Arthrosen beeinflussen: FRANK und KLEMMEYER stellten in einer bäuerlichen Bevölkerung überdurchschnittlich hohe Raten von Coxarthrosen fest. SCHRÖDER fand bei 28 % der Lastträger, aber nur bei 6 % der Bankangestellten Hüftgelenksarthrosen. Mehr Hüft- und Kniegelenksarthrosen fanden auch KELLGREN und LAWRENCE bei Bergarbeitern, wohingegen andere Untersuchungen bei Spinnereiarbeitern Arthrosen der Fingerendgelenke und bei Dockarbeitern häufigere Arthrosen der Hände und Handgelenke nachwiesen. Arbeiter an Preßlufthämmern leiden doppelt so häufig an Arthrosen der Ellenbogengelenke wie entsprechende Vergleichsgruppen (nach 27).

Demgegenüber vertritt SCHÖLLNER die These, daß unter physiologischen Bedingungen ein arbeitsbedingter und belastungsabhängiger Abnutzungsprozeß der Gelenke nicht möglich sei, da durch den Gelenkstoffwechsel eine ständige Regeneration gegeben sei. Im Falle degenerativer Gelenkerkrankungen müsse immer schon eine Vorschädigung (durch erbliche Disposition, Fehlstellung oder Trauma) vorhanden gewesen sein. Er lehnt jeden pathogenetischen Zusammenhang zwischen beruflicher Belastung und Arthrosen ab und betont lediglich, daß im Fall vorhandener Schädigungen ein mit starker Belastung verbundener Arbeitsplatz vermieden werden müsse (263).

2.3.5. Versorgungsstrukturelle Aspekte

Die Inanspruchnahme medizinischer Dienste ist gerade bei den degenerativen rheumatischen Krankheiten kein akzeptables Maß für die Prävalenz der Beschwerden in der Bevölkerung. Bevölkerungsstichproben in den USA ergaben, daß etwa die Hälfte aller Erwachsenen, die über rheumatische Beschwerden klagten, niemals zuvor deswegen einen Arzt aufgesucht hatten. Das Inanspruchnahmeverhalten erwies sich als wesentlich stärker abhängig von Alter, Geschlecht und sozialem Status als von der Schwere der Beschwerden (176).

Die Schwere krankheitsbedingter Behinderungen wird gerade bei den Arthrosen weitgehend unabhängig vom klinischen Bild je nach der psychischen Situation des Patienten sehr unterschiedlich eingeschätzt. Bei altersbedingten degenerativen Veränderungen spielt die Einstellung zum Altern und den damit verbundenen Einschränkungen der Mobilität eine große Rolle für das Ausmaß, in dem eine Person sich behindert fühlt (306).

Durch die frühzeitige Erkennung arthrotischer Veränderungen und die Einleitung von Maßnahmen wie Wechsel des Arbeitsplatzes oder Entlastung von bestimmten Arbeiten, orthopädische Hilfsmittel und physikalische Therapie kann der Verlauf der Krankheit positiv beeinflußt werden. Oft können so operative Maßnahmen hinausgezögert und eine Frühberentung vermieden werden. Da jedoch sowohl das Ausmaß der Belastungen am Arbeitsplatz als auch das Wissen über Therapiemöglichkeiten von "Verschleißerkrankungen" sowie die Zugangschancen zu Einrichtungen der medizinischen Versorgung schichtspezifische Differenzen zeigen, ist auch bei den schweren Spätfolgen wie vorzeitige Berentung und Invalidisierung ein Zusammenhang mit dem sozialen Status des Patienten gegeben.

Entsprechend entstehen hier auch höhere volkswirtschaftliche Kosten, da eine Heilbehandlung in Kurkliniken die Kosten einer kontinuierlichen Betreuung am Wohnort weit übersteigt. Gerade bei den degenerativen Erkrankungen der Gelenke und der Wirbelsäule sollte über Möglichkeiten der wohnortnahen Betreuung und der sekundären Prävention stärker nachgedacht werden.

2.4. DEGENERATIVE ERKRANKUNGEN DER WIRBELSÄULE

2.4.1. Begriffsumfang und Krankheitsbilder

Die wichtigsten degenerativen Wirbelsäulenerkrankungen sind:

- o die Kyphosen (Morbus Scheuermann, jugendlicher Rundrücken, Alterskyphose, Skoliosen)
- o die Spondylosis deformans (Knochenzackenkrankheit der Wirbelsäule)

- o Bandscheibenschäden mit Lageveränderungen wie Vorwölbung oder Vorfall,
- o Spondylosen der kleinen Wirbelgelenke
- o Osteoporose der Wirbelsäule (nach 68).

Darüber hinaus gehören noch eine große Zahl weiterer, seltener Krankheitsbilder in die Gruppe der degenerativen Erkrankungen der Wirbelsäule. Im folgenden werden diese Erkrankungen gemeinsam abgehandelt, da sie in ihren Konsequenzen für die Betroffenen meist recht ähnlich sind (Schmerzen, Bewegungseinschränkungen, nur selten kausale Therapie möglich).

In der Literatur genannte Angaben über degenerative Wirbelsäulenerkrankungen beziehen sich meist auf Bandscheibenschäden oder die Spondylosis deformans, sofern überhaupt nach einzelnen Krankheitsbildern differenziert wird.

2.4.2. Häufigkeit, Alters- und Geschlechtsverteilung

Unter den Erkrankungen des rheumatischen Formenkreises kommt den degenerativen Erkrankungen der Wirbelsäule bei Männern und Frauen zahlenmäßig die größte Bedeutung zu. Mit Ausnahme des bei Jugendlichen oder jungen Erwachsenen auftretenden Morbus Scheuermann nimmt die Prävalenz der degenerativen Wirbelsäulenerkrankungen mit dem Alter zu. Nach dem 65. Lebensjahr ist fast niemand mehr frei von solchen "Abnutzungserscheinungen".

Degenerative Wirbelsäulenerkrankungen treten bevorzugt an der Halswirbelsäule und an der Lendenwirbelsäule auf. BEHREND und LAWRENCE geben aufgrund von Bevölkerungsstichproben in Europa eine Prävalenz von mäßigen bis schweren Bandscheibenschäden der Halswirbelsäule von 21 % für Männer und 15 % für Frauen an. Nach dem 65. Lebensjahr wiesen bereits 59 % der Männer und 39 % der Frauen solche Veränderungen auf. Von degenerativen Veränderungen der Lendenwirbelsäule waren nach diesen Erhebungen 20 % der Männer und 13 % der Frauen betroffen; ein ähnliches Bild zeigte sich bei den Bandscheibenschäden der Brustwirbelsäule: 16 % der Männer und 15 % der Frauen hatten hier röntgenologisch gesicherte pathologische Befunde (27, 32).

Die mit den röntgenologisch erfaßbaren Veränderungen der Bandscheiben verbundenen Beschwerden nehmen nicht linear mit dem Verlauf der Krankheit zu. Starke Beschwerden entstehen vor allem am Beginn des Degenerationsprozesses, während später durch adaptive Umbauvorgänge und kompensatorische statische Veränderungen der Wirbelsäule u.U. die Schmerzhaftigkeit vermindert und die Stabilität verbessert wird (32).

Die Spondylosis deformans ist die häufigste Krankheit unter den degenerativen Erkrankungen der Wirbelsäule. Vor dem 35. Lebensjahr tritt sie bei etwa 40 % der Frauen und Männer auf, bis zum 49. Lebensjahr bei 60 %

der Frauen und 80 % der Männer und bis zum 59. Lebensjahr bei 80 % der Frauen und 90 % der Männer (68).

2.4.3. Medizinische und soziale Risiken

In der Ätiologie der degenerativen Wirbelsäulenerkrankungen werden neben angeborenen Fehlbildungen, Haltungsfehlern im Kindes- und Jugendalter und Traumatisierungen vor allem chronische Überlastungen des Stütz- und Halteapparates in Beruf und Freizeit (z.B. durch Leistungssport) diskutiert.

Aus Untersuchungen an verschiedenen Berufsgruppen ist bekannt, daß Personen, die schwere körperliche Arbeit leisten, häufiger und in jüngerem Alter degenerative Veränderungen der Wirbelsäule aufweisen als solche, die überwiegend im Sitzen arbeiten (23, 83, 96).

Tätigkeiten, die mit einem besonders hohen Risiko der Wirbelsäulenschädigung belastet sind, sind die der Landwirte, Möbelträger, Bergleute und der Arbeiter an Preßluftgeräten. Pathogen wirken hier neben der starken muskulären Anspannung die ungünstige Arbeitshaltung und die Erschütterungen durch Preßluftwerkzeuge (202).

BEHREND und LAWRENCE berichten aus eigenen Untersuchungen, daß Männer, die im Freien schwere körperliche Arbeit verrichteten, häufiger röntgenologisch erfaßbare Osteochondrosen der Brustwirbelsäule aufwiesen. Klinische Befunde der Halswirbelsäule und der Lendenwirbelsäule waren bei Schwerarbeitern doppelt so häufig wie in einer Vergleichsgruppe.

In der Landwirtschaft tätige Frauen gaben häufiger Wirbelsäulenbeschwerden an als Hausfrauen und alle anderen Berufsgruppen; der krankheitsbedingte Arbeitsausfall durch Wirbelsäulenbeschwerden war in der Gruppe der landwirtschaftlich tätigen Frauen dreimal so hoch wie in der Vergleichsgruppe (32).

GANTENBERG fand bereits Ende der 20er Jahre bei Arbeitern in Bergwerken, der Landwirtschaft und in Fabriken überdurchschnittlich hohe Anteile von Spondylosen. KELLGREN bestätigte dies in einer Untersuchung in England, in der nur 8 % der Bergarbeiter, aber 76 % der Büroangestellten und 42 % der Handwerker normale Wirbelsäulenbefunde aufwiesen (nach 202).

Eine wichtige Rolle spielt die Dauer der Tätigkeit in belastenden Berufszweigen. ARNOLD stellte 1953 fest, daß bei zehn bis zwanzig Jahren Unter-Tage-Arbeit gehäuft leichte Spondylosen, nach zwanzig bis dreißig Jahren mittelschwere und nach dreißig bis vierzig Jahren schwere spondylotische Veränderungen auftraten (nach 202).

Eine Untersuchung in Münster ergab 1979, daß vor allem in jüngeren Altersgruppen das Ausmaß der degenerativen Wirbelsäulenveränderung stark von der beruflichen Belastung abhängt, während später altersbedingte Spondylosen in allen Berufszweigen vorherrschen (202).

MATTHIASS stellt aufgrund einer Literaturübersicht fest, daß die Spondylosis deformans bei Bergarbeitern und in Berufen mit starker Belastung der Wirbelsäule früher und stärker auftritt als bei Angehörigen anderer Berufe. Demgegenüber fand er keinen Anhaltspunkt dafür, daß der Bandscheibenprolaps durch Schwerarbeit bedingt ist. Ebenso werden Kreuzschmerzen bei Angehörigen aller Berufe etwa gleich häufig angegeben (202).

Die Frage, ob Verschleißerscheinungen der Wirbelsäule bei Schwerarbeitern als Berufskrankheit anerkannt werden sollten, war in den 50er Jahren in der Bundesrepublik Gegenstand heftiger Diskussionen, ohne daß ein befriedigendes Ergebnis erzielt wurde.

Im Gegensatz zu Arbeitsunfällen und den durch bestimmte Noxen ausgelösten Berufskrankheiten ist die Abgrenzung von Wirbelsäulenveränderungen gegenüber "altersbedingten Degenerationserscheinungen" oder den durch sportliche Belastung hervorgerufenen Schäden äußerst schwierig, da die Schädigung Jahre oder Jahrzehnte unbemerkt bleiben kann. Ein eindeutiger Nachweis einer berufsbedingten Verschleißerkrankung ist demnach kaum zu führen.

Als Konsequenz aus einer größeren Zahl von Studien, die höhere Raten von degenerativen Wirbelsäulenerkrankungen bei Schwerarbeitern nachwiesen, sind diese Erkrankungen in der DDR seit 1948 als Berufskrankheiten anerkannt (190). In der Bundesrepublik ist eine ähnliche gesetzliche Regelung nicht sehr wahrscheinlich (202).

2.4.4. Belastungen im Freizeitbereich

Neben Belastungen am Arbeitsplatz kann auch intensiv ausgeübter Sport zu degenerativen Veränderungen der Wirbelsäule beitragen. Insbesondere im Leistungssport entstehen Gefahren durch Verletzungen und extrem einseitige Belastungen der Wirbelsäule.

Eine Auswertung der in der Orthopädischen Poliklinik der Universität Heidelberg behandelten sportbedingten Schäden der Wirbelsäule ergaben unterschiedliche Beschwerdemuster je nach der ausgeübten Sportart. Überlastungsbeschwerden durch einseitige Beanspruchung bzw. unphysiologische Krümmung zeigten vor allem Speerwerfer und Ruderer. Ein hohes Verletzungsrisiko gehen Wasser- und Trampolinspringer ein. In einer Reihe anderer Sportarten (z.B. dem Bodenturnen) verbinden sich hohes Verletzungsrisiko und langfristige Schäden durch extreme Verrenkungen der Wirbelsäule. Dies ist vor allem deshalb sehr bedenklich, weil gerade in dieser Sportart die Tendenz besteht, zunehmend jüngere Kinder zum Leistungssport anzuhalten.

Als Risikofaktoren für die Wirbelsäule im Sport gelten :

- o Statische Dauerbelastung in kyphotischer Einstellung der der Wirbelsäule (z.B. bei Ruderern oder Radfahrern)
- o Ruckartige Hyperlordisierungen (z.B. bei Speerwerfern)
- o Sportarten mit hoher Verletzungsgefahr der Wirbelsäule.

Besonders ungünstig wirken sich diese Risiken aus, wenn angeborene Fehlhaltungen, Entwicklungs- oder Aufbaustörungen, Achsenabweichung oder degenerative Vorschäden vorhanden sind. In diesen Fällen sollte von den meisten Leistungssportarten abgesehen werden (288).

Demgegenüber ist ein ausgeglichener, alle Muskeln beanspruchender Breitensport die günstigste Voraussetzung für die Verhinderung oder Besserung von degenerativen Wirbelsäulenerkrankungen.

2.4.5. Psychische Ursachen und Folgen degenerativer Wirbelsäulenerkrankungen

Ähnlich wie bei den Arthrosen und im Gegensatz zu den entzündlichen rheumatischen Krankheiten wird für die degenerative Wirbelsäulenerkrankung eine psychostrukturelle Pathogenese kaum diskutiert. Untersucht wurden jedoch die Krankheitsverarbeitung und die psychischen Folgen der chronischen Schmerzzustände und Bewegungsbehinderungen.

In einer Untersuchung in Bad Bramstedt wurden einhundert Patienten mit Wirbelsäulenerkrankungen unter medizinischen, psychologischen und soziologischen Gesichtspunkten untersucht und dabei unter anderem nach der Einschätzung ihres eigenen Zustandes gefragt. Die Patienten gaben erhebliche Leistungsminderung und eine Reihe psychovegetativer Beschwerden an und zeigten sich sehr beunruhigt und pessimistisch in bezug auf ihre eigene Zukunft. PINNO-POWELEIT et al. interpretieren dies als Ausdruck einer krankheitsbedingten psychischen Belastung, die sie neben der körperlichen Symptomatik für dringend behandlungsbedürftig halten (234).

Die volkswirtschaftliche Bedeutung der degenerativen Wirbelsäulenerkrankungen ist sicher sehr hoch anzusetzen. LEISTNER gibt aufgrund einer DDR-Statistik an, daß 50 % aller Patienten mit klinisch manifesten Wirbelsäulenbeschwerden im Laufe eines Jahres vorübergehend behandelt und krankgeschrieben werden müssen mit einer durchschnittlichen Dauer von 23 Tagen (177).

2.5. WEICHTEILRHEUMATISMUS

2.5.1. Begriffsumfang und Symptome

Der Weichteilrheumatismus, auch extra-artikulärer Rheumatismus, geht im Gegensatz zu den anderen rheumatischen Erkrankungen nicht mit einer Destruktion von Gelenken einher.

Trotz der großen Verbreitung der Krankheit existiert relativ wenig gesichertes Wissen über Ursachen und Pathomorphologie.

GOWERS führte 1904 den Begriff der "Fibrositis" ein und unterstellte dabei, es handele sich um ein entzündliches Geschehen. STOCKMANN definierte 1920 die "Fibrositis" als chronisch entzündliches Geschehen in den Umgebungsgeweben der Sehnen, Bänder, Muskeln oder Nerven, das jede Stelle des Körpers befallen und zu Schmerzen, Verkrampfungen und Bewegungseinschränkungen führen könne (nach 90).

COLLINS beschrieb 1940 die "Fibrositis" als akuten, subakuten oder chronischen schmerzhaften Zustand der Muskeln, der Bänder oder Sehnen oder des Unterhautgewebes, der ohne histologische Veränderungen bestehen könne (nach 90).

Die Internationale Rheuma-Liga gab 1957 die folgende Klassifikation des extra-artikulären Rheumatismus (nach 90):

- Bursitis
- Tendinitis, Teno-Synovitis, Teno-Periostitis
- Fasciitis
- Fibrositis
- Myositis
- Neuritis
- Periarthritis
- Panniculitis.

FASSBENDER (95) schlägt vor, hierzu die Polymyalgia rheumatica, eine pathogenetisch unerklärte Muskelerkrankung, hinzuzufügen.

Führendes Symptom der rheumatischen Erkrankungen der "weichen" Gewebe ist nach LEISTNER (in 222) ein akuter, subakuter oder chronischer Schmerz mit Lokalisation in bestimmten Geweben, Körperregionen oder Druckpunkten.

2.5.2. Häufigkeit, Alters- und Geschlechtsverteilung

LEISTNER gibt aufgrund einer Untersuchung im Kreis Zittau (DDR) eine bevölkerungsbezogene Häufigkeit von 3,5 % bei Männern und 3,4 % bei Frauen an. Eine andere, mit einer ärztlichen Untersuchung verbundene, Studie in Gebesee (DDR) kam zu Prävalenzraten von 8 % (in 222).

WEINTRAUB (in 141) gibt an, daß der Weichteilrheumatismus etwa 55 % aller Erkrankungen des rheumatischen Formenkreises ausmache.*

Ein besonders häufiges Vorkommen des Weichteilrheumatismus in bestimmten Altersgruppen oder eine geschlechtsspezifische Präferenz sind nicht bekannt.

2.5.3. Soziale und psychische Bedingungen

Nach LEISTNER (in 222) tritt der Rheumatismus der "weichen" Gewebe gehäuft bei Personen auf, die Kälte, Zugluft, Durchnässung und starken Temperaturschwankungen ausgesetzt sind.

Eine berufliche Belastung in diesem Sinne kann die Krankheit auslösen. In der von LEISTNER zitierten Untersuchung in Gebesee schwankten die Prävalenzraten zwischen verschiedenen Betrieben von 1,5 % bis 18,7 %.

Eine psychosomatische Komponente des Weichteilrheumatismus wird von verschiedenen Autoren diskutiert.

PESESCHKIAN (229) fand in einer testpsychologischen Untersuchung bei Patienten mit Weichteilrheumatismus typische Konstellationen eines Grundkonflikts, wie er in ähnlicher Weise auch für R.A.-Patienten beschrieben wird (vgl. 2.1.7.). In der Erziehung dieser Patienten wechselte überbeschützendes Verhalten mit hohen Leistungsanforderungen, deren Erfüllung zur Voraussetzung für emotionale Zuwendung gemacht wurde.

Typisch für diese Patienten war eine starre Ausrichtung an sozialen Normen wie Leistung, Fleiß, Ordnung und Gehorsam.

Die strikte Befolgung dieser Normen erklärt nach BRÄUTIGAM und CHRISTIAN (7) auch die "Wahl" des Organs der Erkrankung, insofern als die fehlende Möglichkeit der Abreaktion der aufgestauten Aggression zu einer ständigen Muskelverspannung führen könne. Aus dem oben beschriebenen Kreislauf "Verspannung - Schmerz - größere Verspannung" resultiert eine Stabilisierung dieses Symptoms.

---

* Nach dieser Auffassung betreffen 38 % der Erkrankungen des rheumatischen Formenkreises die Arthrosen und Spondylosen, 5 % die rheumatoide Arthritis und je 1 % die Sp.A. und das rheumatische Fieber.

Weichteilrheumatische Erkrankungen sollten nur nachrangig mit Medikamenten behandelt werden. Im Vordergrund sollten Entspannungs- und Lockerungsübungen wie autogenes Training und anderes sowie physikalische Therapie stehen. Darüber hinaus kann eine Psychotherapie zum Abbau der psychischen Spannungen beitragen (136, 163).

3. Empirischer Hintergrund der Arbeit

Die im folgenden referierten Ergebnisse gehen auf ein Forschungsvorhaben zurück, das von Anfang 1979 bis Herbst 1980 im Institut für Sozialmedizin und Epidemiologie des Bundesgesundheitsamts durchgeführt und vom Bundesminister für Jugend, Familie und Gesundheit finanziert wurde.

Im folgenden soll kurz auf die Ziele und das empirische Vorgehen der Untersuchung, das verwendete Instrumentarium, den Ablauf der Erhebung und auf Fragestellungen der ersten und der zweiten Auswertungsphase eingegangen werden.

Unter den fünf großen, epidemiologisch bedeutsamen 'Volkskrankheiten' (Herz-Kreislauf-Erkrankungen, Krebs, Diabetes mellitus, psychische Krankheiten und chronische Krankheiten des Stütz- und Bewegungsapparats) ist den Krankheiten des rheumatischen Formenkreises lange Zeit - und teilweise gilt dies auch heute noch - die geringste Beachtung zuteil geworden. Dies war sicherlich auch durch zwei Charakteristika dieser Krankheiten bedingt:

- o Rheumatische Krankheiten kommen kaum als Todesursache vor; sie werden daher nicht in dem Maße als bedrohlich empfunden wie etwa bösartige Neubildungen oder Krankheiten des Herz-Kreislauf-Systems.
- o Die Möglichkeiten einer 'kausalen' Therapie sind außerordentlich gering; spektakuläre therapeutische Erfolge sind kaum zu erwarten.

Zugleich verlangen jedoch die weite Verbreitung, die individuell schwerwiegenden Folgen und die enormen volkswirtschaftlichen Kosten rheumatischer Krankheiten nach Maßnahmen der gezielten Prävention, der kontrollierten Therapie und der intensiven und frühzeitig ansetzenden Rehabilitation. Im Gefolge von Anfragen zur Versorgung von Patienten mit rheumatischen Erkrankungen im Deutschen Bundestag und der Einrichtung eines Unterausschusses "Rheumabekämpfung" wurden verschiedene Forschungsvorhaben und Therapiestudien initiiert, die das Forschungsdefizit in diesem Bereich abbauen sollten.

Der "Rheuma-Studie" des Bundesgesundheitsamts kamen dabei folgende Aufgaben zu:

- o Entwicklung von Diagnosekriterien auf der Basis von Beschwerdeangaben der Patienten
- o Vergleich von ärztlichen Diagnosen mit subjektiven Krankheitszeichen
- o breite Erfassung und Beschreibung der Situation von Patienten mit unterschiedlichen Formen rheumatischer Erkrankungen und der Folgen der Krankheit für Beruf, Familie/Partnerschaft, Freizeitgestaltung, persönliches Befinden und Selbsteinschätzung.

Zum Verlauf der Studie, zur Entwicklung der beiden Pretest-Fragebögen und des endgültigen Instrumentariums und zu Modifikationen des Studiendesigns wird auf die ausführliche Darstellung im Abschlußbericht zum Vorhaben (329) verwiesen. Hier sollen nur einige Daten festgehalten werden:

Von Dezember 1979 bis April 1980 wurden in sieben Berliner Kliniken (Abb. 1) auf insgesamt 20 Stationen 661 Patienten mit chronischen Krankheiten des Stütz- und Bewegungsapparats mit einem schriftlichen Fragebogen befragt. Hinzu kommen diagnostische, therapeutische und prognostische Angaben der behandelnden Ärzte.

Es handelt sich also um ein Kollektiv stationär behandelter Patienten, die - außer der Vorgabe der Diagnosen - nicht nach standardisierten Kriterien ausgewählt waren. In Absprache mit den behandelnden Ärzten wurde dort, wo nicht alle Patienten einbezogen werden konnten, ein Auswahlverfahren festgelegt, das willkürliche Selektionen möglichst ausschließen sollte. Soweit die Patienten aus Gründen ihres Alters oder ihrer Krankheit nicht in der Lage waren, den Fragebogen selbst auszufüllen, fanden Interviews statt.

Der Fragebogen für die Patienten enthielt folgende, farblich voneinander unterschiedene Teile:

- Medizinischer Fragebogenteil (54 Fragen)

  Nach der Anamnese und bisherigen Behandlungen und Kuraufenthalten wurde nach Beschwerden der Gelenke in den Dimensionen Schmerz, Schwellung, Bewegungseinschränkung, sowie nach Beschwerden an der Wirbelsäule in den Dimensionen Schmerz und Bewegungseinschränkung gefragt. Zu diesen Bereichen wurden jeweils die Lokalisation, die Entwicklung der Beschwerden und der augenblickliche Zustand erfragt. In einer letzten Frage wurden Beschwerden in Muskeln oder Nerven erhoben. Den Abschluß des medizinischen Teils bildeten zwei Fragen zur Informiertheit des Patienten über die ärztliche Diagnose. Die Lokalisation der Beschwerden wurde jeweils durch eine einfache Skizze, in die die schmerzhaften Gelenke oder Körperstellen eingezeichnet werden sollten, dokumentiert. Auf die Erfassung einer Medikamentenanamnese und die zeitliche Zuordnung von anamnestischen Angaben wurde aufgrund der Erfahrungen im Pretest verzichtet.

- Fragen zur Berufstätigkeit (5 Fragen)

  Neben Fragen zur beruflichen Ausbildung und derzeitigen Berufstätigkeit wurden vor allem die Aspekte 'Belastungen am Arbeitsplatz' und 'Arbeitszufriedenheit' thematisiert. Zusätzlich wurde nach den Konsequenzen der rheumatischen Erkrankung für die berufliche Situation der Patienten gefragt.

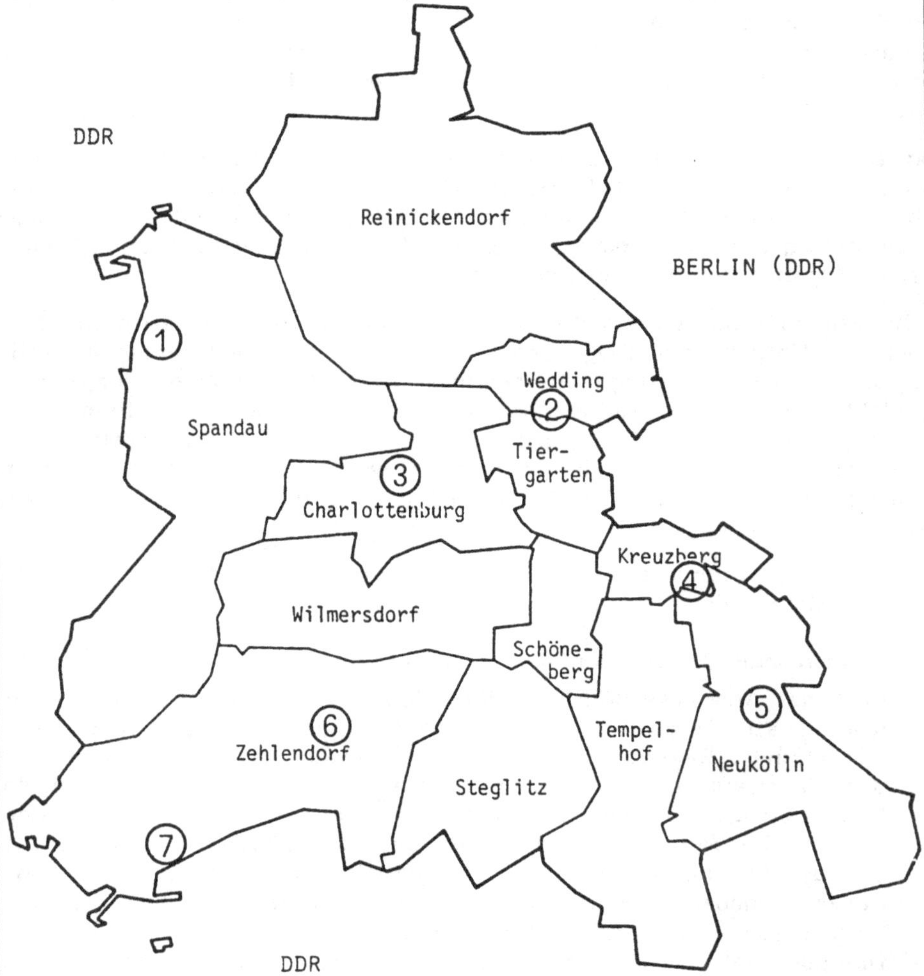

1 Evangelisches Waldkrankenhaus Spandau
2 Rudolf-Virchow-Krankenhaus
3 Krankenhaus Wilmersdorf, örtl. Bereich Sophie-Charlotte-Str.
4 Urban-Krankenhaus
5 Krankenhaus Neukölln
6 Oskar-Helene-Heim (FU)
7 Immanuel-Krankenhaus Wannsee

Abb. 1: Regionale Verteilung der beteiligten Kliniken in Berlin (West)

o Freizeitgestaltung (5 Fragen)

Die Art der üblichen Freizeitgestaltung und ausgeübte Sportarten wurden in den Kategorien "früher", "heute" und "niemals" abgefragt, um mögliche zeitliche Veränderungen nachzeichnen zu können. Eine genauere Einordnung, z.B. in 5-Jahres-Schritten, hatte sich, ebenso wie bei der Arbeitsplatzanamnese, im Pretest als undurchführbar erwiesen. Außerdem wurde versucht, das 'Soziale Netzwerk' in seiner eher formalen Dimension (Teilhabe am gesellschaftlichen Leben, operationalisiert über Mitgliedschaften in Vereinen, Häufigkeit von Besuchskontakten usw.) zu erheben.

o Krankheitsbedingte Veränderungen (18 Fragen)

Dieser Fragebogenteil sollte dazu dienen, krankheitsbedingte Veränderungen der Sozialkontakte, der körperlichen Fähigkeiten und auf finanziellem Gebiet einzuschätzen. Wesentlich schienen insbesondere einige Fragen zum 'social support'. Hier wurde nach den Möglichkeiten des Gesprächs über krankheitsbedingte Einschränkungen und Schwierigkeiten, über Probleme anderer Art sowie nach der Reaktion der Umwelt auf die chronische Krankheit gefragt.

o Informiertheit der Patienten und Einschätzung der Behandlung (7 Fragen)

Es wurde versucht, den Informationsstand und die Informationsbedürfnisse der Patienten im Hinblick auf ihre Krankheit einzuschätzen, Informationsquellen zu erfragen und eine grobe Einschätzung der Akzeptanz der erfolgten Behandlung durch die Patienten zu erhalten.

o Fragen zur sozialen Situation (20 Fragen)

Die Erhebung sozialer Parameter wie Schul- und Berufsbildung, arbeitsrechtliche Stellung, Beruf, Familiengröße, Einkommen und Wohnsituation dienten zu einer sozialstrukturellen Einordnung der Patienten. Hierzu wurde ein additiver Index der sozialen Schicht erstellt.

o Der Gießen-Test von BECKMAN und RICHTER

diente zur Erfassung von Besonderheiten der Selbstwahrnehmung und der psychischen Verfassung der Patienten. Wegen der Art seiner Konstruktion und aufgrund der Erfahrungen im Pretest erschien er uns geeigneter als andere, umfangreichere Instrumente.

Der Fragebogen für Patienten wurde ergänzt durch ein Erhebungsblatt für die behandelnden Ärzte. Es umfaßt die folgenden Bereiche:

o klinische Diagnosen und Begleitkrankheiten

o diagnostische Maßnahmen, wesentliche Laborbefunde, Angaben zur Therapie

- o operative Eingriffe
- o Medikation
- o Weiterbehandlung des Patienten
- o Einschätzungen von Prognose, Behinderung und subjektiver Beeinträchtigung des Patienten.

Im Dezember 1980 wurde ein Abschlußbericht zur Studie fertiggestellt, der auf bivariaten Auswertungen aller Patienten- und Ärzteangaben für die fünf Krankheitsgruppen basierte (329). Diese erste Auswertung ergab charakteristische Unterschiede zwischen den verschiedenen Diagnosengruppen im Hinblick auf Beschwerden, Befindlichkeit, das soziale Umfeld und die Auswirkungen der Krankheit auf die Lebensgestaltung (vgl. Abschnitte 4 bis 7). Die Interaktion dieser verschiedenen Parameter konnte zum damaligen Zeitpunkt nicht untersucht werden. Dies ist im Rahmen der Sekundäranalyse geschehen (vgl. Abschnitt 8). Für jeden Teilbereich wurden zunächst die Zusammenhänge zwischen allen Items geprüft, von denen angenommen werden konnte, daß sie zu einem gemeinsamen Konstrukt gehörten. Dies geschah mit Hilfe von multidimensionaler Skalierung und Clusteranalyse. Die Ergebnisse der multivariaten Darstellungen dienten dazu, bei der Konstruktion von Indices die Variablen auszuwählen und zu gewichten. Mit Hilfe dieser komplexeren Indices wurden die Krankheitsgruppen - unterteilt nach dem 'Schweregrad' - erneut einem Vergleich unterzogen. Zum Abschluß der Sekundäranalyse wurden die Indices untereinander verglichen im Hinblick auf ihre Spezifität für die einzelnen Krankheitsgruppen, und es wurden verschiedene 'Settings' von Indices einander gegenübergestellt, die sich einer optimalen 'Vorhersage' der Krankheitsgruppen nähern. Damit wurde zugleich auch versucht näher zu beschreiben, in welchen Dimensionen die physischen, psychischen und sozialen Folgen chronischer Krankheit am ehesten faßbar sind.

4. Ergebnisse aus dem medizinischen Teil des Fragebogens

4.1. ALLGEMEINE ANGABEN ZUM GESAMTKOLLEKTIV

In die Auswertung wurden 661 Fragebögen von Patienten aus sieben Berliner Kliniken einbezogen. Nur wenige Fragebögen (5) waren so unvollständig ausgefüllt, daß sie von der Datenerfassung ausgeschlossen werden mußten.

Die Rate von Verweigerungen kann aus dem uns vorliegenden Material nicht eindeutig beurteilt werden. Ärzte berichteten jedoch nur vereinzelt von Patienten, die von vornherein eine Mitwirkung bei der Erhebung ablehnten. Gebeten, diese Verweigerungsraten für ihren Bereich abzuschätzen, nannten die Ärzte Werte zwischen 5 % und 15 %.

Wenngleich es sicher sinnvoll gewesen wäre, die Ärzte um die zahlenmäßige Dokumentation der Verweigerungen zu bitten - was an der Arbeitsbelastung der Ärzte scheiterte - können wir davon ausgehen, daß im ganzen die Bereitschaft zur Mitarbeit bei der Befragung groß war. Verzerrend wirkt sich hingegen auf die Ergebnisse vermutlich aus, daß es weitgehend den Ärzten überlassen werden musste, welche Patienten um eine Mitarbeit gebeten wurden und welche nicht. Da die Erfassung aller auf einer Station gleichzeitig behandelten Patienten aus naheliegenden Gründen von den Ärzten nicht geleistet werden konnte, war vereinbart worden, die Befragung möglichst auf Patienten aus bestimmten, vorher festgelegten Krankenzimmern zu beschränken. Ob dieses Vorgehen allerdings immer eingehalten wurde, kann von uns kaum geklärt werden.

So muß insgesamt von einigen Einschränkungen hinsichtlich der Repräsentativität des Kollektivs für die Gesamtheit stationär behandelter Rheuma-Patienten in Berlin ausgegangen werden.

Dennoch werden die folgenden Ausführungen zeigen, daß in unserem Kollektiv sowohl bekannte Befunde in typischer Weise bestätigt, als auch interessante qualitative Aussagen zur Situation von Patienten mit rheumatischen Krankheiten getroffen werden können.

4.1.1. Alter und Geschlecht im Gesamtkollektiv

Das Gesamtkolletiv umfaßte 182 Männer und 465 Frauen (27,5 % bzw. 70,3 %). 14 Probanden (2,1 %) machten hierzu keine Angaben.

Ihr durchschnittliches Alter betrug 56,8 Jahre, wobei der jüngste Patient 13 Jahre alt war; das höchste Alter war 91 Jahre (Abb. 2).

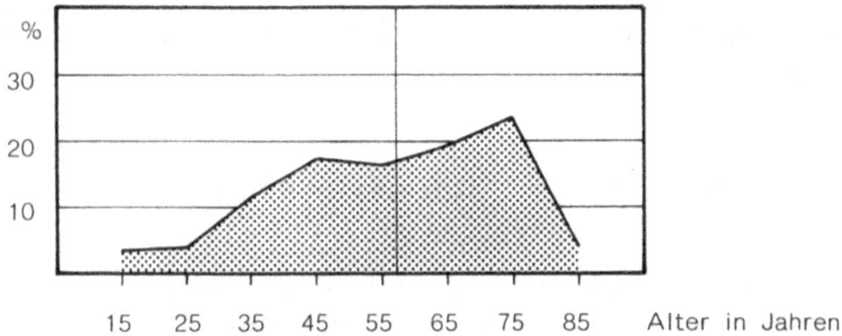

Abb. 2: Altersverteilung im Gesamtkollektiv (senkrechte Linie: Durchschnittswert)

Die befragten Frauen unterschieden sich mit einem Durchschnittsalter von 58,5 Jahren und einem Altersgipfel bei 71 Jahren deutlich von den befragten Männern mit einem Durchschnittsalter von 52,5 Jahren und einem Altersgipfel bei 38 Jahren (Abb. 3).

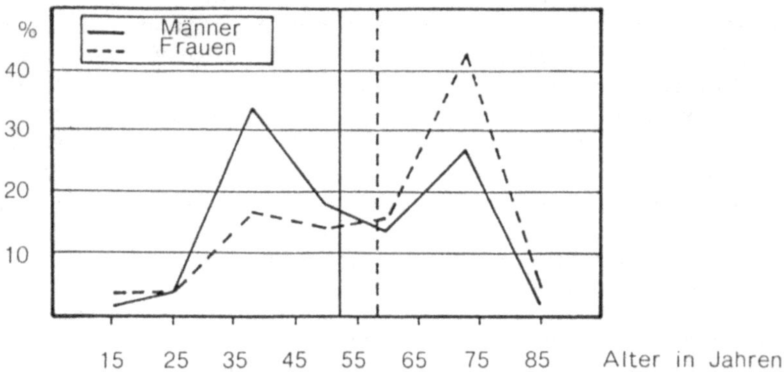

Abb. 3: Altersverteilung nach Geschlecht (senkrechte Linien: Durchschnittswerte)

4.1.2. Ärztliche Diagnosen

Diagnosen der befragten Patienten liegen aufgrund der Belegblätter der behandelnden Ärzte für fast alle (96,5 %) der Patienten vor. Die Ärzte hatten die Möglichkeit, insgesamt bis zu fünf Diagnosen anzugeben, wobei die Reihenfolge der Nennungen die Bedeutung der Diagnosen für das rheumatologische Gesamtkrankheitsbild ausdrücken sollte. Besonders wichtige, gravierende Befunde sollten zunächst angegeben werden, dann weniger beeinträchtigende Nebenbefunde und schließlich nicht-rheumatologische Zusatzdiagnosen (Grundkrankheiten usw.).

Es wurden insgesamt 152 verschiedene Diagnosenbezeichnungen angegeben. Sie wurden, um die Vielfältigkeit der Terminologie zunächst zu erhalten, in einem - weitgehend induktiv erstellten - Schlüssel relativ niedrig aggregiert erfaßt. Gut ein Viertel dieser Erstdiagnosen (43) wurden nur ein- oder zweimal genannt, nur wenige Diagnosen (15) traten mindestens zehnmal auf. Diese 15 Erstdiagnosen entsprechen aber gleichzeitig den Angaben für 510 Patienten (79,9 %).

Unter der Verwendung von 22 Diagnosebezeichnungen lassen sich (ohne weitere Aggregation der von den Ärzten verwandten Begriffe) 555 der Erstdiagnosen (87 %) definieren. Diese Diagnosenbezeichnungen und die Häufigkeit ihres Auftretens als Erstdiagnose sind aus Tabelle 3 zu ersehen.

Die Konzentration der genannten Diagnosen auf relativ wenige Begriffe bestätigt zunächst unser methodisches Vorgehen mittels eines induktiv erstellten Schlüssels, unter Verzicht auf die Verwendung einer vorgegebenen Klassifikation (ICD oder EULAR-Klassifikation) (201).

Für die weitere Analyse der Daten wurden die Diagnosen zusammengefaßt in die folgenden sechs Kategorien:

- o entzündliche Gelenkerkrankungen
- o entzündliche Wirbelsäulenerkrankungen
- o degenerative Gelenkerkrankungen
- o degenerative Wirbelsäulenerkrankungen
- o Rheumatismus der weichen Gewebe (Weichteilrheumatismus)
- o andere Krankheiten.

Da die Verwendung der erstgenannten Diagnose als Kriterium für die Zuordnung eines Patienten zu einer dieser Diagnosengruppen nicht hinreichend umfassend schien, wurden diese Gruppen unter Berücksichtigung aller genannten Diagnosen gebildet. Hierdurch konnte es jedoch geschehen, daß Diagnosen eines Patienten zwei oder mehr Gruppen zugeordnet wurden (z.B. in der Kombination R.A. - Kniegelenksarthrose - Herzinsuffizienz).

Deshalb wurde folgendes Vorgehen gewählt:

- o Patienten mit entzündlich-rheumatischen Krankheiten, denen das besondere Augenmerk der Studie zu widmen war, sind nur in jeweils einer einziger Gruppe (mit eben dieser Diagnose) vertreten.*

---

* Die Gruppe der Patienten mit entzündlichen Erkrankungen der Gelenke wird im folgenden vereinfachend als "R.A.-Patienten" bezeichnet, Patienten mit entzündlichen Erkrankungen der Wirbelsäule entsprechend als "Sp.A.-Patienten", während tatsächlich nur für 86 % bzw. 83 % dieser Patienten diese Diagnosen explizit genannt worden waren.

Tab. 3: Häufigste genannte Erstdiagnosen (Angaben der Ärzte)

Rang	Erstdiagnosen	n	% dieser Diagnosen	% aller Erst-diagnosen
1	Coxarthrose einseitig	82	14,8	12,9
2	Coxarthrose beidseits	76	13,7	11,9
3	Rheumatoide Arthritis	73	13,2	11,4
4	Gonarthrose beidseits	39	7,0	6,1
5	Lumboischialgie	37	6,7	5,8
6	Spondylosis deformans	32	5,8	5,0
7	Lumbalgie	28	5,1	4,4
8	Hallux valgus	27	4,9	4,2
9	Gonarthrose einseitig	25	4,5	3,9
10	Degen. Meniskusschaden	22	4,0	3,5
11	Patellofemoralarthrose	21	3,9	3,3
12	Morbus Bechterew (Sp.A.)	15	2,7	2,4
13	HWS-Syndrom	12	2,2	1,9
14	Osteochondrose der Wirbelsäule	11	2,0	1,7
15	Zust. n. Totalendoproth d. Hüfte	10	1,8	1,6
16	Coxa valga	7	1,3	1,1
17	Idiopathische Hüftkopfnekrose	7	1,3	1,1
18	Polyarthrose	7	1,3	1,1
19	Spondylarthrose	7	1,3	1,1
20	Zust n. Nukleotomie	7	1,3	1,1
21	Angeborene Hüftgelenksluxation	5	0,9	0,8
22	Ellenbogenarthritis	5	0,9	0,8
	Summen	555	100,6	87,1

o Patienten mit degenerativen Erkrankungen der Gelenke und der Wirbelsäule treten in beiden Gruppen auf. Hier schien die Identifikation der jeweils wichtigsten Diagnose - im Gegensatz zu den Patienten mit entzündlich-rheumatischen Krankheiten - nicht ohne weiteres möglich zu sein.

Auswertungen, in denen auf die Gegenüberstellung dieser Diagnosengruppen abgehoben wird, beziehen sich deshalb in der Regel auf die größere Grundgesamtheit der Diagnosen (n=939, vgl. Tab. 4).

In Abschnitt 8, der im Rahmen der Sekundäranalyse entstand, wird von dieser Einteilung insofern abgegangen, als für degenerative rheumatische Krankheiten drei Gruppen gebildet wurden: Es wurde zusätzlich die Gruppe 'degenerative Erkrankungen der Gelenke und der Wirbelsäule' aufgenommen, so daß die beiden anderen Gruppen nur noch Patienten enthalten, die entweder degenerative Erkrankungen der Gelenke oder der Wirbelsäule hatten. Damit wird eine schärfere Trennung der Diagnosengruppen möglich; Mehrfachnennungen kommen nicht mehr vor.

Tab. 4: Zusammenfassung der Patienten in Gruppen unter Berücksichtigung aller von den Ärzten angegebenen Diagnosen

Krankheitsgruppen	n	% der Nennungen	% der Patienten
Entzündliche Erkr. der Gelenke	85	9,1	14,4
Entzündliche Erkr. der Wirbelsäule	18	1,9	3,0
Degenerative Erkr. der Gelenke	361	38,5	61,0
Degenerative Erkr. der Wirbelsäule	263	28,0	44,4
Rheumatismus der weichen Gewebe	33	3,5	5,6
Andere Krankheiten	179	19,1	27,1
Summen	939	100,1	155,5

4.2. ALLGEMEINE ANGABEN ZU DEN EINZELNEN KRANKHEITSGRUPPEN

4.2.1. Alter und Geschlecht

Die Alters- und Geschlechtsverteilungen innerhalb der verschiedenen Krankheitsgruppen sind aus den Abbildungen 4 und 5 zu ersehen.

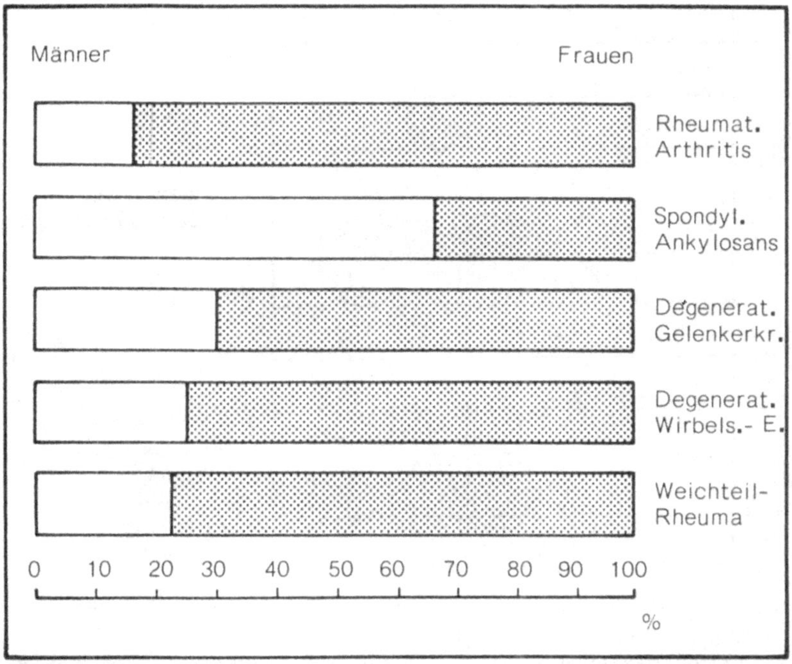

Abb. 4: Anteile der Männer und Frauen in den Diagnosengruppen

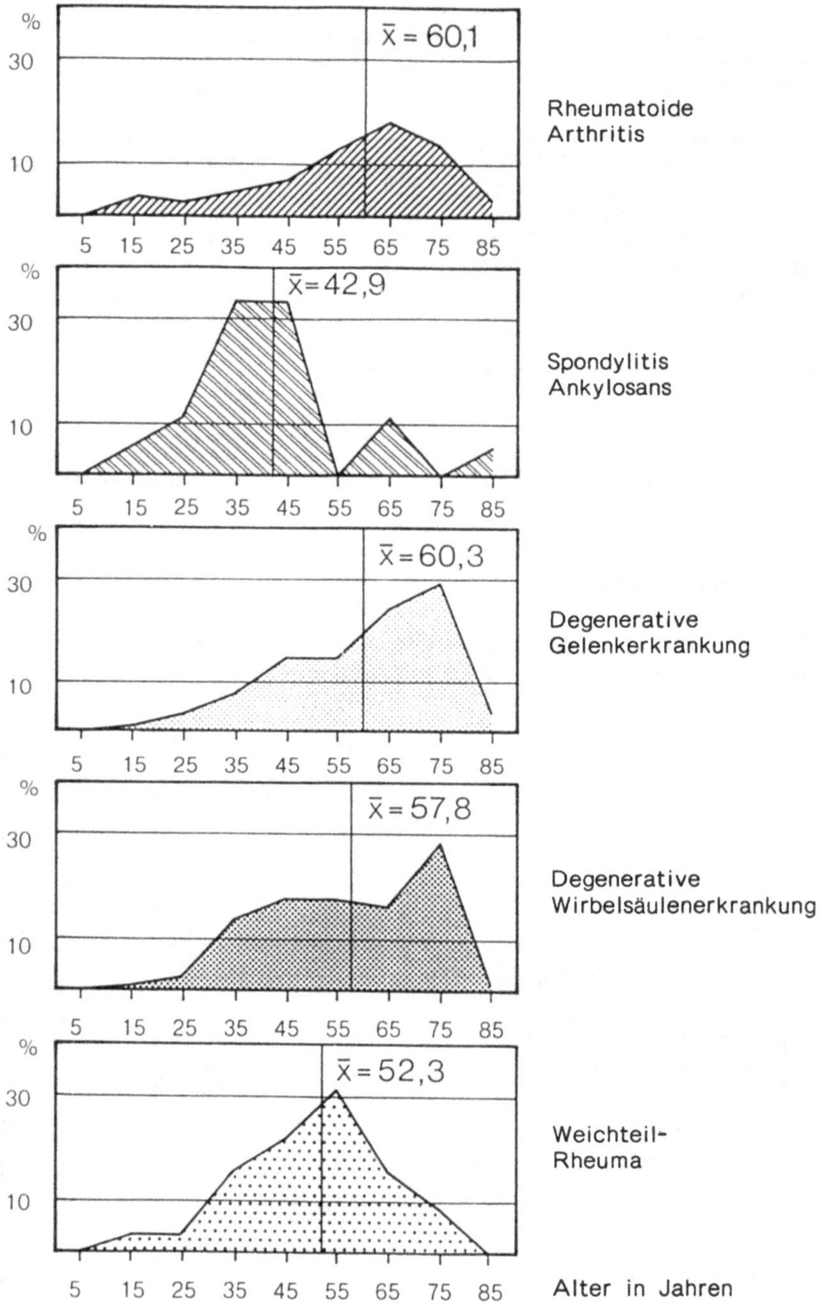

Abb. 5: Altersverteilung nach Diagnosengruppen (senkrechte Linien: Durchschnittswerte)

Wie aufgrund der Literatur zu erwarten, zeigen sich für Patienten mit entzündlich-rheumatischen Krankheiten deutlich niedrigere durchschnittliche Altersangaben, während degenerative Erkrankungen eher in höheren Altersklassen zu finden sind. Degenerative Erkrankungen der Gelenke und der Wirbelsäule verhalten sich hier fast parallel, während die Unterschiede zwischen Patienten mit rheumatoider Arthritis und mit Spondylitis ankylosans erheblich sind. Die beobachtete Geschlechtsverteilung ist in etwa mit den bekannten Verteilungen der Prävalenzen der verschiedenen Krankheitsgruppen vergleichbar, wenngleich der Anteil der Frauen am Kollektiv der Sp.A.-Patienten relativ hoch scheint.

4.2.2. Bisheriger Krankheits- und Versorgungsverlauf

Aus der Differenz zwischen aktuellem Alter und Alter bei Ausbruch der Krankheit konnte die Gesamtdauer der Krankheit, aus der Differenz zwischen derzeitigem Alter und Alter beim ersten Aufsuchen eines Arztes die Behandlungsdauer berechnet werden. Die 'Zeit bis zum ersten Aufsuchen eines Arztes' gibt den Zeitraum an, in dem die Krankheit schon bestand - d.h. subjektiv wahrgenommen wurde -, aber noch nicht ärztlich behandelt wurde. Tabelle 5 stellt die Durchschnittswerte dieser drei Zeitspannen nach Krankheitsgruppen dar.

Tab. 5: Krankheitsdauer, Zeit bis zum Beginn der ärztlichen Behandlung und Zeitdauer der bisherigen Behandlung nach Krankheitsgruppen (Durchschnittswerte und Anzahl der jeweils antwortenden Patienten)

Diagnosengruppe	Gesamtdauer der Krankheit		Zeit bis zur 1. Behandlung		Dauer der bisherigen Behandlung	
	Jahre $\bar{x}$	Anz. n	Jahre $\bar{x}$	Anz. n	Jahre $\bar{x}$	Anz. n
Rheumatoide Arthr.	14,0	82	1,5	80	12,9	82
Sp.A. u.a.	16,6	18	0,8	18	15,8	18
Degen. Gel.-Erkr.	15,8	352	1,8	334	14,6	352
Degen. Wirbels.-E.	14,8	251	1,8	238	13,6	252
Weichteilrheumatism.	13,3	32	1,5	32	11,8	32
Gesamtkollektiv	15,0	636	2,0	608	13,7	632

Aufgrund der unterschiedlichen Kollektivgrößen und wegen der unterschiedlichen Verwertbarkeit der Angaben finden sich zwischen den Summen aus der Zeit vor und der Zeit nach Behandlungsbeginn und der Gesamtkrankheitsdauer geringfügige Differenzen. Die zugrunde gelegten Kollektivgrößen sind deshalb in der Tabelle jeweils mit angegeben. Die Übersicht zeigt Ähnlichkeiten der Verläufe bei Patienten mit degenerativen Erkrankungen der Gelenke und der Wirbelsäule. Hierbei beeinflussen die Überschneidungen zwischen beiden Kollektiven - 64 Patienten sind aufgrund ihrer Diagnosen in beiden Gruppen gleichzeitig vertreten - diese Ergebnisse nur zu einem geringen Teil.

Gleichzeitig zeigt die Tabelle den offensichtlich dramatischen Beginn der Sp.A., der die Patienten durchschnittlich früher zu einem Arzt führt, während bei den übrigen Erkrankungen wenigstens eineinhalb Jahre vergehen, bis die Erkrankung als so gravierend erkannt wird, daß entsprechende Schritte eingeleitet werden.

Insgesamt sind diese Angaben nur mit Vorbehalten zu interpretieren, vor allem wegen der sicher nicht wenigen Fehler, die durch lückenhaftes Erinnern der Befragten - insbesondere in höherem Lebensalter - entstehen. Exakt scheinen solche Daten nur aus der laufenden Analyse von Dokumenten der gesetzlichen Krankenkassen oder aus Klinikunterlagen erhebbar zu sein. Durch die rasche Vernichtung dieser Unterlagen werden sich Analysen aber nur auf kurze Zeiträume erstrecken können.

Ein sehr wesentlicher Parameter im Verlauf gerade rheumatischer Erkrankungen, die Zeitdauer bis zur Stellung der endgültigen Diagnose, konnte in der vorliegenden Studie nicht erhoben werden, weil nicht davon ausgegangen werden konnte, daß diese Angaben den Patienten und den derzeit behandelnden Ärzten bekannt waren. Untersuchungen anderer Autoren* ergaben jedoch, daß die durchschnittliche Zeit bis zur Diagnose - beispielsweise einer R.A. - um ein Vielfaches über der von uns erhobenen Zeit bis zum ersten Arztkontakt liegen. Hier wurden durchschnittliche Werte von 5 bis 8 Jahren genannt.

4.2.3. Bis zum Befragungstermin in Anspruch genommene Versorgungseinrichtungen und Behandlungen

Die meisten der befragten Patienten hatten sich im Verlauf des Jahres vor der Befragung in ambulanter ärztlicher Behandlung befunden. 603 Patienten (91,2 %) machten hierzu Angaben. Es überwogen Behandlungen bei Fachärzten für Orthopädie und bei praktischen Ärzten, immerhin ein Viertel der befragten Patienten hatte sich bei einem Facharzt für innere Krankheiten wegen der rheumatischen Erkrankung in Behandlung befunden. Nur wenige Patienten gaben an, bei Heilpraktikern oder Chiropraktikern in Behandlung gewesen zu sein. Sicher ist jedoch gerade dieser Bereich bei Befragungen im Krankenhaus schwierig zu erheben, und die

* Mitteilung von R. STEINER (Rheuma-Zentrum Amsterdam) auf dem IX. Europäischen Kongreß für Rheumatologie in Wiesbaden vom 2.-8.9.1980.

erhaltenen Antworten schildern wohl nur einen Teil der Inanspruchnahme solcher paramedizinischer Versorgungseinrichtungen (Tab. 6).

Tab. 6: In Anspruch genommene Behandlungen im Verlauf des Jahres vor der Befragung (Angaben von 603 Patienten, Mehrfachnennungen waren möglich)

Ambulante Behandlung durch:	Nennungen n	% der Nennungen	% der Fälle
Praktische Ärzte	241	23,2	40,0
Ärzte für Innere Medizin	160	15,4	26,5
Orthopäden	467	45,0	77,4
Andere Ärzte	28	2,7	4,6
Heilpraktiker	24	2,3	4,0
Chiropraktiker	12	1,2	2,0
Masseure, Krankengymnasten	106	10,2	17,6
Summen	1038	100,0	172,1

Durchschnittlich waren 1,7 verschiedene Einrichtungen in Anspruch genommen worden. Nur 89 Patienten (14,8 %) gaben an, drei oder mehr Einrichtungen aufgesucht zu haben, die höchste Zahl der Nennungen war 5 (3 Patienten).

Erwartungsgemäß wurden Patienten mit entzündlich-rheumatischen Krankheiten eher durch Internisten betreut, während Orthopäden vorwiegend Patienten mit degenerativen Erkrankungen behandelten. Indessen scheint die relativ höhere Inanspruchnahme von Heilpraktikern bei Patienten mit Sp.A. (vor allem angesichts der geringen Zahl der Fälle) nicht ohne weiteres interpretierbar (Abb. 6).

Die Inanspruchnahme von niedergelassenen Ärzten ist, wie in einer Reihe von Untersuchungen belegt wurde (z.B. 327), auch abhängig vom Sozialstatus des Patienten. Wir bildeten aus den Angaben zu schulischer und beruflicher Bildung, zur arbeitsrechtlichen Stellung, zum Einkommen und zur Wohnsituation einen Index der sozialen Schicht. Die Werte des Index wurden zu je sechs Gruppen zusammengefaßt, wobei die Gruppen I und II in etwa ungelernte und angelernte Arbeiter umfassen, die Gruppen III und IV einfache und mittlere Angestellte und Beamte und die Gruppen V und VI leitende Angestellte und Beamte sowie akademische Selbständige. Eine ausführliche Darstellung des Index findet sich in Abschnitt 7.

Abbildung 7 zeigt die Inanspruchnahme von ambulanten Behandlungen nach der sozialen Schicht der Patienten. In Schicht I wurden 53 % der Patienten von praktischen Ärzten betreut gegenüber 34 bis 39 % in den anderen Schichtgruppen. Die Abnahme des Anteils praktischer Ärzte mit steigender Sozialschicht wird nur durch die etwas höhere Zahl in Gruppe VI durchbrochen.

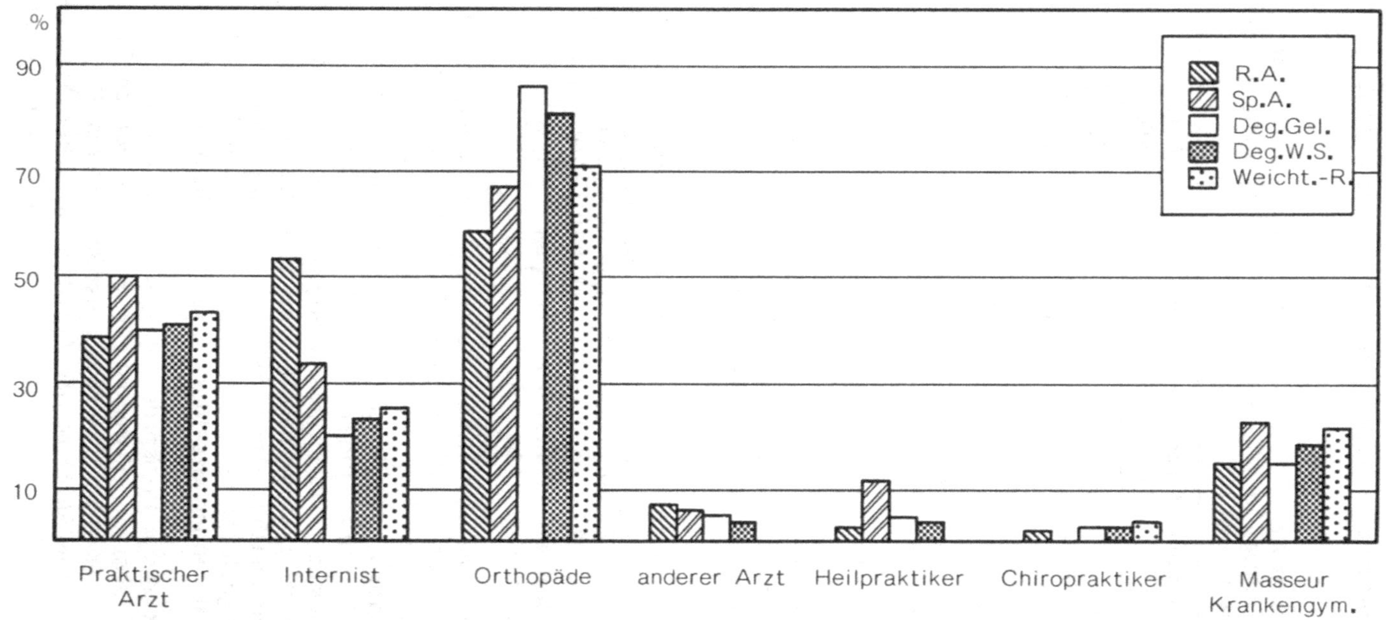

Abb. 6: Im Verlauf des letzten Jahres in Anspruch genommene ambulante Behandlungen nach Diagnosengruppen (Mehrfachnennungen waren möglich)

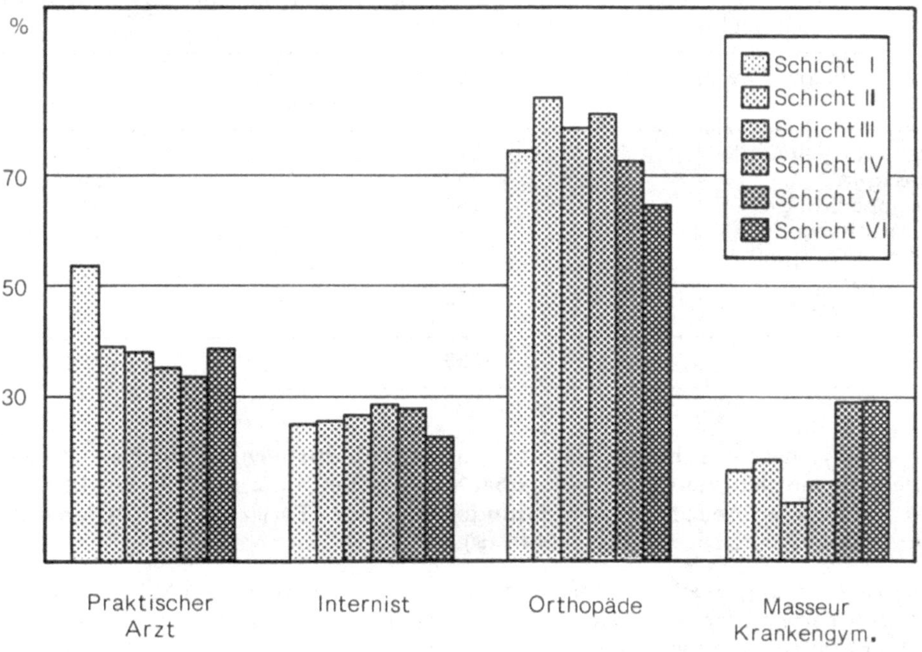

Abb. 7: Inanspruchnahme von ambulanten Behandlungen unterschiedlicher Fachrichtungen nach der sozialen Schicht der Patienten (I = unterste, VI = oberste Schichtgruppe)

Bei Internisten und Orthopäden war jeweils die Inanspruchnahme durch Patienten der mittleren Schichten am höchsten. Einen Ausgleich hierfür bieten in den beiden oberen Schichtgruppen Behandlungen durch Masseure oder Krankengymnastinnen.

565 Patienten (85,5 %) machten Angaben zu physikalischen Therapien, die sie im Verlauf ihrer Krankheitsgeschichte erhalten hatten. Bestrahlungen und Massagen wurden besonders häufig genannt, während Krankengymnastik eine vergleichsweise selten geübte Form der Behandlung zu sein schien (Tab. 7). Durchschnittlich wurden 2,75 Behandlungsarten genannt, wobei immerhin noch 82 Patienten (14,5 %) fünf und mehr verschiedene Formen physikalischer Therapie erinnerten.

Von Patienten mit entzündlich-rheumatischen Krankheiten wurden häufiger verschiedene Formen der Therapie genannt: 3,0 verschiedene Behandlungsarten von R.A.-Patienten und 3,3 von Sp.A.-Patienten, gegenüber 2,6 und 2,8 Nennungen bei Patienten mit degenerativen Erkrankungen der Gelenke und der Wirbelsäule.

Tab. 7: Bisherige physikalische Therapien (Angaben von 565 Patienten, Mehrfachnennungen waren möglich)

Physikalische Therapie als:	Nennungen n	% der Nennungen	% der Fälle
Krankengymnastik	236	15,2	41,8
Massagen	342	22,0	60,5
Fangopackungen	288	18,5	51,0
Bestrahlungen	323	20,8	57,2
Elektrotherapie	193	12,4	34,2
Eispackungen	23	1,5	4,1
Warmschwimmen	150	9,6	26,5
Summen	1555	100,0	275,2

Krankengymnastik scheint Patienten mit entzündlich-rheumatischen Krankheiten wesentlich häufiger verordnet zu werden, während Bestrahlungen und elektrotherapeutische Anwendungen eher bei Patienten mit degenerativen Leiden appliziert werden (Abb. 8).

Eine Auswertung nach der sozialen Schicht der Patienten (Abb. 9) zeigt, daß die Verordnung von Massagen mit steigendem Sozialstatus zu, die von Bestrahlungen dagegen abnimmt. Das Schwimmen in besonders warmem Wasser, das in medizinischen Badeeinrichtungen möglich ist, wurde deutlich häufiger Patienten der beiden oberen Sozialschichten verordnet. Diese Form der physikalischen Therapie wird übereinstimmend von allen Patienten mit rheumatischen Erkrankungen als besonders angenehm und hilfreich bezeichnet, und es wird häufig auf die zu geringen Möglichkeiten hingewiesen, sie in Berlin wahrzunehmen. Die unterschiedliche Verordnungshäufigkeit könnte auf sozial ungleich verteilte Möglichkeiten der Patienten hindeuten, ihre Wünsche in die Therapie einzubringen.

Die physikalischen Therapien wurden zu gut einem Drittel in den Praxen niedergelassener Ärzte durchgeführt, weitere häufige Nennungen waren Anwendungen bei Kuraufenthalten und stationären Behandlungen im Krankenhaus (Tab. 8).

Bei Patienten mit degenerativen Erkrankungen waren Anwendungen meist in den Praxisräumen niedergelassener Ärzte durchgeführt worden, während bei Patienten mit entzündlich-rheumatischen Krankheiten physikalische Behandlung besonders häufig im Rahmen von stationären Behandlungen im Krankenhaus erfolgt war. Geht man davon aus, daß stationäre Behandlungen oder Kuraufenthalte zu den eher seltenen Ereignissen im Gesamtverlauf der Krankheit zählen, wird der diskontinuierliche Charakter der physikalischen Therapie gerade bei diesen Patienten deutlich (Abb. 10).

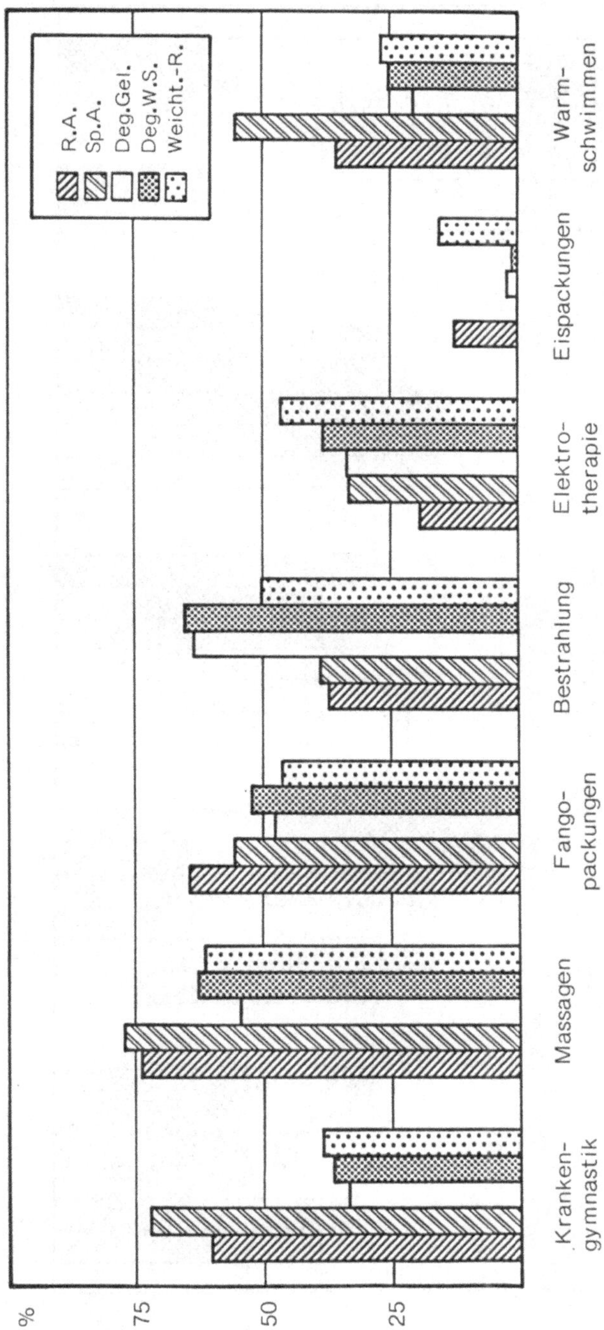

Abb. 8: Bisher erhaltene physikalische Therapien nach Diagnosengruppen (Mehrfachnennungen waren möglich)

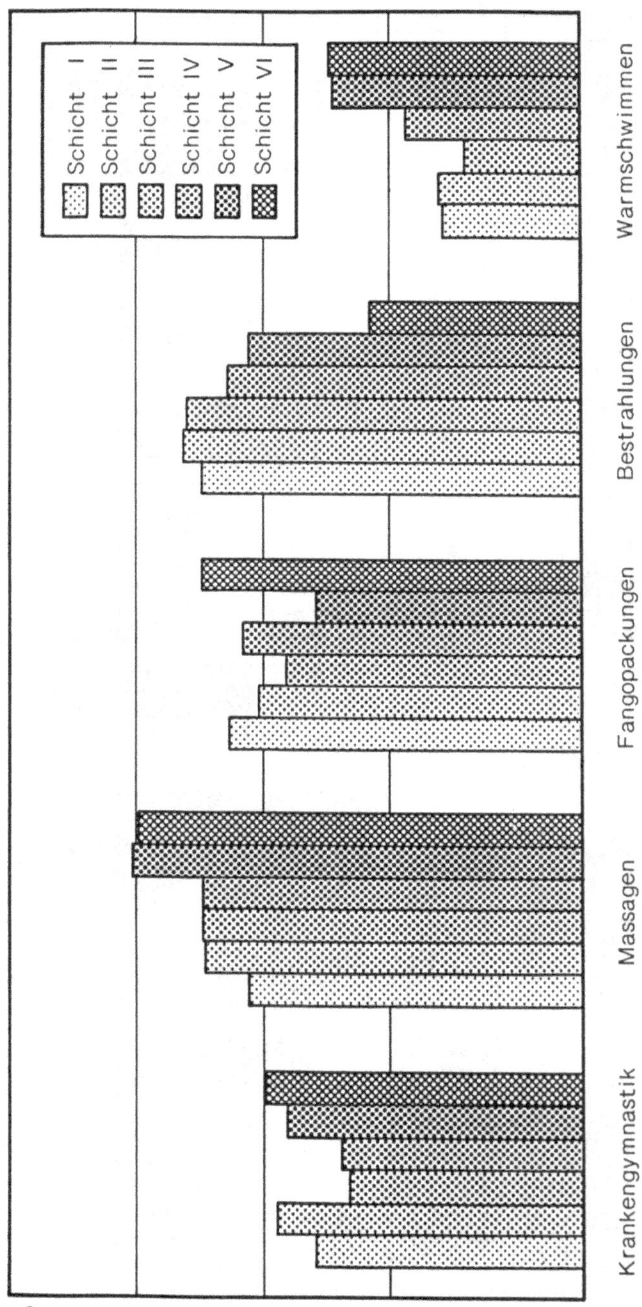

Abb. 9: Bisher erhaltene physikalische Therapien nach der sozialen Schicht (Mehrfachnennungen waren möglich; I = unterste, VI = oberste Schichtgruppe)

Tab. 8: Orte, an denen bisherige physikalische Therapien durchgeführt worden waren (Angaben von 551 Patienten, Mehrfachnennungen waren möglich)

Physikalische Therapie erhalten in/bei:	Nennungen n	% der Nennungen	% der Fälle
Arztpraxis	360	35,4	65,3
Bäderinstitut	148	14,6	26,9
Ambulant in Krankenhaus	77	7,6	14,0
Stationär in Krankenhaus	194	19,1	35,2
Kuraufenthalt	216	21,2	39,2
Woanders	22	2,2	4,0
Summen	1017	100,0	184,6

Patienten aus den beiden unteren sozialen Schichten erhielten diese Behandlungen eher in Arztpraxen, diejenigen aus den beiden oberen Schichten vermehrt in Instituten für medizinische Bäder oder ambulant in einem Krankenhaus. Auch physikalische Therapien im Rahmen von Kuren waren in den Schichten IV bis VI deutlich häufiger (43 bis 49 %) als in den drei unteren Sozialschichten (31 bis 38 %). Dies entspricht auch der größeren Zahl von Heilbehandlungen in den oberen sozialen Schichten.

Die meisten Patienten hatten diese physikalischen Behandlungen schon seit mehreren Jahren (48 %) und im Jahr vor der Befragung erhalten (28 %), nur 23 % der Antwortenden hatten im Jahr vor der Befragung keine derartigen Therapien erhalten und bezogen ihre Angaben auf länger zurückliegende Zeiträume.

In der weit überwiegenden Zahl der Fälle (88,6 %) nannten die Befragten ihre Krankenkasse als Kostenträger der physikalischen Behandlungen. Nur in seltenen Fällen mußten diese Behandlungen vollständig (0,9 %) oder weitgehend (1,2 %) von ihnen selbst bezahlt werden. 7 % der Befragten erinnerten sich an einzelne Behandlungen, die nicht von der Krankenkasse gezahlt worden waren.

Fast die Hälfte der antwortenden Patienten (44,3 %) hatte wegen ihrer rheumatischen Erkrankung bereits ein oder mehrere Heilverfahren. 30 % dieser Patienten machten Angaben zur Anzahl der bisher durchgeführten Heilbehandlungen: Es wurden bis zu 20 Kuraufenthalte genannt; durchschnittlich hatten schon 4,3 Kuren stattgefunden, häufigste Angabe waren zwei Kuren.

Patienten mit Sp.A. waren am häufigsten in Kurbehandlung gewesen: Nur ein Drittel war noch niemals zur Kur, die übrigen Patienten nannten durchschnittlich 6,4 Heilverfahren.

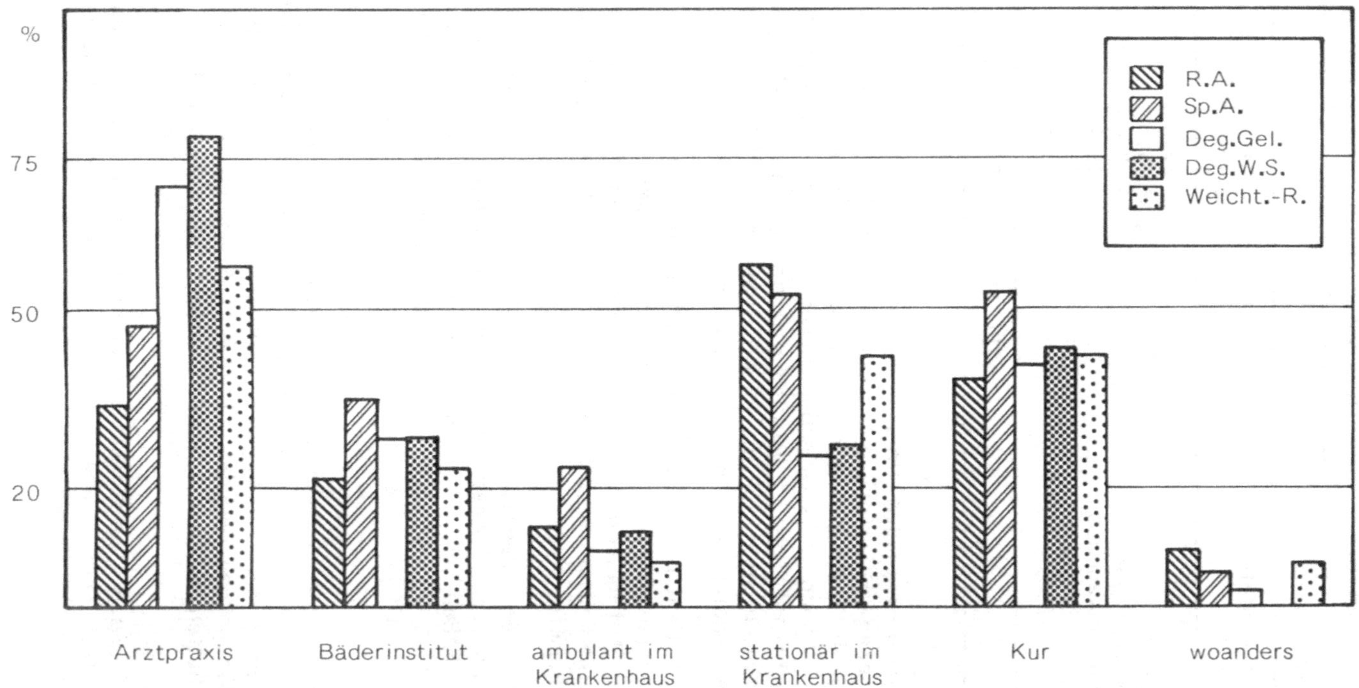

Abb. 10: Orte, an denen die Patienten bisher physikalische Therapien erhielten, nach Diagnosengruppen (Mehrfachnennungen waren möglich)

Demgegenüber gaben 57,3 % der Patienten mit degenerativen Gelenkerkrankungen und 51,7 % der Patienten mit degenerativen Wirbelsäulenerkrankungen an, noch niemals zu einer Kur verschickt gewesen zu sein. Entsprechend lagen hier die durchschnittlich genannten Zahlen für Kuraufenthalte wesentlich niedriger (Tab. 9).

Tab. 9: Kurbehandlungen bei Patienten der verschiedenen Diagnosengruppen

Diagnosengruppe	ohne bisherige Kurbehandlungen		mit Kurbehandlungen		
	Pat. n	% des Teilkollektivs	Pat. n	% des Teilkollektivs	Durchschnittl. Zahl v. Kuren
R.A.	37	(43,5)	30	(35,3)	4,2
Sp.A. u.a.	6	(33,3)	9	(50,0)	6,4
Deg. Gelenk-Erkr.	181	50,1	78	21,6	4,9
Deg. Wirbels.-Erkr.	136	51,7	81	30,8	4,1
Weichteilrheuma	19	(57,6)	10	(30,3)	4,4
Gesamtkollektiv	300	45,5	196	29,7	4,3

Die Summe der Heilverfahren der letzten Jahre überschritt bei der Mehrzahl der antwortenden Patienten (57,6 % von 257) nicht eine Gesamtdauer von sechs Wochen. Längere Zeiten der Kurbehandlung waren die Ausnahme (3,2 % von 257 länger als 3 Monate in 5 Jahren). In der Regel (bei 94,8 % von 290 Patienten) wurden die Heilverfahren von den zuständigen Kranken- oder Rentenversicherungen getragen, allerdings gaben 32,4 % der Patienten an, sich an den Kosten beteiligt zu haben. Nur 4,1 % hatten die Aufenthalte jeweils vollständig selbst finanziert.

Über die Hälfte der R.A.-Patienten (53,3 %) nannten jedoch eine Selbstbeteiligung gegenüber 21 % bis 31 % der Patienten der anderen Krankheitsgruppen. Patienten mit degenerativen Erkrankungen nannten häufiger als andere (4,0 % und 6,4 % gegenüber 0 bis 2,2 %) vollständig selbst bezahlte Kuraufenthalte.

Bei fast einem Viertel der antwortenden Patienten (23 %) hatte die Kur einen spürbaren Erfolg für fast ein Jahr. Bei 29 % war nach vier Wochen bis sechs Monaten ein Kurerfolg nicht mehr zu verzeichnen, immerhin 9,8 % meinten, das Krankheitsbild habe sich durch die Kur sogar verschlechtert. Der Anteil solcher Kuren mit ungünstigem Effekt ist bei den Patienten mit R.A. besonders hoch (15,2 %), während sich aus den übrigen Angaben keine krankheitsspezifischen Tendenzen ablesen lassen.

Mehr als die Hälfte der befragten Patienten hatte sich wegen der rheumatischen Krankheit bereits ein- oder mehrmals in stationärer Behandlung befunden (51,9 % von 597 antwortenden Patienten), jeweils zur Hälfte einmal (27,5 %) und mehrmals (24,4 %). Wie leicht vorstellbar ist, ist der Anteil der bereits früher stationär behandelten Probanden bei R.A.-Patienten besonders hoch (67,1 %) und die Angabe wiederholter Krankenhausaufenthalte in dieser Gruppe besonders häufig (39,7 %). Nur Patienten mit Sp.A. nannten noch häufiger wiederholte Krankenhausaufenthalte (41,2 %) (Abb. 11).

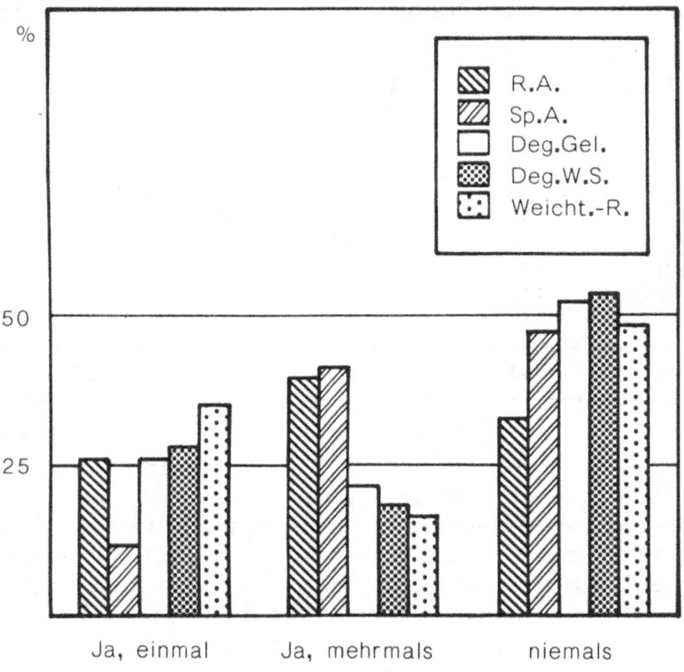

Abb. 11: Berichtete Krankenhausaufenthalte nach Diagnosengruppen

Entsprechend hoch ist die Zahl der Krankenhausaufenthalte wegen der rheumatischen Krankheit, die von den Patienten berichtet wurden: Es ist sicher problematisch in diesem Punkt zu verallgemeinern, weil nur 158 Patienten (23,1 %) zu dieser Frage Angaben machten. Es zeigt sich jedoch deutlich, wie viel größer die Häufigkeit stationärer Behandlungen bei Patienten mit entzündlich-rheumatischen Krankheiten ist. Dennoch erstaunen auch die relativ hohen Zahlen der von den übrigen Patienten berichteten Krankenhausaufenthalte (Tab. 10).

Die Tendenz zu häufigerer Inanspruchnahme stationärer Versorgungseinrichtungen durch die Patienten mit entzündlich-rheumatischen Krankheiten spiegelt sich auch in der von den Patienten angegebenen Gesamtaufenthaltsdauer im Krankenhaus "in den letzten Jahren" wider: Jeweils ein Viertel der Gruppen der R.A.- und Sp.A.-Patienten gaben Zeiten von über einem Jahr an (Abb. 12).

Tab. 10: Krankenhausbehandlungen in den verschiedenen Diagnosengruppen

Diagnosengruppe	ohne bisherige Krankenhausbeh.		mit Krankenhausbeh.		
	Pat. n	% des Teilkollektivs	Pat. n	% des Teilkollektivs	Durchschnittl. Zahl v. Aufenth.
R.A.	24	(28,2)	48	(56,5)	5,3
Sp.A. u.a.	8	(44,4)	9	(50,0)	5,0
Deg. Gelenk-Erkr.	169	46,8	154	42,7	3,1
Deg. Wirbels.-Erkr.	131	49,8	113	43,0	3,9
Weichteilrheuma	15	(45,5)	16	(48,5)	3,2
Gesamtkollektiv	285	43,1	311	47,0	4,0

Selbst wenn man einschränkend feststellt, daß diese Angaben vermutlich wenig valide sind, weil das Berechnen einer Gesamtaufenthaltsdauer (insbesondere bei der - mit Bedacht gewählten - unscharfen Fragestellung) bei den Befragten problematisch sein dürfte, beschreiben diese Angaben die Dimensionen des Problems und zeigen erst Befunde in Richtung auf die besonderen Belastungen, denen Patienten mit entzündlich-rheumatischen Krankheiten ausgesetzt sind. Auf den Aspekt der unterschiedlichen Inanspruchnahme medizinischer Versorgung durch Patienten der verschiedenen Diagnosengruppen gehen wir in Abschnitt 8.2. näher ein. Dort werden Indices zur Intensität der ambulanten und stationären Therapie vorgestellt, die über das hier Gesagte hinausgehende Interpretationen der Versorgungsverläufe zulassen.

Zugleich werden dort auch die Angaben zur Anamnese, zur Intensität von Beschwerden der Gelenke, der Wirbelsäule und der weichen Gewebe sowie zu weiteren, aufgrund einer Beschwerdenliste erhobenen subjektiven Symptomen referiert und mit Hilfe multivariater Methoden und verschiedener Indices analysiert.

4.2.4. Informiertheit der Patienten über die ärztlichen Diagnosen

Die Patienten waren am Ende des medizinischen Fragebogenteils gefragt worden, inwieweit sie über ihre Diagnosen informiert waren und welche Diagnosen ihnen bekannt waren. Angaben der Patienten wurden anschließend mit den Diagnoseangaben der behandelnden Ärzte verglichen und die Zahl der Übereinstimmungen notiert.

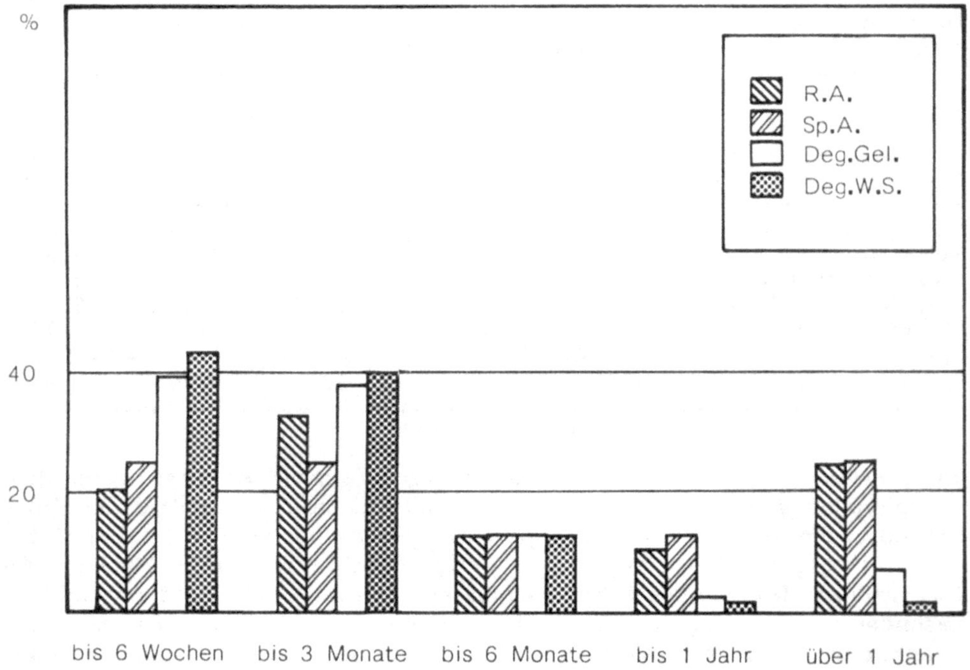

Abb. 12: Gesamtdauer der berichteten Krankenhausaufenthalte nach Diagnosengruppen

Die Patienten gaben zum größten Teil an, über ihre Diagnose informiert zu sein, Patienten mit degenerativen rheumatischen Erkrankungen etwas seltener als Patienten mit entzündlich-rheumatischen Erkrankungen (Abb. 13). Die Patienten mit entzündlich-rheumatischen Erkrankungen machten in 87 % der Fälle Angaben über ihre Diagnose, nur 13 % konnten keine Diagnose nennen. Bei Patienten mit degenerativen Erkrankungen ist dieser Anteil deutlich höher (etwa 30 %; Abb.14).

In noch stärkerem Ausmaß zeigte sich dieses Informationsgefälle beim Vergleich der Patientenangaben mit den ärztlichen Diagnosen: Hier bestand bei der Hälfte der Patienten mit degenerativen rheumatischen Erkrankungen keine Übereinstimmung, gegenüber 18 % bei den Patienten mit entzündlich-rheumatischen Erkrankungen. Besonders hoch ist der Anteil nicht informierter Patienten in der Gruppe der Patienten mit Weichteilrheumatismus, wie dies wohl auch der Art dieses Krankheitsbildes am ehesten entspricht (Abb. 15). Auf die Problematik des Informationsstandes und der Informationsbedürfnisse der Patienten im Hinblick auf ihre Krankeit gehen wir in Abschnitt 8.5. weiter ein.

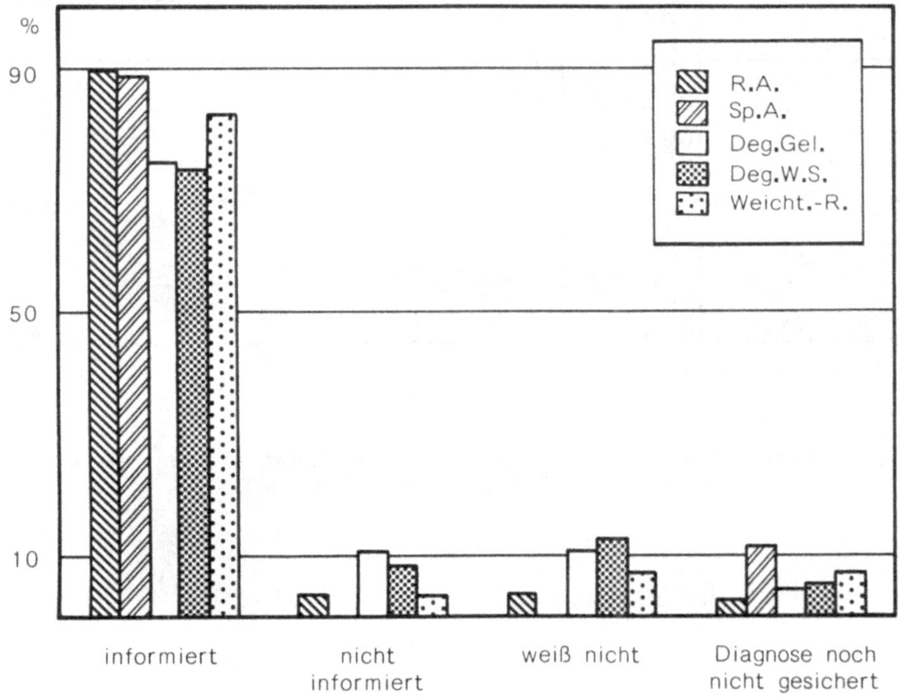

Abb. 13: Informiertheit der Patienten der verschiedenen Diagnosengruppen über ihre ärztliche Diagnose (Angaben der Patienten)

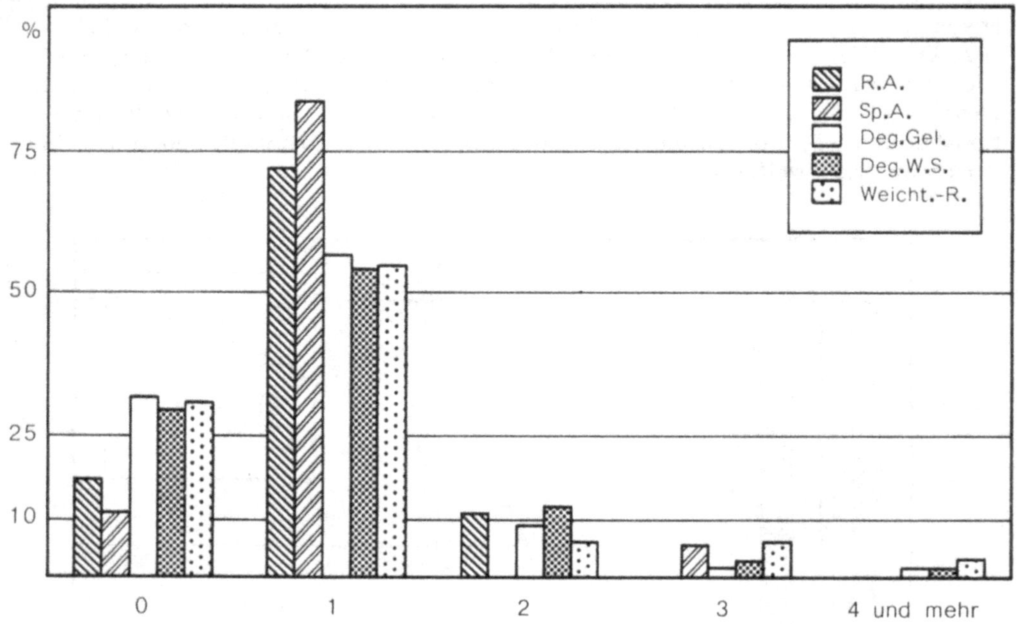

Abb. 14: Anzahl genannter Diagnosen bei Patienten der verschiedenen Diagnosengruppen (Angaben der Patienten)

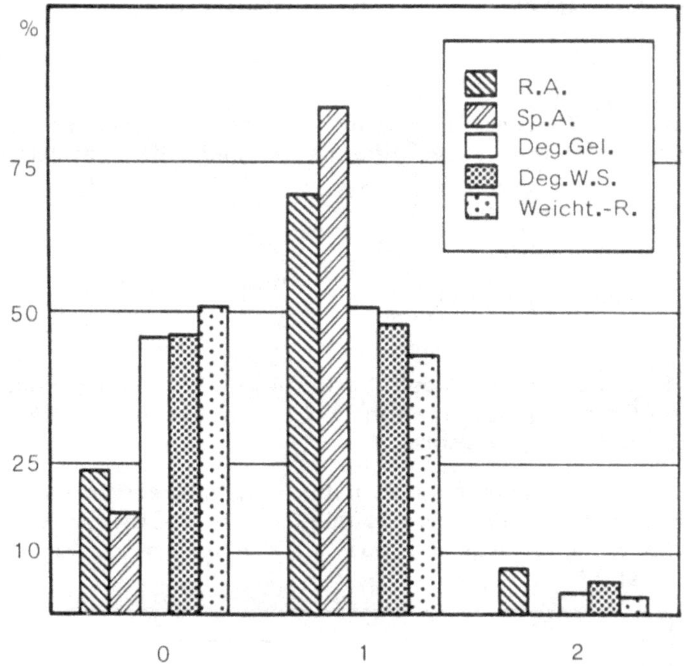

Abb. 15: Grad der Informiertheit der Patienten in den verschiedenen Diagnosengruppen über ihre ärztliche Diagnose (Anzahl übereinstimmender Angaben von Patienten und behandelnden Ärzten)

5. Ergebnisse zu Beruf und Freizeit

In einem zweiten Teil des Fragebogens wurde versucht, Belastungen in Beruf und Freizeit sowie früher und heute ausgeübte Freizeitaktivitäten zu erfassen.

5.1. BERUFSTÄTIGKEIT

38 % der Patienten waren noch berufstätig, 57 % waren früher und 5 % niemals berufstätig gewesen (Abb. 16). Die durchschnittliche Dauer der Berufstätigkeit betrug 27 Jahre.

Zwischen den Krankheitsgruppen gab es keine relevanten Differenzen in der Dauer der Berufstätigkeit. Lediglich die Berufsverläufe der Sp.A.-Patienten waren etwas kürzer, was mit der Altersstruktur dieser Gruppe zu erklären ist (Abb. 17).

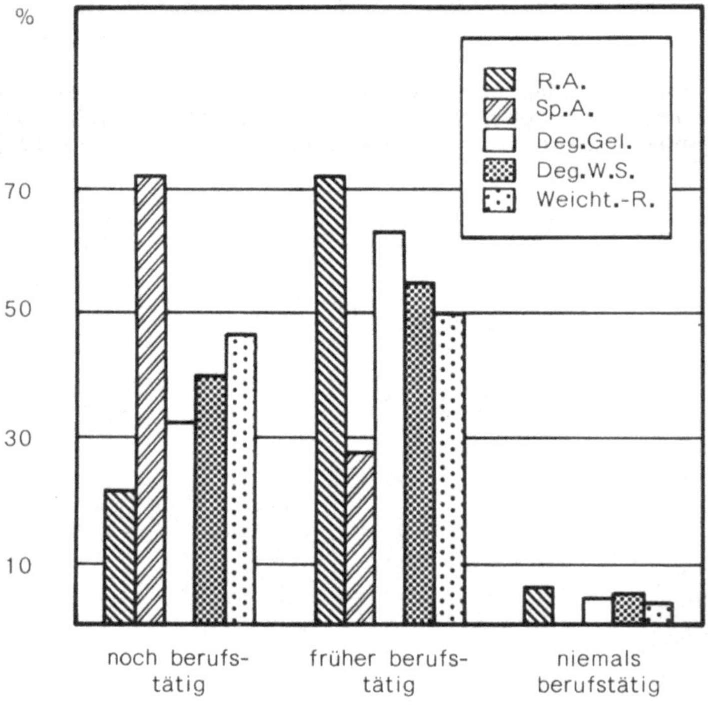

Abb. 16: Berufstätigkeit der Patienten der verschiedenen Diagnosengruppen (Frage: "Sind Sie oder waren Sie früher berufstätig?")

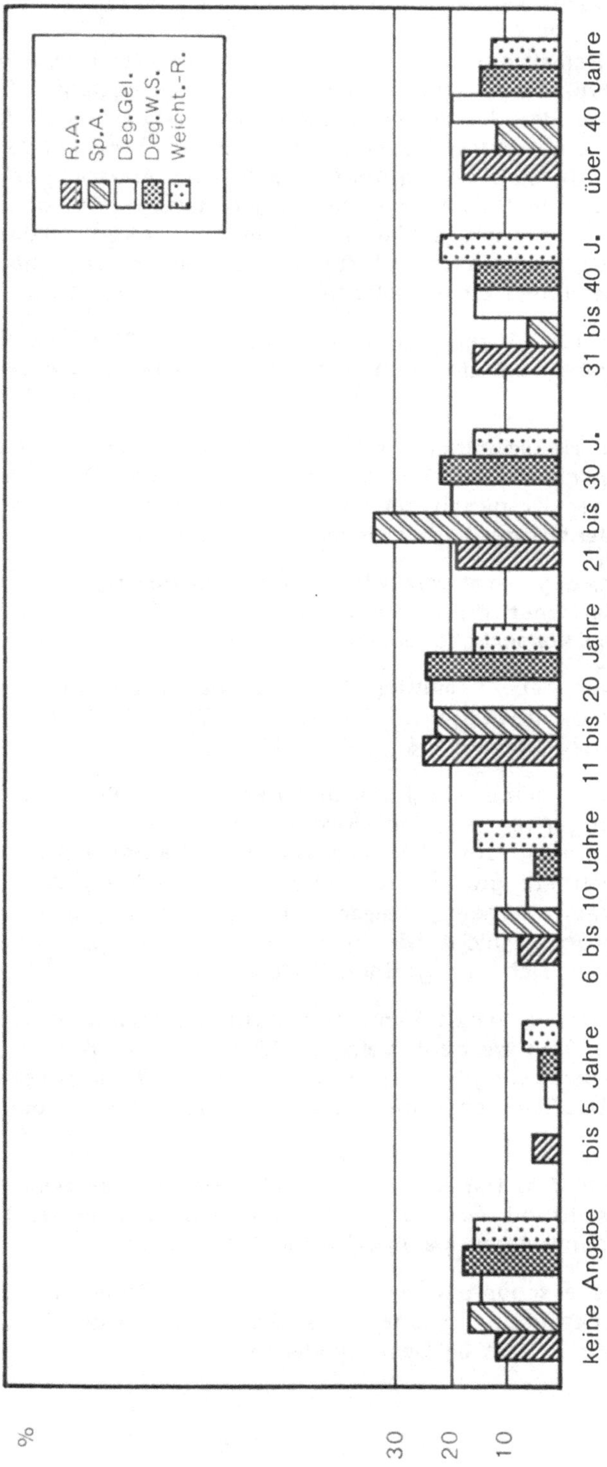

Abb. 17: Dauer der Berufstätigkeit von Patienten der verschiedenen Diagnosengruppen

5.1.1. Belastungen am Arbeitsplatz

Um mögliche Belastungen am Arbeitsplatz zu erfassen, wurde den Patienten eine Liste typischer Arbeitsplatzsituationen vorgelegt. Die eher grobe Kategorisierung der Antwortmöglichkeiten in ja/nein und der Verzicht auf eine zeitliche Einordnung wurden aufgrund der Erfahrungen aus dem Pretest gewählt, da sich gezeigt hatte, daß eine Angabe genauer Zeiträume, in denen bestimmte Belastungen bestanden hatten, von den Patienten nicht zu leisten war. Hiermit entfiel auch die Möglichkeit, Belastungen im Arbeitsleben als "Risikofaktoren" für Erkrankungen des rheumatischen Formenkreises detailliert einzuschätzen.

260 Patienten (39 %) arbeiteten im Sitzen, 233 (35 %) im Stehen. Die zusätzliche Angabe, bei der Arbeit häufig zu gehen, machten 176 Patienten (27 %).

Patienten mit rheumatoider Arthritis scheinen eher Arbeitsplätze mit geringerer körperlicher Belastung gehabt zu haben. Dies ist sowohl im Zusammenhang der Krankheit als auch angesichts der Tatsache plausibel, daß die R.A.-Patienten ganz überwiegend Frauen waren.

Patienten mit degenerativen Wirbelsäulenerkrankungen unterschieden sich in charakteristischer Weise von allen anderen: Sie machten in nahezu allen Bereichen, die körperliche Belastung beinhalteten, höhere Angaben.

"Häufig schwer heben" mußten 40 % der Patienten mit degenerativen Wirbelsäulenerkrankungen gegenüber 36 % im Gesamtkollektiv, "häufig schwer tragen" 35 % gegenüber 32 %.

Belastungen der Beine und Füße und der Wirbelsäule gaben diese Patienten ebenfalls häufiger an als der Durchschnitt. Die Arbeitsplätze waren auch häufiger besonders laut. Die anderen Belastungsfaktoren, die sich mehr auf die Umweltbedingungen wie Hitze, Feuchtigkeit, Zug- und Stickluft, Kälte und Staub bezogen, kamen bei Patienten mit degenerativen Wirbelsäulenerkrankungen nicht häufiger vor. Auch in den anderen Diagnosengruppen zeigten sich nur geringe Differenzen.

Die Angabe "meine Arbeit kann nur in unbequemer, verkrampfter Körperhaltung ausgeführt werden" bejahten 26 % der Patienten mit degenerativen Wirbelsäulenerkrankungen im Vergleich zu 17 % im Gesamtkollektiv. Sie gaben auch häufiger an, unter Zeitdruck zu arbeiten oder gearbeitet zu haben.

Die Fragen zur Arbeitsplatzzufriedenheit wurden von drei Vierteln der Befragten in Richtung auf zufriedene Einstellung beantwortet. Es ergaben sich kaum diagnosengruppenspezifische Differenzen.

Als besonders erschöpfend empfanden 42 % der Patienten mit degenerativen Wirbelsäulenerkrankungen und 43 % derer mit Weichteilrheumatismus ihre Arbeit gegenüber 37 % im Gesamtkollektiv.

Entsprechend gaben Patienten aus diesen beiden Diagnosengruppen auch deutlich seltener an, genug Zeit zur Erholung und Entspannung zu haben (39 % und 33 % gegenüber 43 % im Gesamtkollektiv). Patienten mit degenerativen Wirbelsäulenerkrankungen gaben mit 35 % häufiger als alle übrigen Patienten an, am Wochenende wenig Zeit für sich selbst zu haben (27 % im Gesamtkollektiv).

Unternehmungen am Abend wurden insgesamt nur von 22 % der Befragten angegeben, hier lagen die R.A.-Patienten mit 17 % noch deutlich darunter.

76 % der Befragten gaben an, einmal im Jahr einen Urlaub von mindestens einer Woche zu machen, dies traf auf 72 % der R.A.Patienten zu.

Wir faßten die verschiedenen Arbeitsplatzbelastungen zu sieben Dimensionen zusammen, die in Abb. 18 dargestellt sind.

Die Dimension "körperliche Belastung" umfaßt die Antwortkategorien stehen, gehen, schwer heben, schwer tragen, Belastung von Beinen und Füßen, Belastung der Wirbelsäule und Arbeit in unbequemer, verkrampfter Körperhaltung.

Die Dimension "Umweltbelastungen" setzt sich aus den Antwortvorgaben Lärm, Hitze, Staub und Stickluft zusammen.

Die Dimension "Kälte und Nässe" besteht aus den Kategorien Feuchtigkeit, Kälte, Zugluft und Arbeit im Freien.

Schicht-, Akkord- und Nachtarbeit wurden zur Dimension "Nacht- und Schichtarbeit" zusammengefaßt.

Aus der Arbeit in geschlossenen Räumen, einer vorwiegenden Belastung der Arme und Hände sowie sitzender Tätigkeit wurde die Dimension "Bürotätigkeit" gebildet.

Die Angaben, meist unter Zeitdruck arbeiten zu müssen, abends häufig erschöpft zu sein, wenig Zeit für sich selbst zu haben und lieber einen anderen Beruf ergriffen zu haben, wurden zur Dimension "Streß" zusammengefaßt.

Schließlich bildeten wir die Dimension "Zufriedenheit am Arbeitsplatz", die über die Antwortvorgaben guter Kontakt zu Kollegen, Spaß an der Arbeit, Zufriedenheit mit dem Arbeitsplatz, ausreichend Zeit zur Entspannung, abends gegenüber Anregungen und Unterhaltung aufgeschlossen sowie regelmäßiger Urlaub operationalisiert wurde.

Zusammenfassend ergibt sich, daß Patienten mit degenerativen Wirbelsäulenerkrankungen in allen Fragen, die sich auf körperliche Belastungen am Arbeitsplatz bezogen, höhere Angaben machten.

Dies im Sinne einer pathogenetischen Erklärung zu interpretieren, würde jedoch u.E. ohne Kenntnis der tatsächlichen Arbeitsplätze zu weit führen.

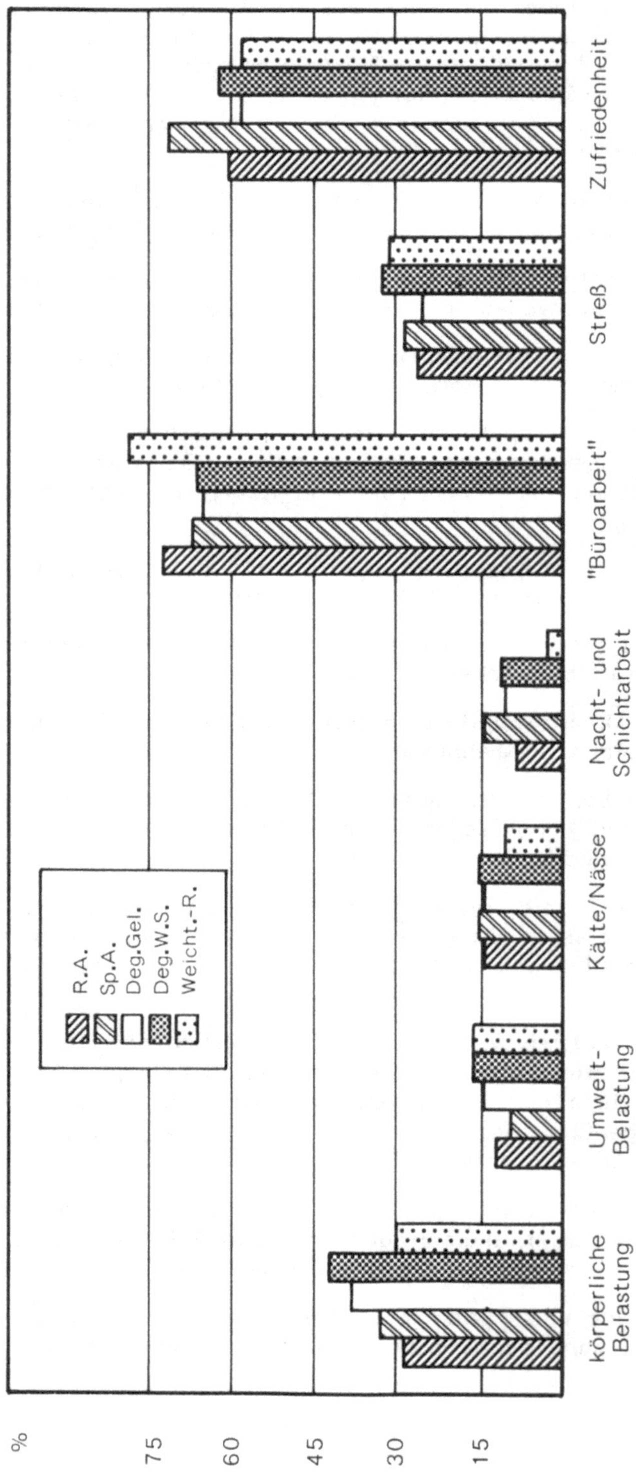

Abb. 18: Dimensionen der Arbeitsplatzsituation nach Diagnosengruppen

Der Befund steht jedoch in Übereinstimmung mit Angaben aus der Literatur, die schwere körperliche Arbeit als wichtigen Risikofaktor für degenerative Wirbelsäulenerkrankungen bezeichnen (vgl. Abschnitt 2.4.3.).

Erwartungsgemäß fanden wir deutliche schichtenspezifische Differenzen des Ausmaßes der Belastungen am Arbeitsplatz. Wegen der sehr unterschiedlichen beruflichen Tätigkeiten von Frauen und Männern werteten wir diesen Aspekt getrennt nach dem Geschlecht der Patienten aus.

Wir beginnen mit den Interpretationen für die Männer. Ein linearer Zusammenhang zwischen steigender Schichtindex-Position und abnehmenden Werten bestand bei "körperlicher Belastung", "Umweltbelastungen" und "Kälte/Nässe". Bei "Nacht-und Schichtarbeit" wiesen Angehörige der unteren bis mittleren Schichtpositionen (II und III) die höchsten Werte auf. Hier wurden beispielsweise Facharbeiter in der Großindustrie und Pflegekräfte im Krankenhaus zugeordnet.

"Arbeit unter Zeitdruck" wurde von je einem Viertel der Patienten in den Schichtgruppen I und II, aber von rund der Hälfte derjenigen in den Gruppen V und VI angegeben. Bei den Gruppen III und IV betraf dies jeweils rund ein Drittel. Die Einschätzung, unter Zeitdruck zu stehen, die wir der Dimension "Streß" zugeordnet haben, wird also mit steigendem Sozialstatus häufiger.

Erstaunlicherweise waren Angehörige der beiden obersten Schichtgruppen am wenigsten zufrieden mit dem gewählten Beruf. 20 bzw. 25 % von ihnen hätten lieber einen anderen Beruf ergriffen. Die beiden anderen Angaben, die sich auf "Streß" bezogen, waren dagegen umgekehrt verteilt: Die Angaben, abends völlig erschöpft zu sein und nicht genug Zeit zur Entspannung zu haben, wurden vor allem von Angehörigen der mittleren Schichten (III und IV) sowie von denjenigen der untersten Sozialschicht gemacht. Eine Zusammenfassung der vier Variablen unter dem Begriff "Streß" läßt sich also unter dem Aspekt der Schichtenspezifität kaum rechtfertigen. Unter anderen Aspekten, wie z.B. dem Zusammenhang mit psychosomatischen Beschwerden, erscheint sie jedoch weiterhin sinnvoll.

Eine positive Einstellung zur ausgeübten Tätigkeit ("Zufriedenheit") war wiederum häufiger in den oberen Sozialschichten. Besonders deutlich war dies bei den Angaben "meine Arbeit macht mir Spaß" und "am Feierabend bin ich häufig unternehmungslustig". Besonders ungünstig stellt sich die Situation für Patienten aus der Schichtgruppe III dar: nur 9 % (gegenüber 42 % in Gruppe VI) bezeichneten sich als abends noch aktiv; Spaß an der Arbeit hatten von ihnen nur 56 % (gegenüber 75 bis 79 % in den Gruppen IV bis VI und 71 bzw. 74 % in den Gruppen I und II). Die ungünstigeren Angaben in Gruppe III gehen einher mit weniger gutem Kontakt zu Kollegen und relativ seltenem Urlaub (mehr als ein Viertel unter einer Woche pro Jahr). Die Angaben scheinen in sich konsistent und drücken insgesamt weniger positive Arbeitssituationen aus.

Die Ausführungen, die bezogen auf die Gruppe der Männer gemacht wurden, lassen sich für Frauen im großen und ganzen bestätigen mit der Einschränkung, daß hier gravierende körperliche Belastungen und Umwelteinflüsse insgesamt wesentlich seltener waren. Allerdings mußten immerhin rund 30 % der Frauen bei der Arbeit schwer heben oder tragen (47 % der Männer).

Anders als bei den Männern nahm bei den Frauen sowohl die Arbeitszufriedenheit als auch der "Streß" linear mit steigender Sozialschicht zu. Frauen der höheren Sozialschichten gaben zwar häufiger an, unter Zeitdruck zu arbeiten, wenig Zeit zur Entspannung zu haben und abends erschöpft zu sein, aber sie waren zugleich auch weitaus häufiger zufrieden mit dem Arbeitsplatz (von 54 % in Gruppe I stieg der Anteil auf 100 % in Gruppe VI), hatten eher guten Kontakt zu Kolleginnen und Kollegen (Anstieg von 62 % in Gruppe I auf 94 % in Gruppe VI) und waren abends unternehmungslustig (12 % in Gruppe I, 61 % in Gruppe VI). Dem entspricht, daß Frauen der oberen Sozialschichten weitaus häufiger angaben, regelmäßig mindestens eine Woche Urlaub machen zu können: 54 % in Gruppe I gegenüber 89 % in Gruppe VI.

Bei Frauen trennen also die subjektiven Variablen wie Zufriedenheit, Streß usw. die Schichtgruppen wesentlich deutlicher als die Belastungsangaben. Genau umgekehrt war dies bei den Männern: hier hätte fast schon aufgrund der Angaben zu "objektiven" körperlichen Belastungen oder ungünstigen Umwelteinflüssen eine Zuordnung zu Sozialschichten vorgenommen werden können. Deutlicher als Männer zeigen sich Frauen der beiden oberen Sozialschichten als psychisch stark beansprucht, zugleich aber auch zufrieden und unternehmungslustig. Die vorgestellten Zusammenfassungen zu "Dimensionen" erfolgten mehr oder weniger willkürlich bzw. aufgrund theoretischer Überlegungen. Eine methodisch abgesicherte, mit Hilfe multivariater Zusammenhangsanalysen gewonnene Bildung von Indices zur Beschreibung der Arbeitsplatzsituationen findet sich in Abschnitt 8.3. Ein Teil der hier vorgestellten "Dimensionen" wird dort bestätigt, ein anderer Teil - in durchaus plausibler Weise - modifiziert.

5.1.2. Nachteile im Berufsleben

Nachteile im Berufsleben im Zusammenhang mit der Krankheit wie Berufswechsel, Umschulung, finanzielle Nachteile oder vorzeitige Berentung hatten 160 Patienten hinnehmen müssen (Abb. 19). Häufig wurden zwei oder mehr verschiedene Nachteile angegeben.

Auch in dieser Frage zeigt sich eine insgesamt größere Benachteiligung der Patienten mit degenerativen Wirbelsäulenerkrankungen. Sie gaben wesentlich mehr negative Folgen im Berufsleben an.

Von allen beruflichen Nachteilen wurde am häufigsten die vorzeitige Berentung genannt. 54 % der Antwortenden waren hiervon betroffen; bei den

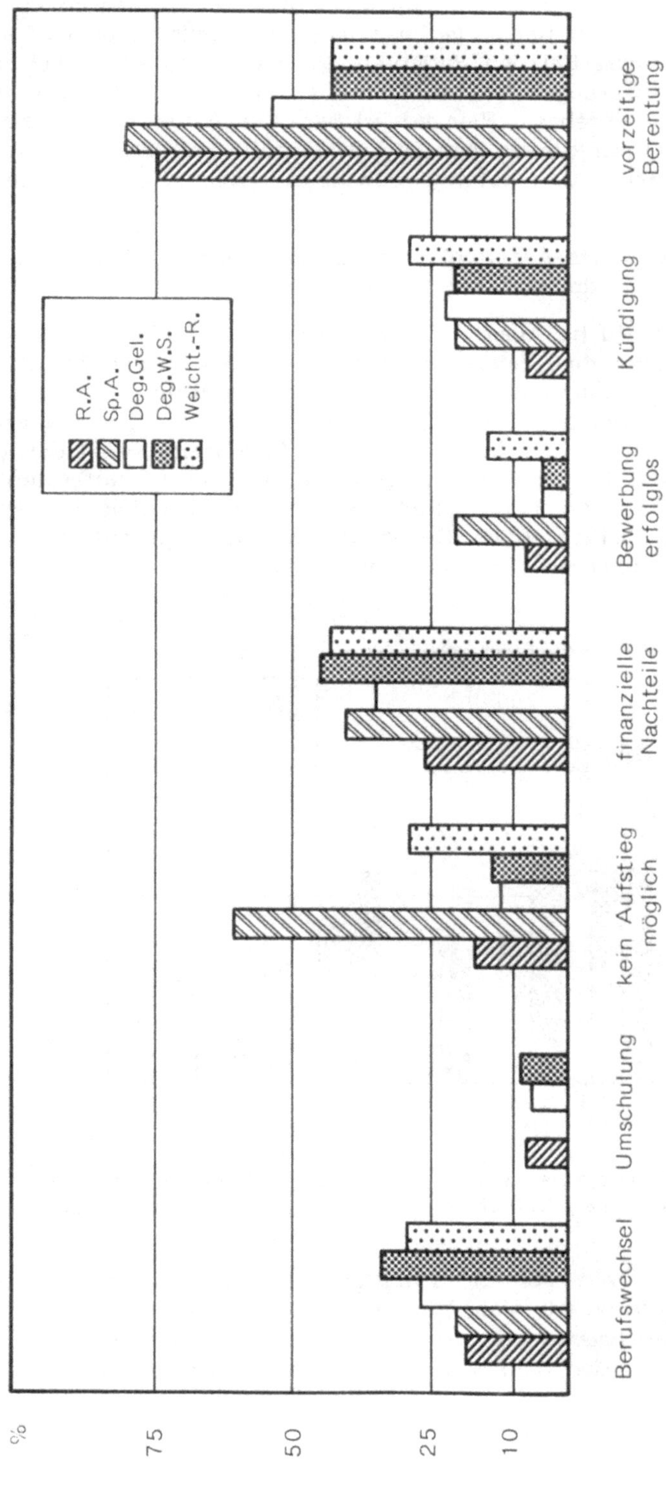

Abb. 19: Berufliche Nachteile im Zusammenhang der Erkrankung (Angaben der Patienten, nach Diagnosengruppen, Mehrfachnennungen waren möglich)

Patienten mit entzündlich-rheumatischen Krankheiten waren es sogar 76 %. An zweiter Stelle standen die finanziellen Nachteile. Dies traf auf 34 % der Antwortenden zu. Bei den Patienten mit degenerativen Wirbelsäulenerkrankungen galt dies sogar für 44 %. Ein Berufswechsel hatte sich für 28 % der Antwortenden ergeben. Hiervon wichen die Patienten mit degenerativen Wirbelsäulenerkrankungen mit 34 % wiederum deutlich ab. Für 9 % dieser Patienten waren Umschulungsmaßnahmen notwendig geworden (6 % im Gesamtkollektiv).

Eine Kündigung des Arbeitsplatzes war für immerhin 20 % derer, die Nachteile hatten, aus der Krankheit gefolgt.

Das unterschiedliche Ausmaß beruflicher Nachteile je nach Geschlecht und sozialer Schicht der Patienten verdeutlicht Abbildung 20. Außer in der obersten Sozialschicht gaben Männer durchweg mehr berufliche Folgen der Krankheit an (bei den Prozentangaben der Frauen wurden niemals berufstätige Hausfrauen nicht berücksichtigt). Gleichzeitig wird der überproportionale Umfang beruflicher Nachteile in den beiden untersten Schichten, aber auch in Schicht IV, deutlich. Relativ wenige nachteilige Folgen gaben Patienten der Schichten III (in etwa: einfache Angestellte) und der obersten Schicht (überwiegend: Akademiker) an.

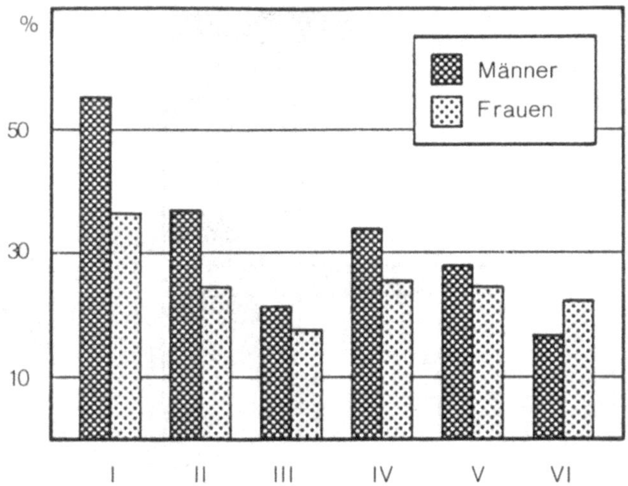

Abb. 20: Prozentsätze von Frauen und Männern, die von beruflichen Nachteilen betroffen waren, in den einzelnen Sozialschichten

Etwas anders stellt sich die Situation dar, wenn man nur die - sehr gravierende - Krankheitsfolge "vorzeitige Berentung" betrachtet (Abb. 21). Hiervon waren Frauen überproportional häufig betroffen. Besonders auffallend ist dies in den beiden unteren sowie in der obersten Schicht. In der

Schichtgruppe III, in der sich insgesamt relativ wenige berufliche Nachteile ergeben hatten (Abb. 20), waren bei Männern dennoch vorzeitige Berentungen mit über 20 % betroffenen Patienten besonders häufig. Anders als bei den Frauen ist bei Männern kein Zusammenhang zwischen Sozialschicht und vorzeitiger Berentung zu erkennen.

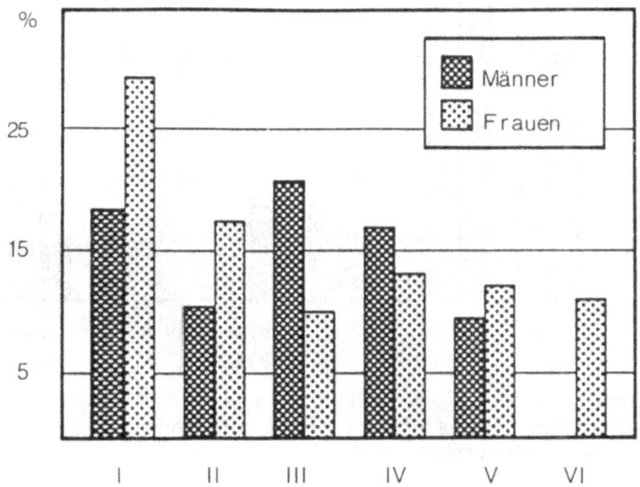

Abb. 21: Prozentsätze von Frauen und Männern, die infolge ihrer Krankheit vorzeitig berentet werden mußten, in den einzelnen Sozialschichten

5.2. SOZIALBEZIEHUNGEN IN DER FREIZEIT

Als Einleitung des Abschnitts über die individuelle Freizeitgestaltung stellten wir die Frage, mit wem die Patienten meistens ihre Freizeit verbringen. 44 % aller Patienten gaben an, ihre Freizeit mit der Familie zu verbringen, 19 % waren in ihrer Freizeit meist allein, 16 % verbrachten sie vor allem mit der Familie im Kreis von anderen Personen und 11 % waren in der Freizeit meist ohne Familie mit Freunden oder Bekannten zusammen. - Patienten mit R.A. waren in ihrer Freizeit überdurchschnittlich häufig allein (38 %), die anderen Diagnosengruppen unterschieden sich in dieser Frage nur geringfügig (Abb.22).

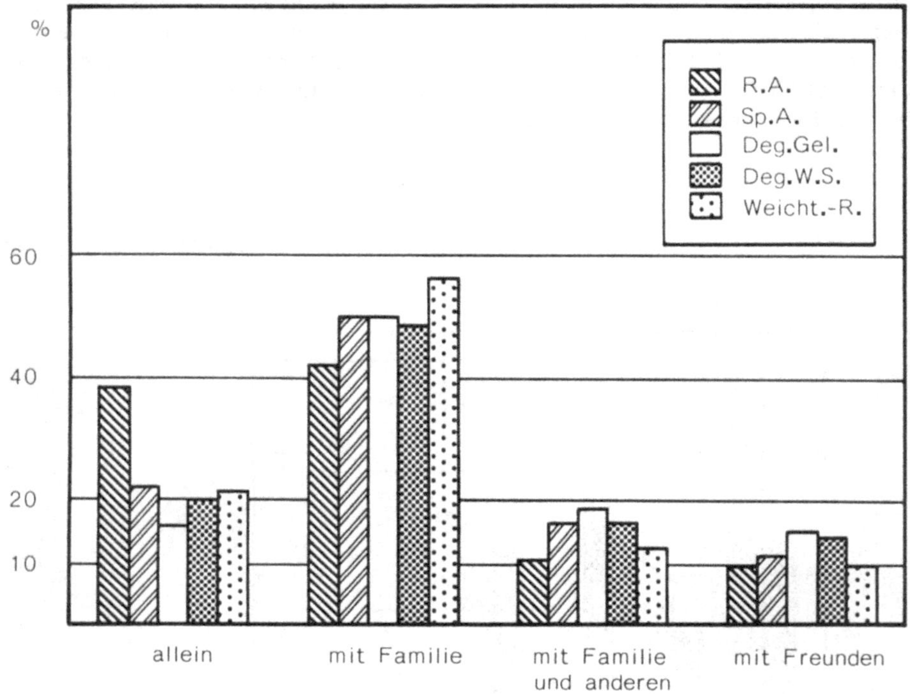

Abb. 22: Sozialbeziehungen in der Freizeit bei Patienten der verschiedenen Diagnosengruppen (Frage: "Verbringen Sie Ihre Freizeit meistens allein oder mehr mit anderen?")

5.3. MITGLIEDSCHAFT IN VEREINEN

Mitgliedschaft in einem Verein oder Verband kann - zusammen mit der Häufigkeit der Teilnahme an Treffen - ein Indikator für soziale Integriertheit sein.

241 Patienten gaben an, "Mitglied in einem Verein, einem Verband, einer Partei oder einer anderen Vereinigung" zu sein. Von ihnen waren 36 % in einer Gewerkschaft oder einer Innung, 33 % in einem Verein, 21 % in einem Wohlfahrtsverband, 20 % in einer Kirchengemeinde, 12 % in der Rheuma-Liga, 8 % in einer Partei und 13 % in einer anderen Vereinigung.

Patienten mit R.A. waren zu einem relativ hohen Prozentsatz Mitglieder der Rheuma-Liga (49 % der Antwortenden, das sind 20 % aller R.A.-Patienten). In allen anderen Einrichtungen - außer Kirchengemeinden - waren sie unterdurchschnittlich häufig Mitglieder (Abb. 23).

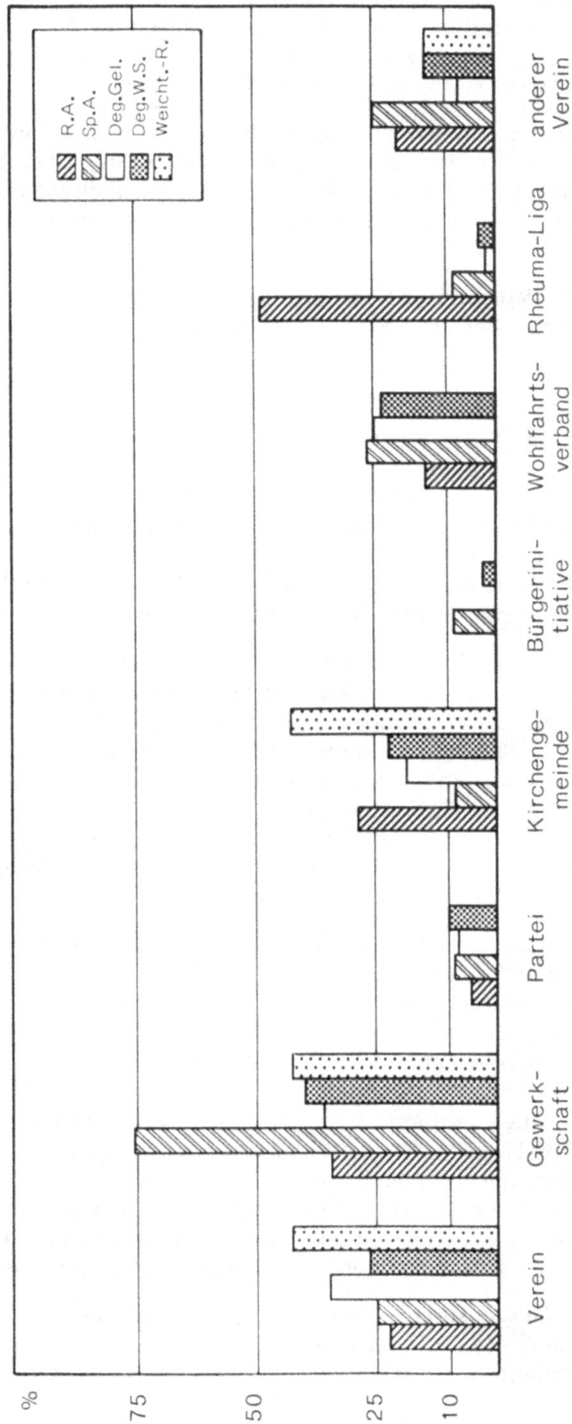

Abb. 23: Mitgliedschaften in Vereinen, Verbänden oder Parteien bei Patienten der verschiedenen Diagnosengruppen (Mehrfachnennungen waren möglich)

Von den Personen, die eine Mitgliedschaft in einer der genannten Vereinigungen angegeben hatten, nahmen 10 % mehrmals in der Woche, 20 % einmal in der Woche, 17 % mehrmals im Monat, 15 % mehrmals im Jahr, 5 % einmal im Jahr, 9 % seltener und 25 % nie an Treffen teil.

Bei den R.A.-Patienten wurde nur in wenigen Fällen eine häufige Teilnahme (mehr als ein- bis dreimal im Monat) angegeben. Dies traf auch auf die Sp.A.-Patienten zu. Patienten mit nicht-entzündlichen rheumatischen Erkrankungen gaben dagegen eher an, sich ein- oder mehrmals wöchentlich zu treffen.

Die Angaben zu Mitgliedschaften wurden in den Index 'Soziale Integriertheit' aufgenommen, der in Abschnitt 8.4. interpretiert wird.

5.4. BESCHÄFTIGUNGEN IN DER FREIZEIT

Um in etwa einschätzen zu können, ob sich die Gewohnheiten der Freizeitgestaltung im Lauf der Zeit wesentlich verändert hatten, gaben wir eine Liste möglicher Freizeitaktivitäten vor und baten die Patienten anzukreuzen, welche davon sie heute, früher oder niemals ausübten (Tab. 11).

Unter den früheren Freizeitbeschäftigungen wurden Wandern, Spazierengehen und der Besuch von kulturellen Einrichtungen (Theater, Kino, Konzert, Museum) am häufigsten angegeben (jeweils 45 % aller Patienten). Es folgten mit je 38 % die Angaben "Handarbeit und Basteln", "Verwandte oder Bekannte besuchen" und "Arbeiten in Haus oder Wohnung ausführen". Jeweils 36 % der Patienten gaben an, früher in ihrer Freizeit gelesen oder oft Ausflüge gemacht zu haben. "Ausgehen" und "Fernsehen oder Radio hören" wurden von jeweils etwa einem Drittel der Patienten als frühere häufige Freizeitbeschäftigungen genannt.

Unter den heutigen Freizeitaktivitäten wurde mit Abstand am häufigsten das Fernsehen oder Radio hören genannt (78 % aller Patienten). 68 % der Patienten gaben an, in ihrer Freizeit oft zu lesen, 61 % führten häufig Arbeiten in Haus oder Wohnung aus. "Verwandte oder Bekannte besuchen" hatte mit 53 % heute einen höheren Stellenwert als früher. Dies gilt insbesondere auch für das "Ausruhen oder Ausschlafen". Für die aktuelle Situation wurde diese Angabe von 51 % der Patienten gemacht gegenüber 21 % früher. Die für die früheren Zeiträume häufigsten Angaben "Handarbeiten" und "Spazierengehen" wurden heute mit gleicher Häufigkeit genannt. Der Besuch von kulturellen Einrichtungen scheint dagegen seltener geworden zu sein. Zunahmen gegenüber früher ergaben sich vor allem in den Antworten "Ausflüge machen" und "auswärts essen gehen".

Innerhalb der Diagnosengruppen ergaben sich deutlich Differenzen der Freizeitaktivitäten: Bei R.A.-Patienten scheint sich eine drastische Reduktion der Möglichkeiten einer aktiven Freizeitgestaltung ergeben zu haben.

Während 61 % der R.A.-Patienten angaben, früher häufig kulturelle Einrichtungen aufgesucht zu haben, waren dies heute nur noch 28 %. Eine ähnliche Tendenz ergibt sich auch beim "Ausgehen" mit 41 % früher und 15 % heute, beim "Wandern" mit 52 % früher und 14 % heute und beim Betreiben von Sport oder Gymnastik (31 % früher und 8 % heute).

Tab. 11: Früher und heute ausgeübte Freizeitbeschäftigungen (Frage: "Womit verbringen Sie heute gewöhnlich Ihre Freizeit? - Und wie war das früher?")

Freizeit-beschäftigungen	Nennungen in % der Befragten					
	nur früher	nur heute	heute u. früher	früher gesamt	heute gesamt	nie-mals
Handarbeiten, Basteln	20	18	18	38	36	11
Spiele machen	21	11	9	21	20	13
Sport/Gymnastik	25	5	5	30	10	14
Sportveranstaltungen besuchen	14	4	6	20	10	18
Spazieren gehen	20	25	24	44	49	4
Wandern/Radfahren	31	8	14	45	22	7
Ausflug mit Auto, Bus, Dampfer	14	26	22	36	48	5
Verwandte oder Bekannte besuchen	12	27	26	38	53	4
Stammtisch oder Kaffeeklatsch	6	8	5	11	13	24
Ausgehen, Besuch von Veranstaltungen	20	13	15	35	28	7
Weiterbildung, Volks-hochschule	14	5	4	18	9	18
Auswärts essen gehen	10	20	14	24	34	9
Theater, Kino, Konzert, Museum besuchen	22	14	23	45	37	4
Ausruhen, ausschlafen	5	35	16	21	51	4
Fernsehen, Radio hören	2	47	31	33	78	1
Lesen	7	39	29	36	68	3
Arbeiten in Haus und Wohnung ausführen	10	33	28	38	61	3
Gartenarbeit	16	9	6	22	15	19
Liegengebliebene Arbeiten erledigen	8	20	10	18	30	10

In der Freizeitgestaltung stark zugenommen hatten das Fernsehen oder Radio hören (von 38 % auf 74 %), das Ausruhen oder Ausschlafen (von 24 % auf 49 %) und das Lesen (von 45 % auf 77 %). Es hatten also alle diejenigen Freizeitaktivitäten sehr stark abgenommen, die mit körperlicher Bewegung und dem Verlassen der Wohnung verbunden sind. Gleichzeitig haben aber auch die Möglichkeiten, Sozialbeziehungen zu pflegen (z.B. die Besuche bei Freunden oder Verwandten), stark abgenommen. An die Stelle getreten sind Beschäftigungen, die allein und ohne körperliche Anstrengung ausgeübt werden können. Dem entspricht die Angabe von 34 % der R.A.-Patienten, die Freizeit meist allein zu verbringen (vgl. Abschnitt 5.2.). Wie im Abschnitt 6.3.1. näher ausgeführt wird, sind R.A.-Patienten auch nach eigener Einschätzung sozial stark isoliert.

Bei den Sp.A.-Patienten scheinen sich weniger einschneidende Veränderungen der Freizeitgestaltung ergeben zu haben. Abgenommen hat hier vor allem die Häufigkeit, Sport oder Gymnastik zu betreiben. Nur zwei Sp.A.-Patienten gaben an, dies heute noch zu tun. Es ist anzunehmen, daß die Spezialgymnastik für Sp.A.-Patienten nicht hierunter gezählt wurde, da kaum denkbar erscheint, daß nur zwei von 18 Patienten mit entzündlichen Wirbelsäulenerkrankungen diese Gymnastik regelmäßig durchführen.

Ausgehen und Fortbildung haben in ihrer Bedeutung für die Freizeitgestaltung ebenfalls abgenommen, dagegen wurde für die derzeitige Situation häufiger angegeben, in der Freizeit auszuruhen, fernzusehen oder Verwandte und Bekannte zu besuchen.

Bei den Patienten mit degenerativen Erkrankungen der Gelenke ergab sich ein deutlicher Rückgang der Häufigkeit der heutigen gegenüber den früheren Freizeitaktivitäten vor allem in den Bereichen Sport oder Gymnastik (30 % früher, 8 % heute) und wandern (33 % früher, 20 % heute).

Starke Zunahmen fanden sich dagegen beim Fernsehen oder Radio hören (von 29 % auf 77 %), beim Lesen (von 31 % auf 68 %) und beim Ausruhen oder Auschlafen (von 18 % auf 48 %). Auch die Zahl derer, die in der Freizeit Arbeiten in Haus oder Wohnung ausführten, stieg von 36 % auf 63 %.

Patienten mit degenerativen Wirbelsäulenerkrankungen gaben vor allem einen Rückgang in den Bereichen "Sport, Gymnastik betreiben", "Sportveranstaltungen besuchen", "Wandern" und "Ausgehen" an, dagegen Zunahmen in den Kategorien "Spazierengehen", "Verwandte oder Bekannte besuchen", "Ausruhen oder Auschlafen" (von 18 % auf 49 %) sowie "Fernsehen oder Radio hören" (von 33 % auf 81 %) an.

In der Gruppe der Patienten mit Weichteilrheumatismus gab es wie beim Sport die geringsten Differenzen zwischen früheren und heutigen Freizeitaktivitäten. Heute wurden vor allem Ausruhen, Lesen, Fernsehen und Spazierengehen häufiger genannt; Sport und Gymnastik waren seltener geworden. Die Ergebnisse zu den heutigen und den früheren Freizeitaktivitäten geben ein in sich konsistentes, zugleich auch wenig überraschendes

Bild ab. Bei Patienten mit entzündlich-rheumatischen Erkrankungen ergaben sich weit größere Differenzen zwischen früheren und derzeitigen Freizeitbeschäftigungen als in den anderen Diagnosengruppen. Am wenigsten scheinen die Patienten mit Weichteilrheumatismus gezwungen gewesen zu sein, ihre Freizeitgewohnheiten zu ändern.

Allerdings muß hier die Altersdifferenz in die Betrachtung einbezogen werden. Es entspricht allgemeiner Erfahrung, daß auch ohne chronische Erkrankung mit zunehmendem Alter eher weniger aktive Freizeitbeschäftigungen gewählt und ruhigere Tätigkeiten wie Fernsehen, Lesen, Ausruhen vorgezogen werden. Dennoch gaben die in ihrer Altersstruktur in etwa mit den Patienten mit degenerativen Gelenkerkrankungen vergleichbaren R.A.-Patienten wesentlich größere Einschränkungen der Freizeitgestaltung an. Die eher isolierte und ohne Familienangehörige oder Freunde verbrachte Freizeit bei R.A.-Patienten entspricht dem, was in den Abschnitten 6. und 7. über deren soziale Situation gesagt wird.

Um interne Zusammenhänge zwischen verschiedenen Arten der Freizeitgestaltung aufzudecken und daraus Erklärungen für Zu- oder Abnahmen von Aktivitäten zu gewinnen, wurden die Angaben zu den Freizeitbeschäftigungen mit Hilfe der multidimensionalen Skalierung und der Clusteranalyse auf Ähnlichkeiten untersucht. Es wurden homogene Teilscores von Aktivitäten gebildet, deren Veränderungen von "früher" nach "heute" im Sinne von Funktionsgewinnen oder -verlusten interpretiert werden konnten (vgl. hierzu Abschnitt 8.3.).

6. Ergebnisse zu den sozialen Folgen der Erkrankung

6.1. NACHTEILE IM TÄGLICHEN LEBEN

Die Frage, ob es durch die Krankheit schwerwiegende Veränderungen ihres Lebens gegeben habe, bejahten 54 % der Patienten mit R.A., 44 % der Sp.A.-Patienten, aber nur 36 bzw. 35 % der Patienten mit Arthrosen oder degenerativen Veränderungen der Wirbelsäule (Abb. 24). 78 % der R.A.-Patienten, die solche Veränderungen erlebt hatten, gaben an, daß diese ihnen große Probleme bereiteten. Dies traf auch auf 68 % der Patienten mit Arthrosen und 54 % derer mit degenerativen Wirbelsäulenerkrankungen zu.

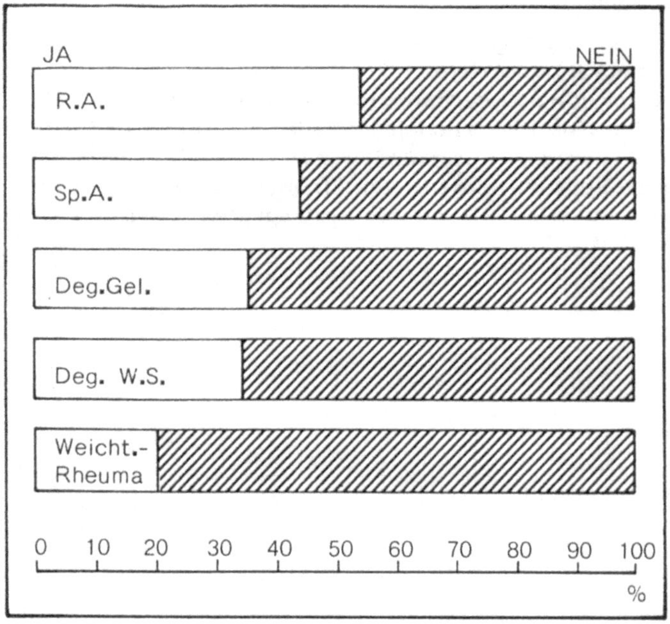

Abb. 24: Schwerwiegende Veränderungen durch die Erkrankung bei Patienten der verschiedenen Diagnosengruppen (Frage: "Hat es durch Ihre Krankheit schwerwiegende Umstellungen in Ihrem Leben gegeben?")

Bei der Erledigung der täglichen Hausarbeit waren 36 % der Befragten sehr stark behindert, 42 % fühlten sich etwas eingeschränkt, aber nur 7 % waren ohne jede Beeinträchtigung in der Hausarbeit. Davon schätzten 59 % der R.A.-Patienten die Behinderung als sehr stark ein, aber nur jeweils

33 % der Patienten mit degenerativen Erkrankungen der Gelenke und der Wirbelsäule. Einschränkungen bei der Erledigung der täglichen Hausarbeit gingen in den Index 'Hilfsbedürftigkeit' ein, der im Rahmen der Sekundäranalyse gebildet wurde (Abschnitt 8.4.).

6.1.1. Hilfsmittel

Entsprechend dem Grad der Beeinträchtigung differierte auch die Zahl der verwendeten Hilfsmittel wie eine oder zwei Krücken, Rollstuhl oder Hilfen im Haushalt und bei der Körperpflege (Abb. 25).

52 % der Patienten, die Hilfsmittel verwendeten, brauchten eine Krücke oder einen Stock, 22 % zwei Krücken. 2 % der Befragten waren auf einen Rollstuhl angewiesen, das sind 6 % derer, die Hilfsmittel brauchten. Einen Öffner für Schraubverschlüsse verwendeten insgesamt 25 % derjenigen Patienten, die angaben, auf Hilfsmittel angewiesen zu sein.

Die Verteilung in den Krankheitsgruppen unterschied sich erwartungsgemäß: 54 % der R.A.-Patienten, 41 % der Patienten mit Arthrosen und 34 % der Patienten mit degenerativen Wirbelsäulenerkrankungen gaben an, Hilfsmittel zu verwenden. Bedenkt man jedoch, wie wichtig gerade in frühen Stadien einer R.A. aktive Gelenkschutzmaßnahmen sind, so ist die Verbreitung von Geräten und Hilfsmitteln gerade im Haushalt noch bei weitem nicht groß genug.

6.1.2. Personelle Hilfen

Weitgehend auf fremde Hilfe angewiesen waren 12 % der Befragten, bei den R.A.-Patienten waren es fast 30 %. Teilweise auf fremde Hilfe angewiesen waren ein Drittel der Sp.A.- und der WTR-Patienten und knapp 50 % der Patienten in den anderen Krankheitsgruppen; als völlig unabhängig bezeichneten sich 42 % des Gesamtkollektivs, aber nur 22 % der R.A.-Patienten.

Wir fragten darüber hinaus, bei welchen Tätigkeiten fremde Hilfe benötigt wird. 347 Patienten brauchten bei irgendwelchen Tätigkeiten Hilfe, das sind 52 % des Gesamtkollektivs.

Am schwierigsten erschien das Aufhängen gewaschener Gardinen; 40 % aller Befragten konnten dies nicht mehr allein tun. Auf den nächsten Rängen folgten das Einkaufen und die Hausarbeit; jeweils ein Drittel aller Befragten brauchte hierbei fremde Hilfe.

Unterstützung beim An- und Auskleiden und bei der Körperpflege brauchten 12 bzw. 10 % aller Patienten. Nicht allein die Wohnung verlassen konnten 8 % aller Patienten. Beim Busfahren hatten 14 % Schwierigkeiten, während für 10 % das U-Bahn-Fahren mit Problemen verbunden war.

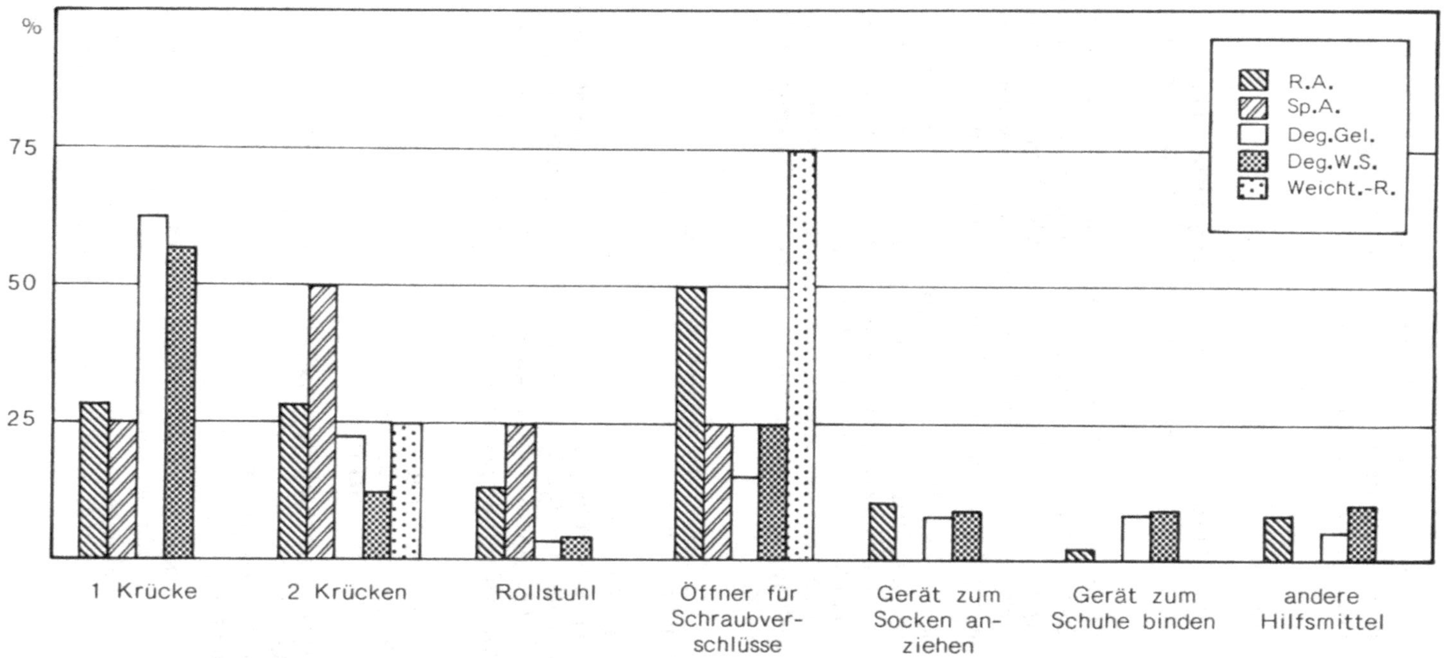

Abb. 25: Verwendete Hilfsmittel nach Diagnosengruppen der Patienten (Mehrfachnennungen waren möglich)

Die meisten Angaben über Tätigkeiten, die nicht mehr allein ausgeführt werden konnten, machten die R.A.-Patienten: durchschnittlich 3,3 Nennungen pro Fall. Wesentlich weniger Nennungen fanden wir bei Sp.A.-Patienten mit 2,2 pro Fall und jeweils 1,8 bei degenerativen Erkrankungen der Gelenke und der Wirbelsäule. In Abb. 26 wird die Zahl der Tätigkeiten, die nicht mehr allein ausgeführt werden können, jeweils auf diejenigen Patienten bezogen, die Hilfsbedürftigkeit in irgendwelchen Bereichen angegeben hatten, um Abstufungen des Schwierigkeitsgrades verschiedener Tätigkeiten nach Krankheitsgruppen darstellen zu können.

Auffallend ist der hohe Anteil der Sp.A.-Patienten, die in der Körperpflege oder beim Ankleiden auf fremde Hilfe angewiesen sind. Diese Angabe trifft auch auf ein Viertel der R.A.-Patienten zu.

Neben dem für die täglichen Routinen weniger bedeutenden Gardinenaufhängen, das von uns als Indikator für weitgehend uneingeschränkte Beweglichkeit des Schulter-Hals-Bereichs und der Wirbelsäule gedacht war, scheint unter den Tätigkeiten des täglichen Lebens das Einkaufen mit den größten Schwierigkeiten verbunden zu sein. 57 % der R.A.-Patienten waren bei der Hausarbeit auf fremde Hilfe angewiesen, während dies nur auf 29 bzw. 27 % der Patienten mit degenerativen Erkrankungen zutraf.

6.1.3. Helfende Personen, professionelle Hilfen

Unter den Personen, die im allgemeinen die notwendige Hilfe leisteten, stand der Partner bei 46 % der hilfsbedürftigen Patienten im Vordergrund, 34 % erhielten Hilfe durch ihre Kinder. Andere Verwandte wurden immerhin noch von 28 % derer genannt, die auf fremde Hilfe angewiesen waren.

Professionelle Dienste wie Hauspflegerin, Gemeindeschwester oder andere Hilfsdienste erfüllten zu 11 % die notwendigen Hilfeleistungen (Abb. 27). Sozialstationen existierten zum Zeitpunkt der Untersuchung in Berlin noch nicht. Heute können hierfür Soziale Dienste in Anspruch genommen werden, die vom Sozialamt oder von der betreuten Person selbst bezahlt werden müssen.

Die Patienten mit R.A. erhielten wesentlich weniger Hilfe durch den Partner als die anderen Patientengruppen: Nur 33 % gegenüber 58 % der Sp.A.-Patienten und jeweils rund der Hälfte der Patienten aller anderen Krankheitsgruppen (vgl. hierzu Abschnitt 7.1.).

Ebenso wie die Sp.A.-Patienten erhielten auch die Patienten mit rheumatoider Arthritis überdurchschnittlich häufig Unterstützung durch andere Verwandte, während es hinsichtlich der Hilfe durch Kinder kaum Unterschiede zwischen den Patientengruppen gab.

Deutliche Unterschiede zeigten sich in der Inanspruchnahme professioneller Hilfsdienste: Die R.A.-Patienten erhielten weit überdurchschnittlich häufig Hilfen durch Hauspflegerinnen und andere Hilfsdienste; sie gaben auch be-

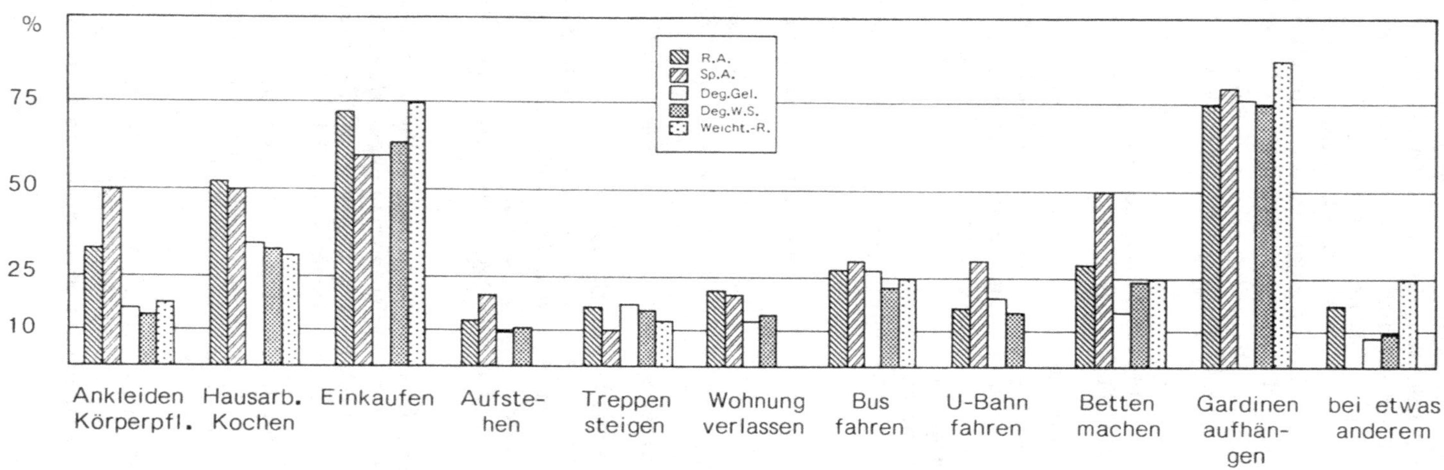

Abb. 26: Tätigkeiten, bei denen Patienten der verschiedenen Diagnosengruppen fremde Hilfe benötigten (Mehrfachnennungen waren möglich)

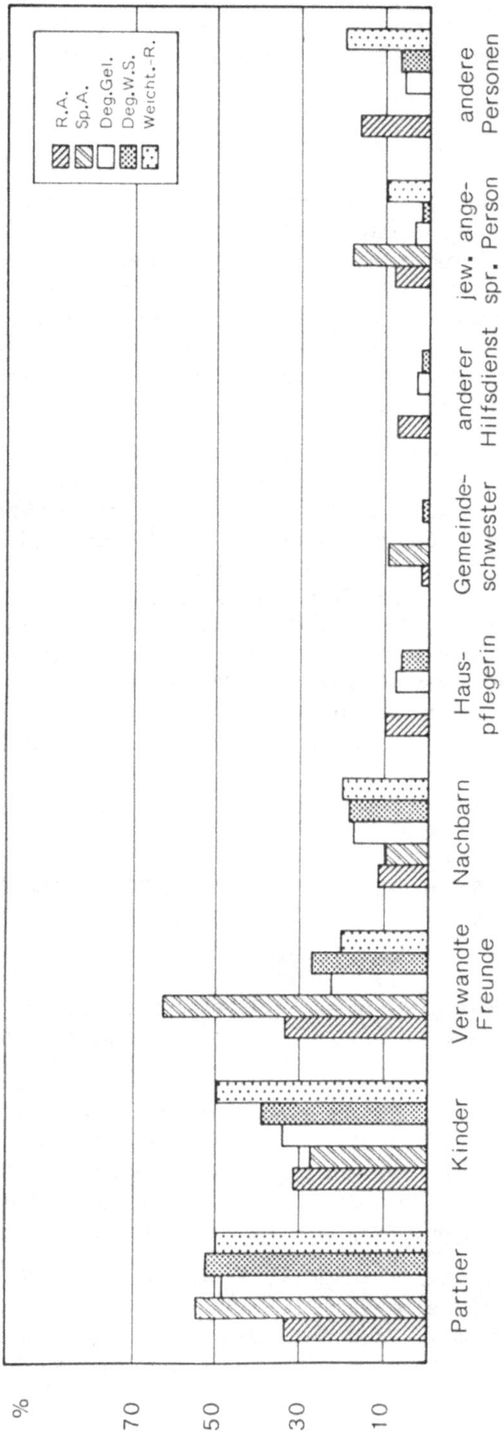

Abb. 27: Personen und Institutionen, die von Patienten der verschiedenen Diagnosengruppen für Hilfeleistungen in Anspruch genommen werden (Mehrfachnennungen waren möglich)

sonders häufig an, Personen jeweils anzusprechen, wenn sie Hilfe brauchten. Dies spricht wiederum für die relative soziale Isolation dieser Patienten und die geringer ausgeprägte familiäre Unterstützung.

6.1.4. Finanzielle Sicherung

Finanziell weitgehend von anderen Personen abhängig waren 6 % der Befragten, von den R.A.-Patienten waren es 10 %. Auch bei der teilweisen finanziellen Abhängigkeit waren R.A.-Patienten mit 13 % gegenüber 10 % im Untersuchungskollektiv überrepräsentiert. Unter den Personen, von denen eine finanzielle Unterstützung erhalten wurde, stand erwartungsgemäß der Partner mit 74 % an erster Stelle. Relevante finanzielle Unterstützungen gab es nur noch von den Kindern oder anderen Verwandten, kaum von Freunden oder anderen Personen.

60 % der Patienten waren von Leistungen einer Institution der Sozialen Sicherung, also der Gesetzlichen Krankenversicherung, der Renten- oder Arbeitslosenversicherung oder von Leistungen der Sozialhilfe abhängig. Hier dominierte mit fast drei Vierteln die Rentenversicherung, wohingegen die Sozialhilfe mit 4,3 % kaum eine Rolle spielte. R.A.-Patienten bestritten ihren Lebensunterhalt zur Zeit der Untersuchung wesentlich seltener als Patienten mit anderen Krankheiten aus Leistungen der Krankenversicherung: 9,5 % im Gegensatz zu 19 bzw. 21 % der Patienten mit degenerativen Erkrankungen der Gelenke oder der Wirbelsäule. Auffallend war der hohe Anteil der R.A.-Patienten, die von Leistungen nach dem Bundessozialhilfegesetz lebten: 6,3 % gegenüber 2,6 % bzw. 2,5 % bei degenerativen Erkrankungen.

6.2. PROBLEMDIMENSIONEN NACH DER EINSCHÄTZUNG DER PATIENTEN

Um für die Befragten relevante Problemdimensionen aufzufinden, gaben wir eine Liste von Bereichen vor, die typischerweise mit Sorgen und Problemen behaftet sind.

Selbstverständlich können mit einer solchen Frage nur solche Problembereiche erfaßt werden, die den Patienten als solche bewußt sind oder werden und die sie mit den vorgegebenen Begriffen identifizieren können. Dennoch geben die Ergebnisse u.E. ein recht gutes Bild von der Lage der Patienten, das auch mit Angaben aus der Literatur im Einklag steht.

Nur 154 Patienten, das heißt 23 %, gaben an, keine Sorgen zu haben. Das am häufigsten geäußerte Problem waren die Bewegungseinschränkungen, die von etwa 60 % aller Patienten genannt wurden. An zweiter Stelle standen Schmerzen mit 56 %, gefolgt von anderen Problemen, die aus der

Krankheit gefolgt waren (37 %). Angst vor Operationen oder Zukunftssorgen wurden von 20 bzw. 28 % aller Patienten genannt, spezielle Sorgen um ihre berufliche Zukunft machten sich 14 % der Befragten. Ebenso viele Patienten befürchteten, durch die Krankheit ihre Familie zu belasten, und 9 % gaben Probleme in der Familie oder mit dem Partner an. 16 % empfanden die Abhängigkeit von anderen Menschen als belastend, während für 9 % die Einsamkeit ein besonderes Problem war. Für 8 % der Patienten bestanden erhebliche Schwierigkeiten im finanziellen Bereich.

Die Schwerpunkte der angegebenen Problembereiche unterschieden sich deutlich zwischen den Krankheitsgruppen (Abb. 28). R.A.-Patienten gaben - entsprechend der Schwere der Krankheit - überdurchschnittlich häufig Belastungen durch Schmerzen, Bewegungseinschränkungen und Sorgen über die Krankheit an (68 bis 78 % in den einzelnen Fragen). Angst vor Operationen hatten diese Patienten jedoch deutlich weniger als diejenigen mit degenerativen Erkrankungen der Gelenke oder der Wirbelsäule. Die verschiedenen Problembereiche untersuchten wir mit Hilfe von multidimensionaler Skalierung und Clusteranalyse auf interne Zusammenhänge. Die Ergebnisse dieser Analyse finden sich in Abschnitt 8.4.

6.3. PERSÖNLICHE BEEINTRÄCHTIGUNGEN UND EINSCHRÄNKUNGEN DER SOZIALKONTAKTE

Chronische Krankheiten, wie die des Stütz- und Bewegungsapparats, die äußerlich leicht erkennbar sind und mit mehr oder weniger ausgeprägten Behinderungen und Verkrüppelungen einhergehen, können zu starken Verunsicherungen und Einschränkungen des Selbstwertgefühls führen.

Chronische Krankheiten, die sich auf innere Organe beziehen, können zwar ebenfalls mit schweren subjektiven und objektiven Behinderungen verbunden sein, sie sind jedoch bis zu einem gewissen Grad kaschierbar. Rheumatische Krankheiten - ganz besonders die R.A. mit der meist intensiven Beteiligung der Hände - sind dagegen kaum jemals vor der Umgebung zu verbergen, und es müssen auch in weniger engen Sozialbeziehungen die daraus resultierenden Behinderungen und "Schönheitsfehler" thematisiert werden.

Mit einer Reihe von Fragen versuchten wir, diese krankheitsbedingten Verunsicherungen und Einschränkungen der Sozialkontakte sowie die Reaktion der sozialen Umwelt auf die Krankheit zu erfassen.

29 % der Befragten fühlten sich im täglichen Lebens durch ihre Krankheit sehr viel unsicherer als früher, gut ein Drittel gab an, sich etwas unsicherer zu fühlen. Sehr viel unsicherer fühlten sich jedoch 48 % der R.A.-Patienten gegenüber 27 bzw. 28 % der Patienten mit degenerativen Erkrankungen (Abb. 29).

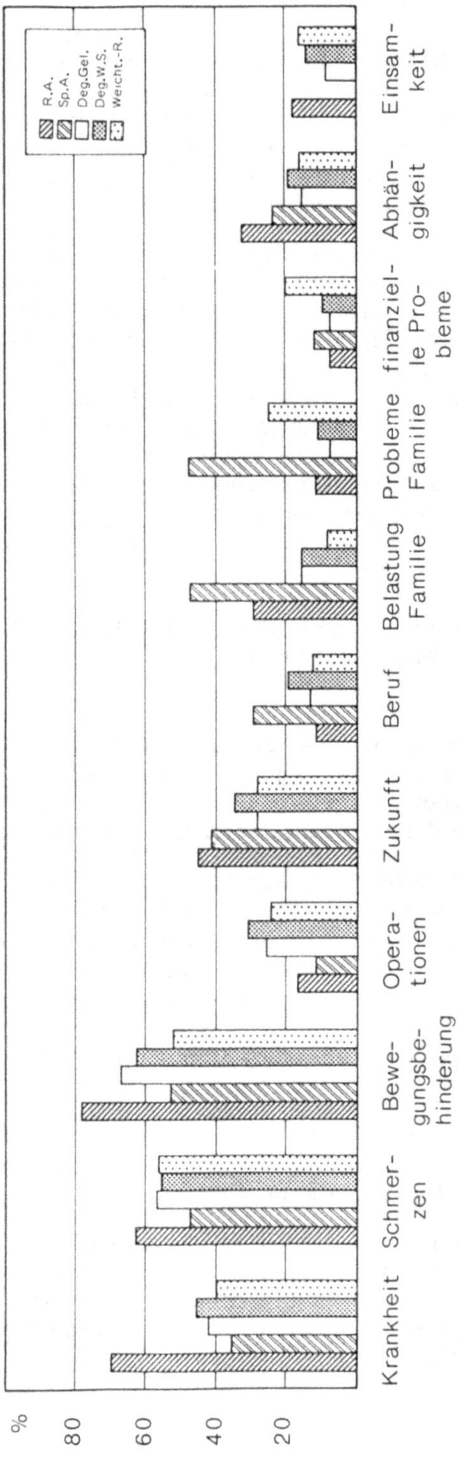

Abb. 28: Problembereiche im Zusammenhang mit der Krankheit bei den verschiedenen Diagnosengruppen (Mehrfachnennungen waren möglich)

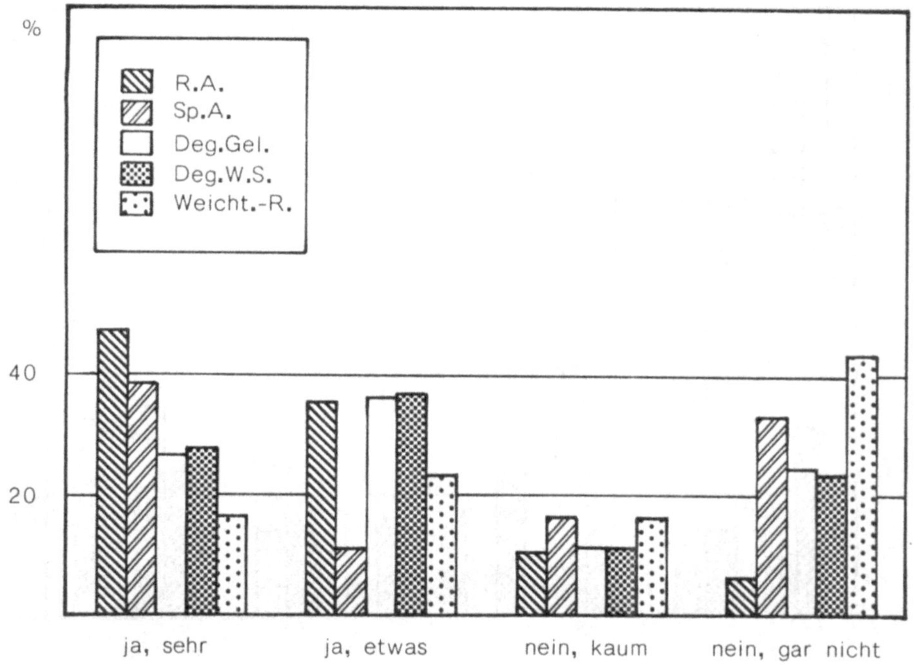

Abb. 29: Verunsicherung im täglichen Leben durch die Krankheit bei Patienten der verschiedenen Diagnosengruppen (Frage: "Fühlen Sie sich durch Ihre Krankheit im täglichen Leben unsicherer als früher?")

6.3.1. Kommunikation, Isolation

In der Pflege von Kontakten zu Freunden und Bekannten fühlten sich 16 % der Patienten sehr stark, 23 % etwas und nur 37 % gar nicht beeinträchtigt. Bei den R.A.-Patienten waren für 32 %, also doppelt so viele wie im Gesamtkollektiv, die Kontaktmöglichkeiten sehr stark, für 28 % etwas und nur für 24 % gar nicht eingeschränkt. Patienten mit degenerativen Erkrankungen unterschieden sich nicht vom Durchschnitt, während für diejenigen mit Weichteilrheumatismus besonders wenige Einschränkungen der Möglichkeiten zur Kontaktpflege zu bestehen schienen (Abb. 30).

Auch hinsichtlich der Möglichkeiten, außerhalb der Wohnung Freunde und Bekannte zu treffen, zeigten sich zwischen den Krankheitsgruppen große Unterschiede.

Knapp ein Viertel der Befragten gab an, sich täglich oder mehrmals wöchentlich außerhalb der eigenen Wohnung mit Freunden oder Bekannten zu treffen. Bei den Patienten mit R.A. waren dies jedoch nur 12 % im Gegen-

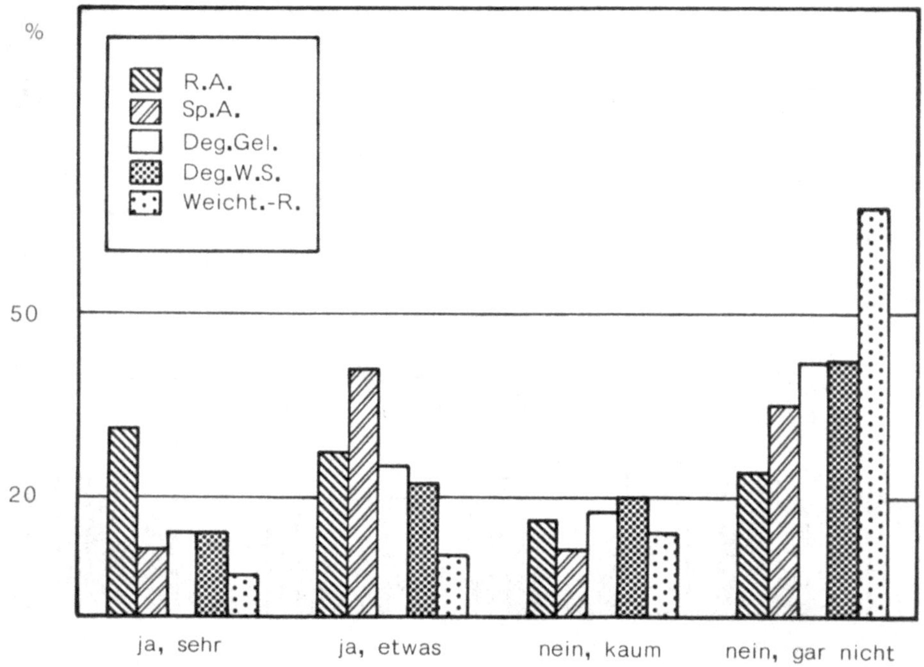

Abb. 30: Behinderung bei der Pflege von Kontakten zu Freunden und Bekannten bei Patienten der verschiedenen Diagnosengruppen (Frage: "Behindert Sie die Krankheit, Ihre persönlichen Kontakte zu Freunden und Bekannten zu pflegen?")

satz zu 22 bis 25 % in allen anderen Krankheitsgruppen. Auch das einmalige wöchentliche Verlassen der Wohnung, um Freunde zu besuchen, ist bei R.A.Patienten selten: Nur 8 % gegenüber 33 % der Sp.A.-Patienten und jeweils 20 % der anderen Patientengruppen gaben an, sich einmal in der Woche außerhalb der eigenen Wohnung mit Freunden zu treffen (Abb. 31).

Demgegenüber sind R.A.-Patienten bei der Angabe von externen Besuchen "ein- bis dreimal im Monat" sowie "seltener" deutlich überrepräsentiert. 14 % dieser Patienten treffen sich fast nie außerhalb der Wohnung mit Freunden, 13 % können die Wohnung gar nicht verlassen, während diese beiden Antworten bei Patienten mit Sp.A. oder Weichteilrheumatismus nicht vorkamen und in den anderen Krankheitsgruppen verschwindend geringe Prozentsätze ausmachten.

Ein ähnliches Bild ergab sich bei der Frage, wie oft der Patient selbst zu Hause Besuch erhält. Da hier die körperliche Beeinträchtigung nicht im Vordergrund steht, zeigt sich an den geringeren Besuchsfrequenzen der R.A.-Patienten deutlich deren größere soziale Isolation. Sie erhalten unterdurchschnittlich häufig "täglich" oder "ein- bis mehrmals wöchentlich" Be-

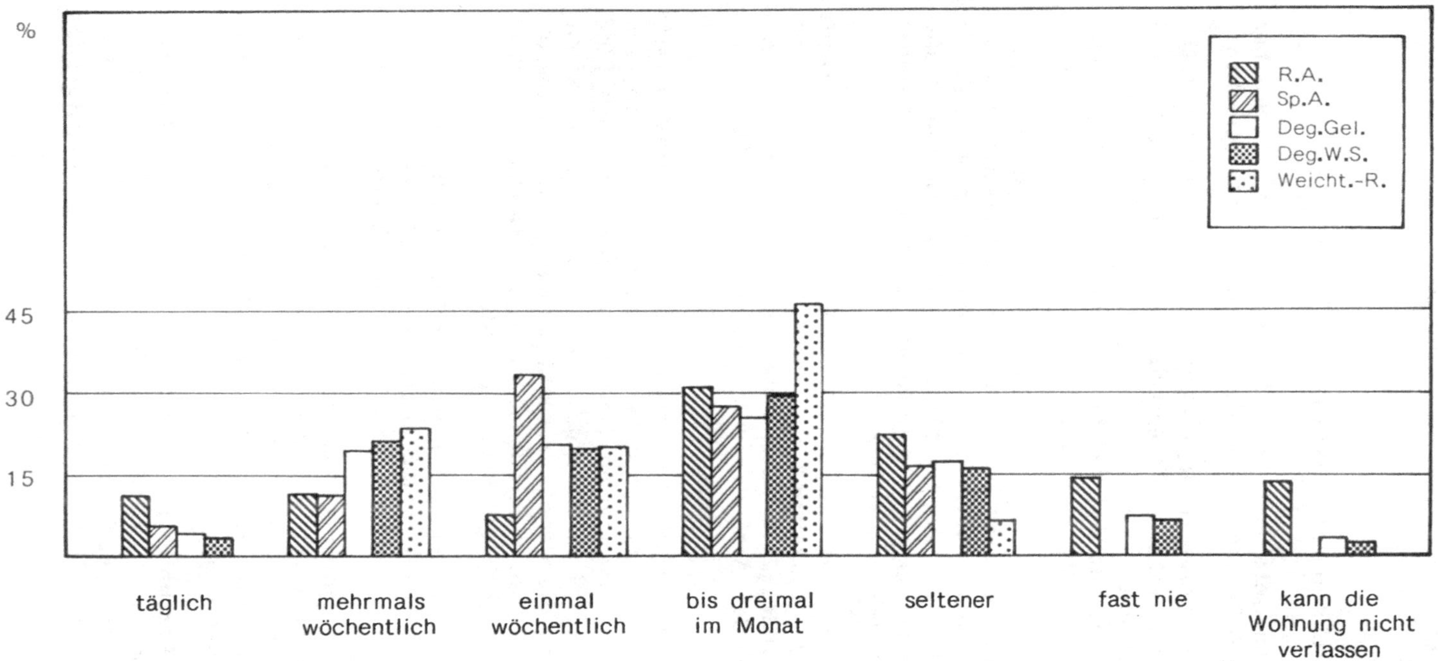

Abb. 31: Häufigkeit von Kontakten mit Freunden und Bekannten außerhalb der eigenen Wohnung bei Patienten der verschiedenen Diagnosengruppen (Frage: "Wie oft treffen Sie sich außerhalb der eigenen Wohnung mit Verwandten, Freunden oder Bekannten (Nachbarn)?")

such, dagegen dominierten die Antworten "ein- bis dreimal im Monat" sowie "fast nie" (Abb. 32).

6.3.2. Verarbeitung der Krankheit

Wesentliche Voraussetzung für die Bewältigung einer chronischen Krankheit ist es, mit nahen Freunden oder Verwandten darüber sprechen zu können.

Erwartungsgemäß sprechen R.A.-Patienten wesentlich häufiger über ihre Krankheit als alle anderen Patientengruppen: 20 % häufig, 54 % gelegentlich, 21 % selten und 5 % nie. Demgegenüber scheinen insbesondere Patienten mit Sp.A. und mit Weichteilrheumatismus die Krankheit weitgehend aus ihren Sozialbeziehungen herauszuhalten.

Das Austauschen über die Krankheit kann jedoch nur dann zur Entlastung beitragen, wenn vom Gesprächspartner Verständnis erwartet werden kann. Auffallend viele R.A.- und Sp.A.-Patienten gaben an, alle Freunde und Bekannten hätten Verständnis für die Probleme, die durch die Krankheit entstehen. In allen anderen Krankheitsgruppen war die häufigste Antwort, die "meisten" hätten Verständnis.

Bei der Frage, mit wem sich die Patienten am ehesten aussprechen können, betrafen 50 % der Nennungen den Partner, 45 % eines oder mehrere Kinder, 26 % Freunde, 23 % Geschwister, sowie 21 % Eltern. 23 % der Patienten nannten den Arzt als Vertrauensperson (Mehrfachnennungen waren zugelassen).

Deutliche Differenzen in den Vertrauenspersonen ergaben sich zwischen Frauen und Männern. Frauen gaben wesentlich häufiger an, sich mit ihren Geschwistern, vor allem ihren Schwestern, sowie mit den Kindern - und hier wiederum vor allem den Töchtern - aussprechen zu können. Demgegenüber nannten die Männer wesentlich häufiger die Partnerin und etwas häufiger die Eltern als Vertrauenspersonen. Diese Relation bildet sich weitgehend auch in den Krankheitsgruppen ab.

Patienten mit R.A. nannten überproportional häufig den Arzt oder den Pfarrer sowie Geschwister und andere Verwandte als Vertrauenspersonen, seltener jedoch den Partner oder die eigenen Kinder.

Bei den Sp.A.-Patienten standen der Partner und die Eltern stark im Vordergrund, was sicherlich vor allem durch das niedrigere Alter dieser Patienten zu erklären ist. Alle anderen Krankheitsgruppen unterschieden sich nur geringfügig: Die Reihenfolge der Nennungen war jeweils Partner, Kinder, Arzt oder Pfarrer (Abb. 33).

Die in diesem Abschnitt angesprochenen Fragen der Kontaktmöglichkeiten, der Verarbeitung der Krankheit und der Unterstützung aus dem sozialen Umfeld oder durch spezifische Professionen, die u.E. zentral sind für das Verständnis der Situation chronisch Kranker, werden ausführlich noch ein-

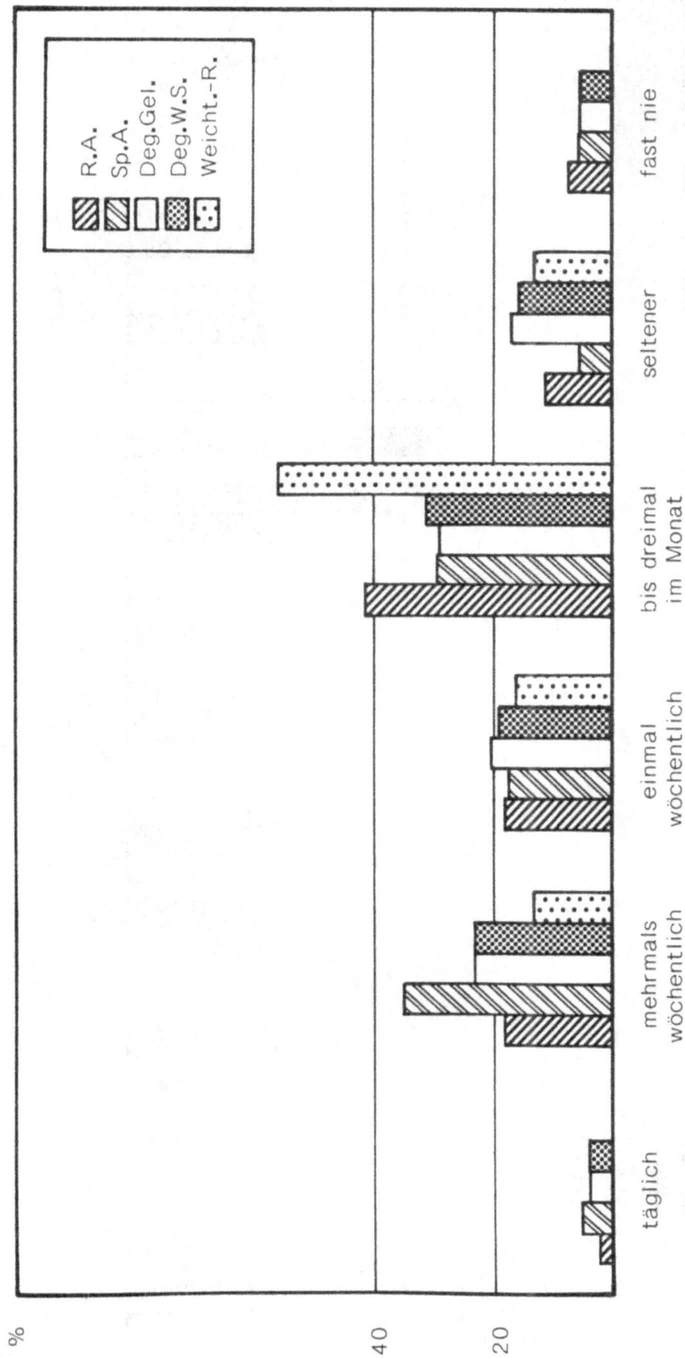

Abb. 32: Häufigkeit der Besuche von Freunden und Bekannten in der Wohnung von Patienten der verschiedenen Diagnosengruppen

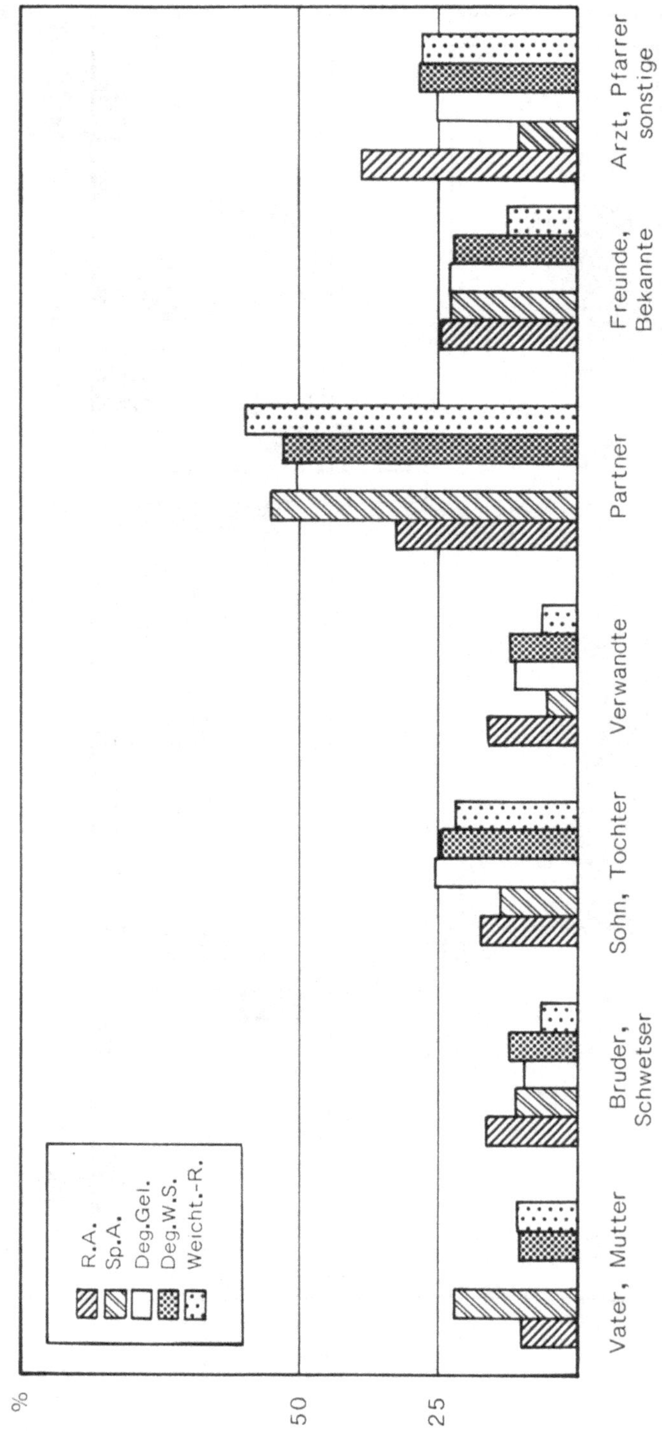

Abb. 33: Vertrauenspersonen der Patienten der verschiedenen Diagnosengruppen (Frage: "Mit wem können Sie sich heute in erster Linie über Ihre Probleme und über Dinge, die Sie beschäftigen, aussprechen?") (Mehrfachnennungen waren möglich)

mal aufgerollt im Rahmen der komplexeren, sekundären Analyse (vgl. Abschnitt 8.4.). Die sich hier bereits abzeichnenden krankheitsgruppenspezifischen Differenzen treten dann noch wesentlich eindrucksvoller hervor.

6.3.3. Beeinträchtigung von Lebensplänen

Um einen Anhalt dafür zu gewinnen, ob die derzeitige Lebenssituation und Familienstruktur den individuellen Lebensplänen entspricht oder ob möglicherweise Veränderungen und Einschränkungen durch die Krankheit eingetreten sind, fragten wir nach der Zahl der Kinder in der Familie sowie danach, ob Kinderwunsch noch besteht oder ein unerfüllter Kinderwunsch bestanden hat. 33 % aller Befragten hatten ein Kind, 26 % zwei Kinder und 12 % drei oder mehr Kinder, während 7 % noch Kinder planten, 15 % gern Kinder gehabt hätten und 8 % angaben, sie hätten Kinder nicht gewollt.

Die Zahl der Kinder ist bei R.A.-Patienten deutlich geringer als bei Patienten der übrigen Krankheitsgruppen. Auch die Zahl derjenigen, die angaben, nie Kinder gewollt zu haben, liegt mit 11 % deutlich über dem Durchschnitt. Vor allem aber fällt die hohe Zahl nicht erfüllter Kinderwünsche bei den R.A.-Patienten auf: 21 % gegenüber 15 % im Gesamtkollektiv und z.B. nur 6 % bei den Patienten mit Sp.A. oder Weichteilrheumatismus. Dies ist sicher nicht einfach zu interpretieren, vor allem kann nicht gesagt werden, ob es sich hierbei tatsächlich um Einschränkungen der Lebensplanung handelt, die auf die Krankheit zurückzuführen sind, oder ob es sich in erster Linie um ein Erklärungsmodell der als besonders belastend empfundenen Einsamkeit handelt.

Mehr als 70 % der Patienten schilderten ihr Verhältnis zu ihren Kindern als sehr gut, 20 % als "ziemlich gut". Hiervon wichen nur die R.A.-Patienten ab, indem sie deutlich mehr schwierige bis sehr schlechte Beziehungen zu ihren Kindern angaben.

Ausdruck oder Folge des schwierigen Verhältnisses zu den Kindern ist die geringe Frequenz der Besuche derjenigen Kinder bei den Patienten, die nicht mehr im Haushalt lebten: Während 19 % der Befragten angaben, ihre Kinder täglich zu sehen oder zu sprechen und weitere 61 % mindestens einmal pro Woche Kontakt zu ihren Kindern hatten, sahen R.A.-Patienten nur zu 13 % täglich und zu einem wesentlich größeren Prozentsatz als alle anderen Krankheitsgruppen sehr selten oder fast nie (21 % gegenüber 10 % im Gesamtkollektiv) ihre Kinder.

6.4. INFORMATIONSSTAND ÜBER DIE KRANKHEIT

Wir fragten die Patienten, ob sie sich über ihre Krankheit ausreichend informiert fühlten (Abb. 34). Jeweils ca. 40 % gaben an, vollständig oder in Teilbereichen ausreichend informiert zu sein. Nur 13 % fühlten sich nicht ausreichend informiert.

Bei den R.A.- und Sp.A.-Patienten war der Anteil derjenigen, die sich vollständig informiert fühlten am höchsten, bei den Patienten mit WTR und degenerativen Erkrankungen niedriger.

Unter den Personen, die Informationen über die Krankheit vermittelt hatten, nahm der Facharzt den ersten Rang ein. Er wurde von 72 % der Patienten genannt, gefolgt von 41 % für Krankenhausärzte und 30 % für Hausärzte. Auch hier waren Mehrfachnennungen zugelassen. Während sich bei der Information durch Hausärzte kaum Unterschiede zwischen den Krankheitsgruppen zeigten, hatten für Patienten mit entzündlich-rheumatischen Krankheiten die Krankenhausärzte einen wesentlich größeren Stel-

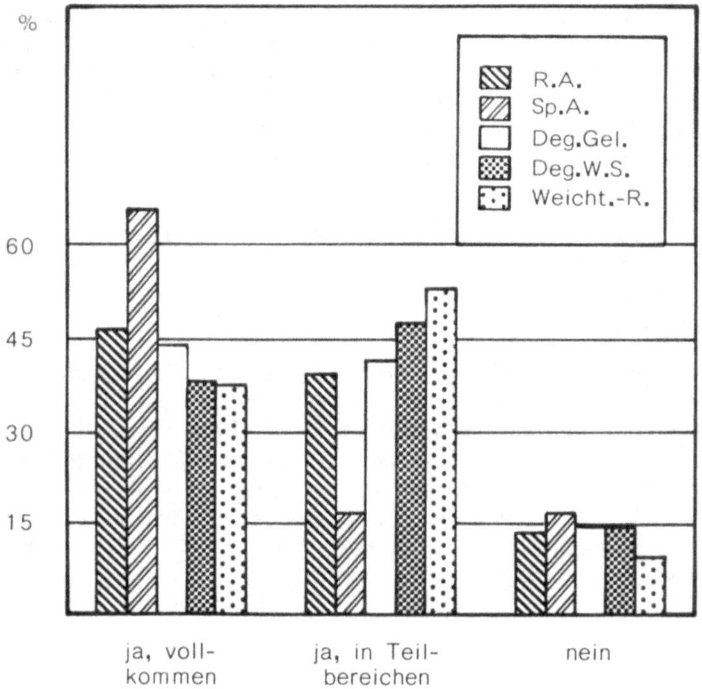

Abb. 34: Grad der Informiertheit der Patienten über ihre Krankheit (Einschätzung der Patienten der verschiedenen Diagnosengruppen) (Frage: "Fühlen Sie sich über Ihre Krankehit ausreichend informiert und beraten?")

lenwert, für die Patienten mit degenerativen Erkrankungen und mit Weichteilrheumatismus dagegen die Fachärzte. Unter den weiteren Informationsquellen fällt lediglich die Rheuma-Liga mit 14 % bei den Patienten mit rheumatoider Arthritis auf.

Mehr als die Hälfte der befragten Personen (53 %) gab an, sich zusätzlich über ihre Krankheit informiert zu haben.

Informationen aus Zeitschriften (54 %) und aus den Massenmedien (48 %) standen im Vordergrund. Jeweils knapp 30 % der Patienten hatten sich Informationen aus Büchern und aus den Beipackzetteln der Medikamente beschafft. Die Schriften der Rheuma-Liga dienten nur 9 % der Antwortenden als Informationsquelle.

Von den Patienten mit R.A. hatten sich allerdings 31 % in den Schriften der Rheuma-Liga informiert. Dies entspricht den oben getroffenen Feststellungen, daß vor allem R.A.-Patienten Mitglieder der Rheuma-Liga sind. Insgesamt nutzten die R.A.-Patienten etwas häufiger, die Patienten mit degenerativen Erkrankungen und mit Weichteilrheumatismus etwas seltener als der Durchschnitt zusätzliche Informationsquellen. Sp.A.-Patienten hatten weniger Informationen aus Massenmedien genutzt und sich wesentlich häufiger in Büchern informiert. Patienten mit Weichteilrheumatismus nutzten überproportional häufig die Beipackzettel der Medikamente als Informationsquelle (Abb. 35). 67 % der Befragten gaben an, in bestimmten Bereichen gern mehr über ihre Krankheit wissen zu wollen (Abb. 36).

Dieses Informationsbedürfnis betraf in erster Linie die Prognose der Krankheit. 65 % der Antwortenden würden gern mehr über den Verlauf der Krankheit und die Zukunftsaussichten wissen. Plausibel ist auch, daß 52 % sich für die Ursachen der rheumatischen Erkrankung interessierten. Mehr Informationen über Behandlungsmethoden wünschten sich 43 % der Antwortenden, und 37 % äußerten ihr Interesse für allgemeine Verhaltensmaßregeln. Auch in bezug auf Wirkungen und Nebenwirkungen von Medikamenten scheinen Informationsdefizite zu bestehen: Für die Wirkungsweise von Medikamenten interessierten sich 30 %, für die Nebenwirkungen 35 % der antwortenden Patienten. Das sind 20 bzw. 24 % aller Befragten. Über Gymnastik zu Hause und über Fragen der Ernährung hätten 26 bzw. 24 % der antwortenden Patienten gern mehr gewußt.

Deutliche Unterschiede ließen sich zwischen den einzelnen Krankheitsgruppen feststellen: Patienten mit R.A. interessierten sich neben den Ursachen der Krankheit und den Therapiemöglichkeiten signifikant häufiger für die Wirkungen (53 %) und die Nebenwirkungen (58 %) von Medikamenten sowie für Fragen der Ernährung (46 %). Patienten mit Sp.A. zeigten vor allem Interesse an Informationen über die Ursachen der Krankheit (82 %), über Nebenwirkungen von Medikamenten (47 %) und über Möglichkeiten der Gymnastik zu Hause (41 %).

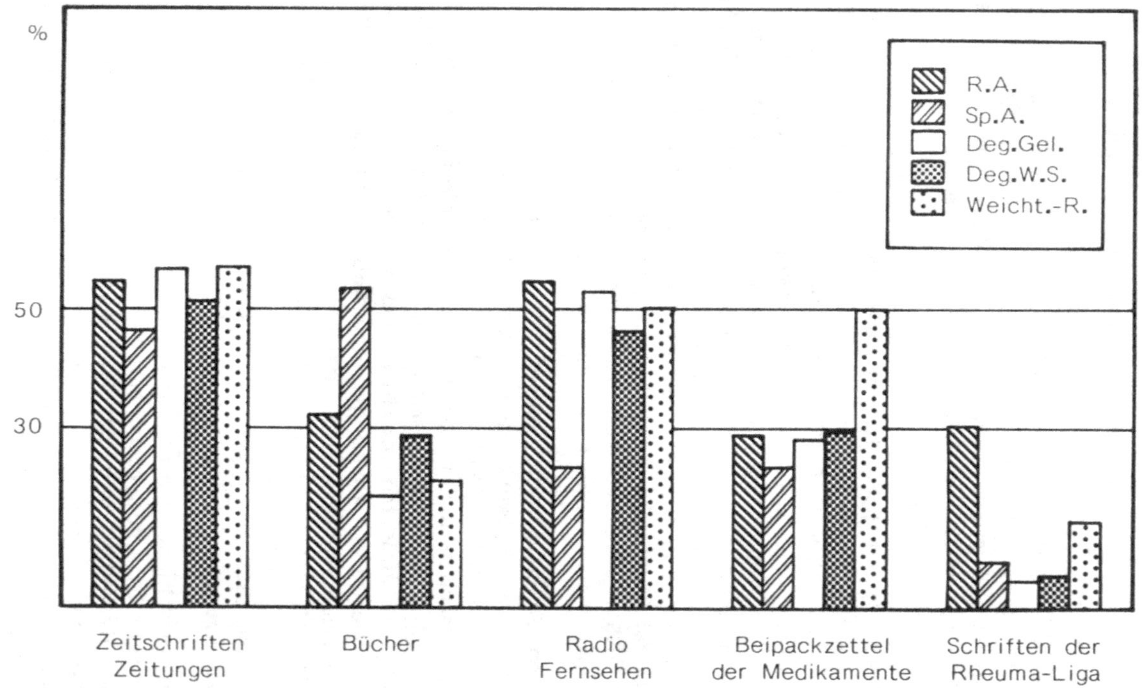

Abb. 35: Weitere Informationsquellen über die Krankheit bei Patienten der verschiedenen Diagnosengruppen (Mehrfachnennungen waren möglich)

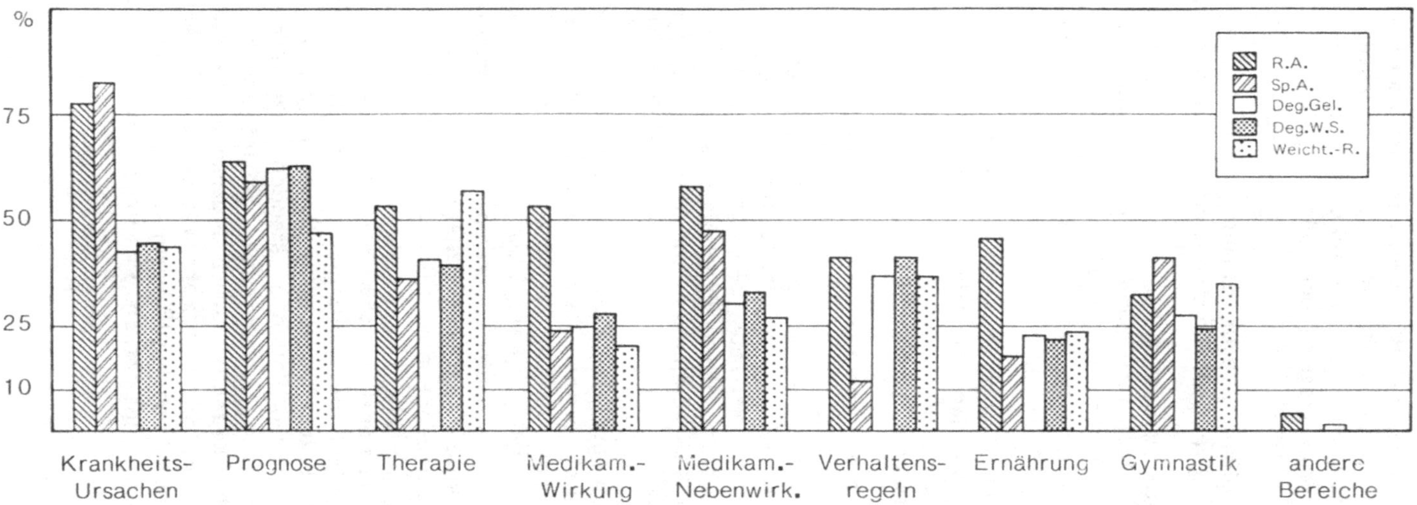

Abb. 36: Informationsdefizite bei Patienten der verschiedenen Diagnosengruppen (Frage: "In welchen Bereichen würden Sie gern mehr wissen?") (Mehrfachnennungen waren möglich)

Berücksichtigt man die bei Patienten mit entzündlich-rheumatischen Krankheiten häufig angewandten Therapieformen, so lassen sich u.E. aus diesen Antworten plausibel die Bereiche erkennen, in denen Therapie als belastend (z.B. Dauermedikation) oder als defizitär (Gymnastik, Ernährungsberatung) erlebt wird.

Dem Problem möglicher Verunsicherungen im Hinblick auf Therapie und Verhaltensweisen gingen wir in zwei weiteren Fragen nach.

15 % der Befragten gaben an, bereits "oft" verunsichernde Ratschläge zu ihrer Krankheit erhalten zu haben. Bei 33 % war dies manchmal der Fall gewesen,und 36 % hatten solche Situationen noch nicht erlebt. Besonders stark von verunsichernden Ratschlägen und Meinungen waren die R.A.-Patienten betroffen, am wenigsten die Sp.A.-Patienten.

Unter den Bereichen, die von verunsichernden Ratschlägen am stärksten betroffen waren, wurden Operationen von 49 % der Antwortenden genannt (Abb. 37). Medikamente folgten mit 41 %, orthopädische Hilfsmittel wurden von 19 % der antwortenden Patienten genannt.

R.A.-Patienten hatten vor allem widersprüchliche Ratschläge zum Gebrauch von Medikamenten erhalten, Sp.A.-Patienten mußten sich zu einem sehr hohen Prozentsatz mit verunsichernden Ratschlägen zu Fragen der Gymnastik auseinandersetzen; bei den Patienten mit degenerativen Erkrankungen und mit Weichteilrheumatismus betrafen die widersprüchlichen Ratschläge vor allem Operationen. Diese Ergebnisse sind in Anbetracht der krankheitsspezifischen Therapieformen und der oben dargestellten Angaben zu Informationswünschen und -defiziten als sehr plausibel anzusehen.

Es gab darüber hinaus einen deutlichen Zusammenhang zwischen der Häufigkeit von verunsichernden Ratschlägen und dem Bedürfnis, mehr Informationen im Hinblick auf die Krankheit zu erhalten: Patienten, die schon oft durch gegensätzliche Ratschläge irritiert worden waren, gaben im Durchschnitt 4,1 verschiedene Bereiche an, in denen sie mehr zu wissen wünschten, gegenüber 3,2 bei Patienten, die nur manchmal mit widersprüchlichen Meinungen konfrontiert waren und 1,7 bei solchen, die diese Erfahrung nicht gemacht hatten. Von den "oft" verunsicherten Patienten betraf das Informationsbedürfnis bei 64 % die Ursachen, bei 80 % den Verlauf, bei 58 % die Behandlungsmethoden, bei jeweils knapp der Hälfte Wirkungsweise und Nebenwirkungen der Medikamente. Für die hiervon nur "manchmal" betroffenen Patienten standen Fragen nach dem Verlauf der Krankheit mit 67 % im Vordergrund, gefolgt von Ursachen und Behandlungsmethoden der Krankheit sowie allgemeinen Verhaltensweisen, über die jeweils 46 % aller Betroffenen mehr wissen wollen. Mit 32 bzw. 35 % aller Fälle gaben die nur "manchmal" verunsicherten Patienten deutlich geringere Informationsdefizite hinsichtlich Wirkungsweise und Nebenwirkungen von Medikamenten an.

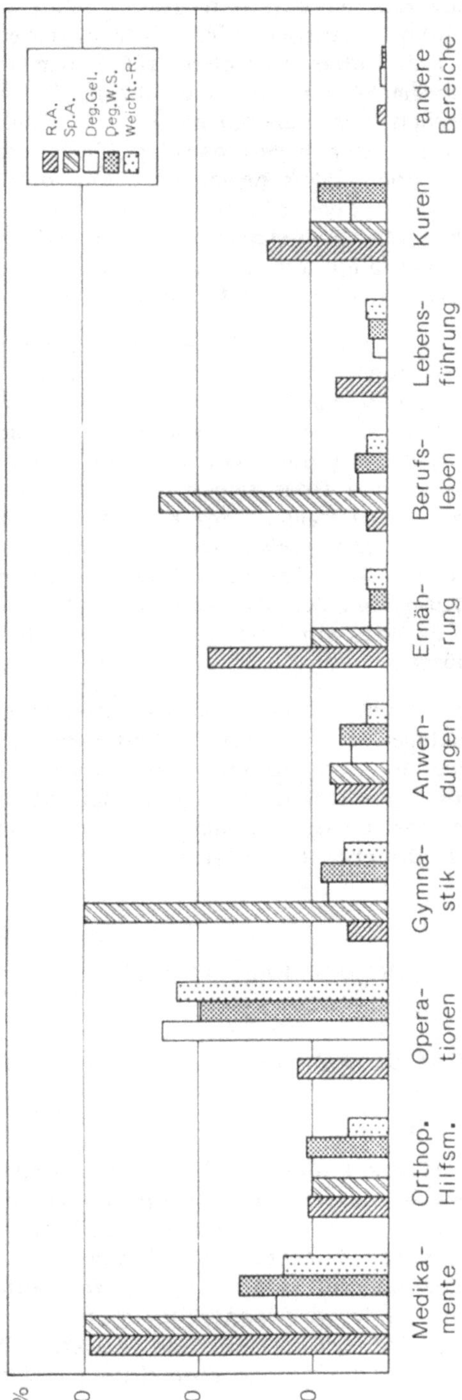

Abb. 37: Bereiche, in denen von Patienten der verschiedenen Diagnosengruppen "häufige verunsichernde Ratschläge" berichtet wurden (Mehrfachnennungen waren möglich)

Enge Zusammenhänge gab es zwischen der Angabe, hinsichtlich der medikamentösen Behandlung widersprüchliche Informationen erhalten zu haben, und dem Wunsch, mehr über Ursachen (66 % gemeinsame Angaben) und Verlauf (71 % gemeinsame Angaben) zu erfahren. Dieser Zusammenhang war enger als der zwischen der Verunsicherung im Hinblick auf Medikamente und dem Wunsch, mehr über Wirkungsweise (50 % übereinstimmende Angaben) und Nebenwirkungen (54 % gemeinsame Angaben) der Medikamente zu erfahren. Eine durch widersprüchliche Meinungen und Ratschläge zur medikamentösen Therapie hervorgerufene Verunsicherung der Patienten scheint zu einem ganz allgemein höheren Informationsbedürfnis über die Krankheit beizutragen, nicht nur in bezug auf die Medikation.

Hohe Übereinstimmungen gab es auch zwischen der Angabe, widersprüchliche Informationen zu operativen Eingriffen bekommen zu haben, und dem Wunsch, mehr über den Verlauf der Krankheit zu erfahren (72 %). Dieser Zusammenhang übertraf alle anderen möglichen Bereiche, in denen Informationsdefizite angegeben werden konnten. Die Problematik von möglicherweise notwendig werdenden Operationen scheint in sehr engem Zusammenhang mit dem medizinischen Verlauf der Krankheit gesehen zu werden, also z.B. der Frage, wie rasch Verschlechterungen des Befindens oder der Beweglichkeit zu erwarten sind. Operative Eingriffe bei rheumatischen Krankheiten bedeuten häufig Gelenkersatz oder Operationen an der Wirbelsäule, also Eingriffe, die gerade von Laien als einschneidend angesehen werden und die Angst auslösen.

Weitere enge Zusammenhänge bestanden zwischen einer Verunsicherung im Hinblick auf die weitere Berufsausübung und dem Wunsch, mehr über den Verlauf und die Prognose der Krankheit zu erfahren (85 % Übereinstimmungen). Angesichts der gravierenden Folgen rheumatischer Krankheiten gerade im beruflichen Bereich drückt sich hier ein typisches und sehr belastendes Problem der jüngeren Patienten aus.

6.5. EINSCHÄTZUNG DER BEHANDLUNG

In zwei Fragen waren die Patienten gebeten worden zu beurteilen, worauf bei der Behandlung ihrer Krankheit zu viel oder zu wenig Wert gelegt wurde (Abb.38).

Einheitlich bewerteten die Patienten aller Diagnosengruppen, daß auf eine medikamentöse Therapie zu viel Wert gelegt werde. Als Reflex des 'therapeutischen Alltags' ist sicher zu verstehen, daß Sp.A.-Patienten meinten, Formen der physikalischen Therapie würden überbetont. Zu gleichen Teilen gaben sie an, daß zu viel und daß zu wenig Wert auf Heilverfahren gelegt werde. Patienten der anderen Diagnosengruppen wünschten mehr Anwendungen, Gymnastik, Warmschwimmen und Kuren. Sie vermißten ebenso weitere Informationen und Beratung sowie Hilfen im Alltag.

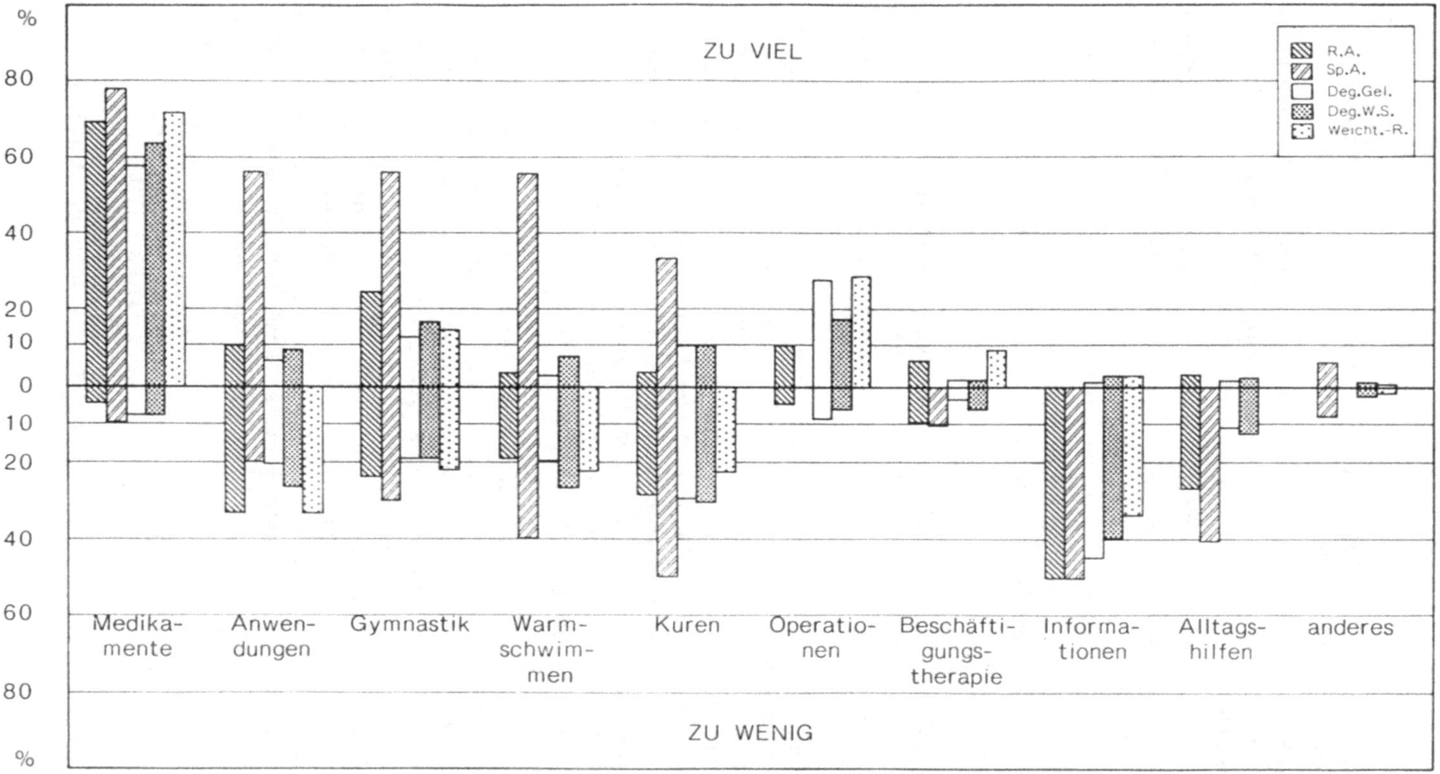

Abb. 38: Einschätzung der Behandlung hinsichtlich wichtiger und unwichtiger Bereiche bei Patienten der verschiedenen Diagnosengruppen (Frage: "Bitte nehmen Sie zu folgenden Aussagen Stellung: Bei der Behandlung meiner Krankheit wird eher zu viel / eher zu wenig Wert gelegt auf ...") (Mehrfachnennungen waren möglich)

6.6. ERGEBNISSE DES GIESSEN-TESTS

Die Autoren des Gießen-Tests (25) geben folgende Ziele und Anwendungsmöglichkeiten des Instrumentariums an:

- o Der Test gibt dem Probanden Gelegenheit, von sich ein Selbstbild zu entwerfen, in dem er seine innere Verfassung und seine Umweltbeziehungen beschreibt.
- o Das Selbstbild basiert auf Merkmalen, die für die Binnenstruktur und die psychosozialen Beziehungen des Probanden psychoanalytisch aufschlußreich sind.
- o Der Test ist für Personen ab 18 Jahren mit durchschnittlicher Intelligenz anwendbar.
- o Die Durchführung des Tests beansprucht wenig Zeit (10 bis 15 Minuten), so daß ein routinemäßiger Einsatz in Beratungsstellen oder Kliniken möglich ist.
- o Schließlich läßt der Test auch Gegenüberstellungen von Selbst- und Fremdbild, zum Beispiel bei Paarberatungen, zu. Hier werden die Fragen in die dritte Person umgesetzt und vom jeweiligen Partner beantwortet.
- o Der Test hat eine mittlere Reliabilität, d.h. er mißt sowohl konstante Persönlichkeitsmerkmale (trait) als auch situative Bedingungen (state). Damit ist er gut einsetzbar für Längsschnittuntersuchungen, z.B. zur Kontrolle von Psychotherapie-Effekten. Diese Mischung von konstanten und situationsbedingten Merkmalen ist sicherlich nicht unproblematisch. Hieran wurde von Verfechtern einer konsequenten Trait-Psychologie Kritik geübt. Zur Messung konstanter Persönlichkeitsmerkmale erscheint unter dieser Perspektive ein Test wie der MMPI bzw. das FPI geeigneter.

Unsere Entscheidung für die Anwendung des Gießen-Tests in der Untersuchung beruhte auf folgenden Überlegungen: Es ging uns, wie beschrieben, um die möglichst genaue Erfassung der psychosozialen Situation von Patienten mit chronischen Beschwerden des Bewegungsapparats, die sozialen Folgen dieser Krankheit und die Strategien zur Bewältigung der daraus folgenden Probleme. Dagegen waren uns Möglichkeiten der analytischen Differentialdiagnostik, die ausführlichere Tests bieten, weniger wichtig. Der Gießen-Test ist wegen der Kürze der zum Ausfüllen benötigten Zeit zumutbar - auch am Ende eines umfangreichen Fragebogens. Vor allem aber läßt der Test dem Probanden breiten Raum zur Selbstdarstellung, er enthält keine "Fangfragen" und gibt nicht vor, etwas anderes zu messen, als er tatsächlich mißt. Er ist deshalb unter ethischen Gesichtspunkten eher zu vertreten als kompliziertere Persönlichkeitsfragebögen, die für den Probanden häufig belastend und in einzelnen Items irritierend sind.

Schließlich erschien uns für die Zwecke der Studie auch die Mischung von

State- und Trait-Variablen, also die Messung konstanter und variabler Persönlichkeitsmerkmale, sinnvoll. Wir erhofften uns davon Aufschluß sowohl über dauerhafte Eigenschaften einer bestimmten Gruppe chronisch Kranker als auch interpretierbare Beschreibungen der psychischen Verfassung in der Ausnahmesituation Krankenhaus.

Die Items des Fragebogens sind in verschiedene Kategorien einzuteilen:

- Einige fragen nach emotionalen Grundbefindlichkeiten wie Ängstlichkeit oder Depressivität,
- andere eruieren grundlegende Ich-Qualitäten wie Introspektion, Phantasie, Durchhaltevermögen, Selbstkritik usw.
- Die Mehrzahl der Items verlangt eine Einschätzung von sozialen Beziehungen des Probanden. Er soll sie beurteilen nach Kriterien seines Befindens wie Nähe, Abhängigkeit, Vertrauen und nach wahrgenommenen Umweltreaktionen wie sozialer Resonanz. Damit werden Sozialbeziehungen des Probanden explizit in die Betrachtung im Test einbezogen. Gerade diese sozialpsychologische Dimension wird in den stärker individualpsychologisch orientierten Tests vernachlässigt.
- Der Gießen-Test läßt Merkmale des körperlichen Befindens außer acht. Da hiernach im Fragebogen sehr ausführlich gefragt wurde, kam uns diese Eigenschaft entgegen.

Die 40 Einzelitems des Tests sind als Gegensatzpaare formuliert ("Ich habe den Eindruck, ich bin eher ungeduldig ... eher geduldig"). Sie werden von den Probanden so beantwortet, daß diese ihre Nähe oder Distanz zu "allen anderen" in Abweichungen vom Mittelwert angeben.

Die Items werden zu sechs Skalen zusammengefaßt, die im folgenden kurz beschrieben werden sollen.

Skala 1: Soziale Resonanz

Sie umfaßt Attraktivität, Beliebtheit, Geachtetheit, Anerkennung der Arbeit, Durchsetzungsfähigkeit, Interesse an schönem Aussehen. Es geht hier um die Einschätzung der eigenen Wirkung auf die Umwelt.

Skala 2: Dominanz/Gefügigkeit

Häufigkeit der Beteiligung an Auseinandersetzungen, Eigensinn, Neigung zum Dominieren, Begabung zum Schauspielern, Kooperationsfähigkeit, Geduld. Hier werden also Merkmale eines autoritären Rollenverhältnisses in beiden Polen - der "aggressiv dominierenden" auf der einen und der "fügsam unterordnenden" Rolle auf der anderen Seite - eines Kontinuums beschrieben.

Skala 3: Kontrolle

Fähigkeit zum Umgang mit Geld, Ordnungssinn, Bequemlichkeit, Wahrheitsliebe, Stetigkeit, Fähigkeit zum Ausgelassensein. Die Skala mißt in der einen Ausprägung die klassischen Merkmale einer "Zwangsstruktur", während das andere Extrem eher unter dem Begriff "triebhafter Charakter" zu fassen ist. Die Items dieser Skala sind nur wenig auf die Umwelt gerichtet, und es ist anzunehmen, daß hier vorwiegend überdauernde Merkmale gemessen werden.

Skala 4: Stimmung

Häufigkeit bedrückter Stimmungen, Neigung zur Selbstreflexion, Ängstlichkeit, Umgang mit Ärger (Abreagieren vs. "In-Sich-Hineinfressen"), Abhängigkeit. Diese Skala mißt die typischen Merkmale depressiver Stimmungslage, die u.a. als Ausdruck einer Innenwendung aggressiver Impulse interpretiert wird.

Skala 5: Durchlässigkeit

Aufgeschlossenheit, Nähe zu anderen, Offenheit, Ausdrückenkönnen von Liebesbedürfnissen, Vertrauen, Erlebnisfähigkeit in Liebesbeziehungen. Die Skalen 5 und 6 sind vor allem auf die psychosozialen Beziehungen der Probanden gerichtet. In der 5. Skala werden auf der Dimension "durchlässig" vs. "retentiv" zwei "fundamentale Qualitäten des Kontakterlebens und des Kontaktverhaltens" (25, S. 50) gemessen. Es werden dafür auch die Gegensatzpaare "Urvertrauen - Urmißtrauen" oder "Autonomie - Scham, Zweifel" genannt. Die Skala bezieht sich damit auf frühkindliche Erfahrungen der Kontaktsicherheit bzw. Kontaktstörung. Eine in der oralen Phase angelegte Beziehungsstörung - fehlendes Urvertrauen - kann zur anal bestimmten feindseligen Retentivität und Verschlossenheit führen, die besonders bei neurotischen, zwanghaften Personen zu finden ist.

Skala 6: Soziale Potenz

Geselligkeit, Unbefangenheit, Hingabefähigkeit, Konkurrenzverhalten, Fähigkeit zu Dauerbindungen, Phantasie. Skala 6 geht zeitlich über die frühen oralen und analen Merkmale des Kontakterlebens hinaus und richtet sich weniger auf Verhaltensdispositionen als vielmehr auf praktisches Handeln. Die auf der "positiven" Seite der Skala auftauchenden Qualitäten "lassen zusammengenommen umrißhaft das Bild der potenten Persönlichkeit auf der ödipal-genitalen Entwicklungsstufe im Sinne der Psychoanalyse entstehen" (25, S. 51). "Wer sich, phantasiebegabt, mit anderen messen, angstfrei mit dem anderen Geschlecht umgehen, viel Liebe geben und in engen Beziehungen zuverlässig sein kann, würde in der Tat dem klassischen Gesundheitsideal auf der genitalen Reifestufe nahekommen. Die Etikettierung dieser Skala mit Hilfe des Oberbegriffs Potenz setzt natürlich voraus, daß der Begriff im positiven Sinn auch für das weibliche Geschlecht verstanden wird" (25, S. 52). Eine Auseinandersetzung mit dem hierin angedeuteten Begriff psychischer Gesundheit und der Art der Operationalisierung erscheint angezeigt, soll hier allerdings wegen der insgesamt begrenzten Bedeutung des Tests für die Untersuchung entfallen.

Für jede Skala des Tests werden Normwerte angegeben. Sie sind jedoch abhängig von Geschlecht und sozialer Schicht der Probanden. Frauen werden als eher depressiv, fügsam, fürsorglich, ordentlich, angestrengt, weniger sozial bestätigt und weniger ehrgeizig beschrieben. Männer sehen sich dagegen eher dominant, ehrgeizig, angstfrei und unordentlich. Es bilden sich hier sehr deutlich klassische Rollenstereotype von Frauen und Männern ab.

Noch ausgeprägter ist die Sozialschichtabhängigkeit des Index: Unterschichtangehörige haben in allen schichtabhängigen Items ein negativeres Selbstbild von sich. Sie bezeichnen sich als weniger attraktiv, weniger ehrgeizig und erlebnisfähig, als verschlossener, gehemmter, phantasieloser, fügsamer und erfolgloser. Die tatsächliche Situation sozial Benachteiligter wird also im Selbstbild sehr deutlich wiedergegeben.

Vergleicht man nun die geschlechtsspezifischen Ergebnisse des Gießen-Tests in unserer Untersuchung, so werden die Werte für die Standardpopulation recht genau reproduziert. Lediglich die Neigung zu Depressivität ist bei Männern der Untersuchungsgruppe im Vergleich zur Standardbevölkerung überproportional ausgeprägt.

Auch hinsichtlich schichtspezifischer Differenzen entsprechen die Ergebnisse im wesentlichen den Normwerten. Es gibt also keine geschlechts- oder schichtspezifischen Unterschiede, die von der Verteilung in der Standardpopulation abweichen.

Im folgenden sollen die Ergebnisse für die sechs Standardskalen kurz referiert werden:

Soziale Resonanz: Bis auf Patienten mit Sp.A. erleben sich alle Befragten eher negativ sozial resonant, d.h. eher unattraktiv, unbeliebt, nicht durchsetzungsfähig. Dies trifft am deutlichsten für R.A.-Patienten zu, jedoch in ähnlicher Weise auch für Patienten mit degenerativen Wirbelsäulenerkrankungen.

Dominanz: R.A.-Patienten sehen sich deutlich gefügiger, als dem Normwert entspricht. Alle anderen Patientengruppen weichen kaum vom Normwert ab.

Kontrolle: In dieser Skala entsprechen die Angaben aller Patienten in etwa dem Normwert, im Mittel liegen sie geringfügig darunter.

Stimmung: Die deutlichsten Abweichungen vom Normwert finden sich in der Skala, die Depressivität vs. hypomanische Stimmung mißt. Alle Patienten zeigen eine deutliche Tendenz zu depressiver Stimmung, besonders auffallend ist dies bei Patienten mit Weichteilrheumatismus, rheumatoider Arthritis und Spondylitis ankylosans.

Durchlässigkeit: Bis auf Patienten mit R.A., die sich deutlich verschlossener schildern als die Standardpopulation, weichen alle Patientengruppen eher in Richtung auf größere Durchlässigkeit vom Normwert ab. Am deutlichsten ist dies bei der Gruppe der Sp.A.-Patienten.

Soziale Potenz: Die Skala Soziale Potenz, die Geselligkeit vs. Gehemmtheit mißt, zeigt wiederum deutliche Unterschiede zwischen R.A.-Patienten und allen übrigen. Sie sehen sich deutlich stärker gehemmt; dies trifft in geringerem Ausmaß auch für diejenigen mit Weichteilrheumatismus zu, während die übrigen Patienten sich eher geselliger sehen als die Standardpopulation.

Angesichts dieser geringen krankheitsgruppenspezifischen Differenzen haben wir uns entschlossen, auf eine weitergehende Analyse des Gießen-Tests zu verzichten und die Standardskalen beim Vergleich unterschiedlicher Indices im Rahmen der diskriminanzanalytischen Auswertung in Abschnitt 8.6. zu berücksichtigen.

7. Ergebnisse zur Sozialstruktur der Patienten

In einem abschließenden Fragebogenteil wurden soziale Merkmale der Patienten erhoben. Sie werden für das Gesamtkollektiv und teilweise auch für die einzelnen Diagnosengruppen dargestellt.

7.1. HERKUNFT UND WOHNORT DER PATIENTEN

Bei den Patienten handelte es sich zu 71 % um Personen, die in Berlin aufgewachsen waren. 11 % kamen aus der DDR, fast 10 % aus den ehemaligen deutschen Ostgebieten, 1 % aus dem übrigen Ausland und alle anderen aus den Ländern der Bundesrepublik.

Eine grobe Aggregation der postalischen Wohnorte und eine Zusammenfassung zu den Verwaltungsbezirken von Berlin (West) bei den Patienten des Untersuchungskollektivs zeigt, daß eine stärkere regionale Verzerrung der Erfassung der behandelten Patienten unwahrscheinlich ist (Abb.39)*.

Auch von einer durch die Lage der Kliniken bedingten regionalen Verzerrung kann allenfalls in einem Fall, der die Bezirke Neukölln und Tempelhof betrifft, gesprochen werden.

Die insbesondere durch höhere Anteile von Ausländern an der Wohnbevölkerung veränderte Sozialstruktur der Bezirke Kreuzberg, Wedding, Tiergarten und Schöneberg kann für die niedrigeren Raten von Patienten mit Erkrankungen des rheumatischen Formenkreises bezogen auf die Wohnbevölkerung dieser Bezirke verantwortlich sein. Ausländische Patienten konnten nicht speziell berücksichtigt werden. Soweit ihre Sprachkenntnisse ausreichten, wurden sie in die Studie einbezogen.

Wegen der relativ gleichmäßigen Verteilung der Patienten mit Erkrankungen des rheumatischen Formenkreises auf die Bevölkerung von Berlin (West) werden hinsichtlich einiger Parameter Vergleichszahlen der veröffentlichten amtlichen Statistik des Landes Berlin herangezogen. Dieser Vergleich soll jedoch nur einen groben Anhalt zur Einschätzung von Parametern der

---

* Der in der Abbildung zugrunde gelegte Index der Sozialstruktur der Bezirke von Berlin (West) wurde 1976 im Zusammenhang einer Analyse der Säuglingssterblichkeit entwickelt. Er basiert auf einer multivariaten Auswertung (Multidimensionale Skalierung) von 19 sozialen und ökologischen Variablen. Auf der linken Seite des Index sind die Bezirke mit ungünstigerer, rechts die mit günstigerer Sozialstruktur lokalisiert. (Das Verfahren der Indexbildung ist näher ausgeführt in: 166,167).

'Stichprobe' klinisch behandelter Patienten mit chronischen Erkrankungen des Stütz- und Bewegungsapparats ermöglichen.

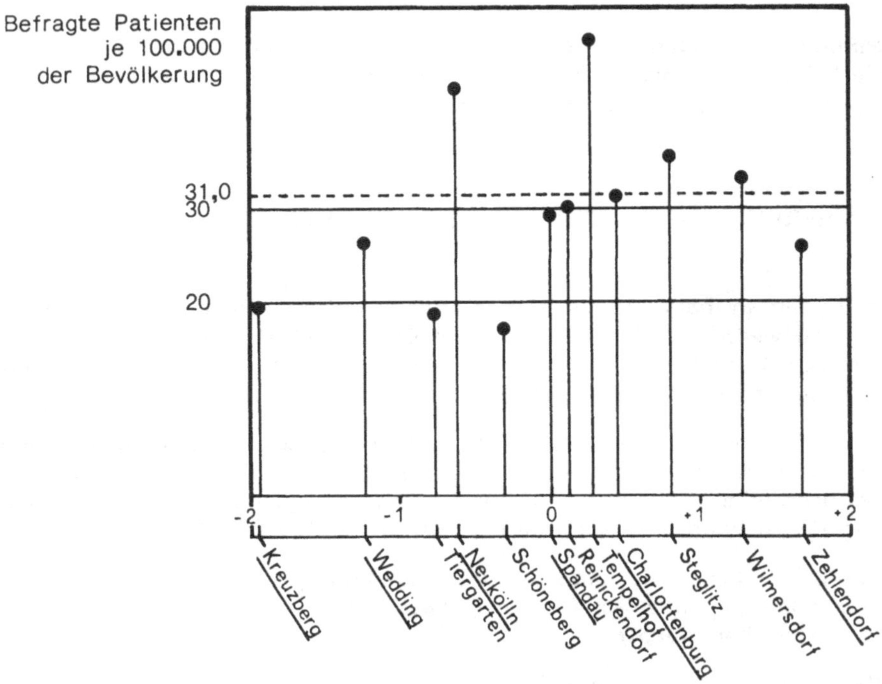

Abb. 39: Erfaßte Patienten pro 100.000 der Wohnbevölkerung der Berliner Bezirke (Postalische Bezirke zu Verwaltungsbezirken aggregiert) (Unterstrichene Bezirke: Standorte der Kliniken; horizontale gestrichelte Linie: Berliner Durchschnitt)

7.2. FAMILIENSTAND DER PATIENTEN

Fast 50 % der Patienten waren verheiratet. 14,5 % waren ledig, von ihnen lebten 4 % mit einem Partner zusammen. Etwa 26 % der Patienten waren verwitwet und 10 % geschieden oder getrennt lebend (Abb. 40).

Patienten mit entzündlich-rheumatischen Erkrankungen waren besonders selten verheiratet. Bei den R.A.-Patienten geht dies auf einen hohen Anteil verwitweter, bei den Sp.A.-Patienten dagegen auf besonders viele geschiedene oder getrennt lebende Personen zurück. Diese Unterschiede lassen sich mit der Altersdifferenz beider Gruppen begründen. Ob der geringere Anteil bestehender Partnerschaften bei entzündlich-rheumatischen Krankheiten auch Ergebnis der Krankheit ist (diese Patienten waren auch besonders häufig ledig), kann hier nicht entschieden werden. Bezogen auf Patienten mit R.A. könnte darin ein Teil einer Erklärung für die höhere soziale Isoliertheit liegen.

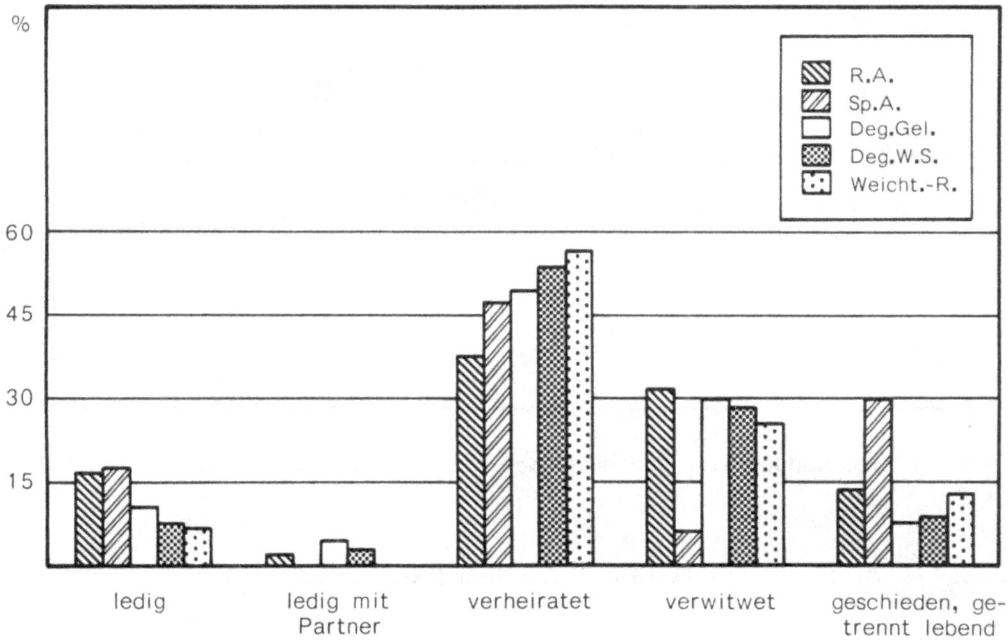

Abb. 40: Familienstand der Patienten der verschiedenen Diagnosengruppen

7.3. SCHULISCHE BILDUNG

Die Schulabschlüsse der Patienten betrafen zu 56 % die Hauptschule, zu fast 28 % die Real- oder Fachschule und zu 5 % das Gymnasium. In etwas mehr als 10 % der Fälle waren nicht abgeschlossene Schulbildungen angegeben (Abb. 41). In ähnlicher Weise verteilten sich die Ausbildungsabschlüsse der Partner der Patienten mit einer leichten Tendenz zu höheren Bildungsabschlüssen: Sonderschulbesuche und nicht abgeschlossene Hauptschulbesuche waren seltener, Fachschul- und Gymnasialbesuche kamen etwas häufiger vor.

Gemessen an den durchschnittlichen Bildungsabschlüssen der Bevölkerung von Berlin (West) nach der letzten Volks- und Berufszählung von 1970 unterscheidet sich das Untersuchungskollektiv in der geringeren Zahl nicht abgeschlossener Schulbildungen und in etwas häufigeren Real- und Fachschulabschlüssen von der Gesamtbevölkerung.

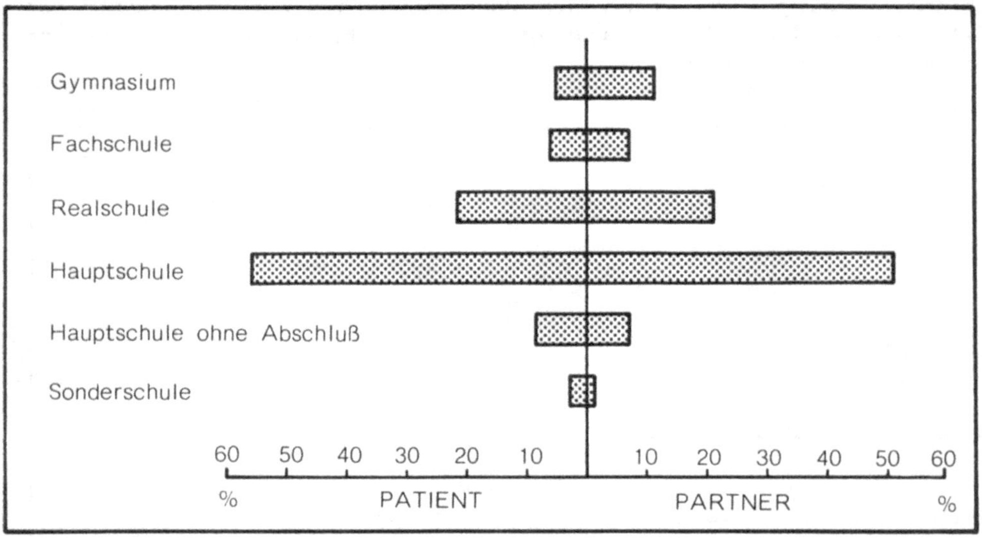

Abb. 41: Schulabschlüsse der befragten Patienten und ihrer Partner

7.4. ARBEITSRECHTLICHE STELLUNG UND BERUF

7.4.1. Arbeitsrechtliche Stellung

Nach der Stellung im Beruf waren 37 % der Patienten als angelernte Arbeiter oder als Facharbeiter, 47 % als Angestellte, 4,5 % als Beamte und 5,6 % als Selbständige tätig (Abb. 42).

Die arbeitsrechtliche Stellung der Partner der Patienten wies einen ungefähr gleichen Anteil von Arbeitern, wesentlich weniger Angestellte, aber mehr Beamte und Selbständige auf. Die beruflichen Stellungen der Patienten und ihrer Partner liegen in den gleichen Dimensionen, die aufgrund der Volkszählung von 1979 für die Bevölkerung von Berlin (West) insgesamt ausgewiesen werden (272, 286).

Vergleicht man die Diagnosengruppen untereinander, so finden sich mehr degenerative Erkrankungen der Gelenke oder der Wirbelsäule bei ungelernten Arbeitern sowie mehr degenerative Wirbelsäulenerkrankungen bei Facharbeitern. In der Gruppe der Angestellten steht der Weichteilrheumatismus, bei Beamten dagegen die Sp.A. im Vordergrund (Abb. 43).

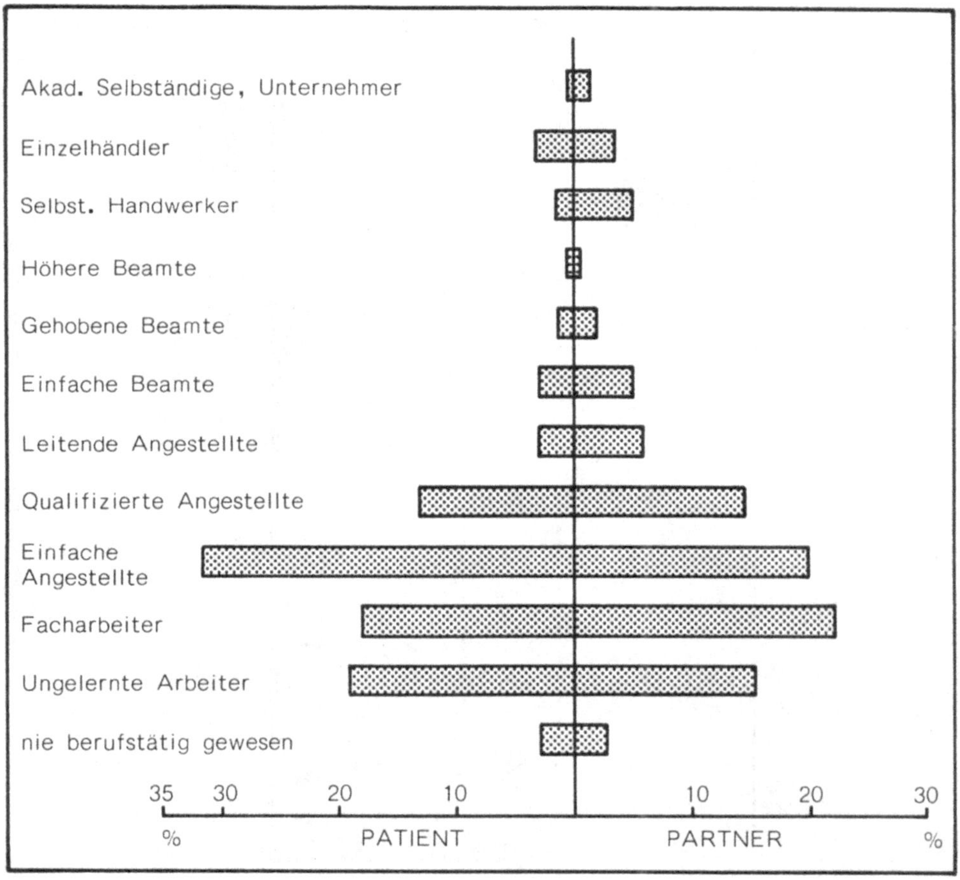

Abb. 42: Arbeitsrechtliche Stellung der befragten Patienten und ihrer Partner

7.4.2. Derzeitige Berufstätigkeit

Die aktuelle berufliche Situation der Patienten war wesentlich durch die Krankheit gekennzeichnet. Wie in Abschnitt 5.1. bereits erwähnt, waren 38 % der Patienten noch berufstätig. 2,6 % waren berufsunfähig, 12,4 % vorzeitig berentet und 2,3 % arbeitslos. Ein großer Teil der Patienten (40 %) war altershalber berentet. 2 % befanden sich noch in der Ausbildung, und 3 % waren niemals berufstätig gewesen.

In Abhängigkeit von der sozialen Schicht der Probanden (vgl. Abschnitt 7.7.4.) ergaben sich deutliche Differenzen bei der derzeitigen Berufstätigkeit (Abb. 44). Angehörige der beiden untersten Sozialschichten

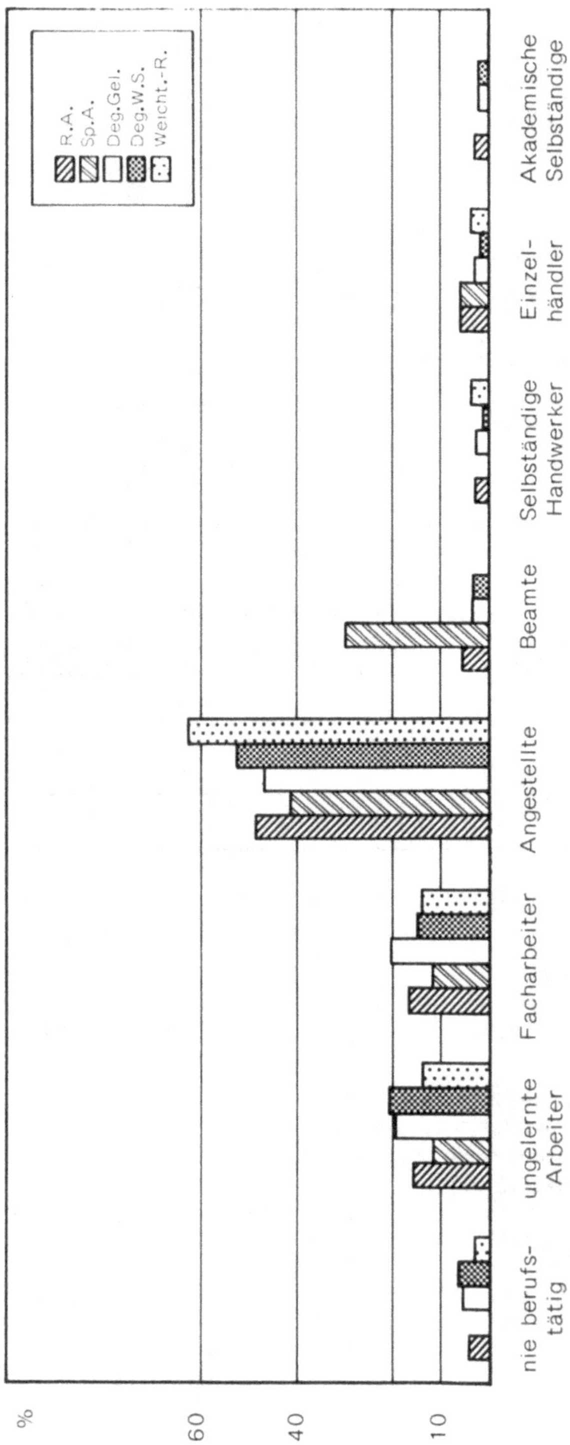

Abb. 43: Arbeitsrechtliche Stellung der Patienten der verschiedenen Diagnosengruppen

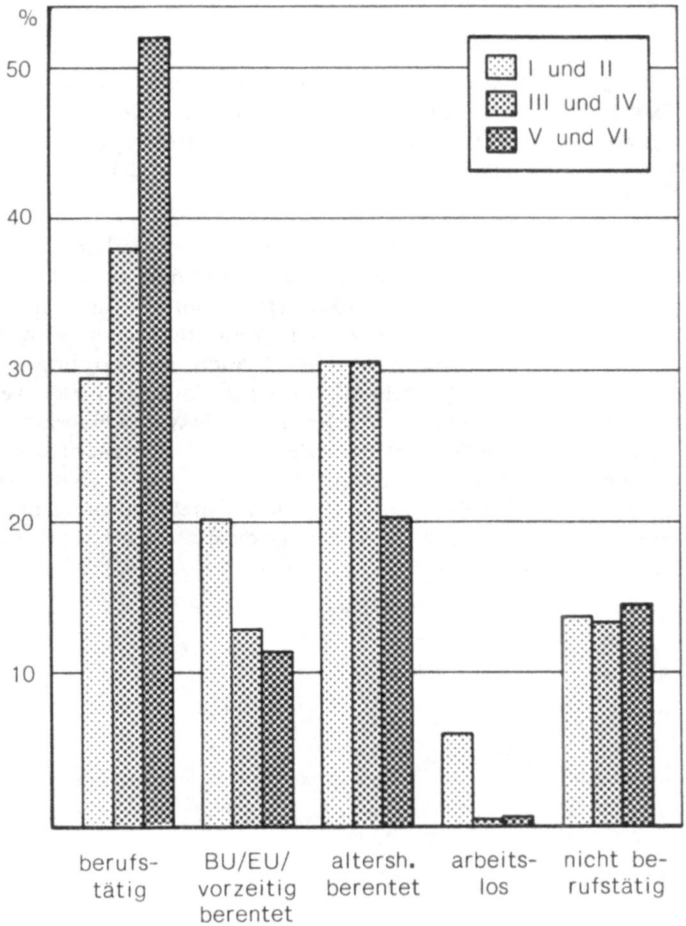

Abb. 44: Derzeitige berufliche Situation der Patienten nach der sozialen Schicht (je zwei Gruppen zusammengefaßt; I = unterste, VI = oberste Schicht)

(überwiegend ungelernte Arbeiter und Facharbeiter) waren besonders häufig wegen Berufs- oder Erwerbsunfähigkeit vorzeitig berentet worden oder arbeitslos. Patienten aus den beiden oberen Schichten waren am häufigsten noch berufstätig bzw. längerfristig krankgeschrieben, seltener vorzeitig oder altershalber berentet. Die im Zusammenhang mit erlittenen Nachteilen im Berufsleben (Abschnitt 5.1.2.) erwähnte höhere Belastung von Unterschicht-Patienten durch vorzeitiges Ausscheiden aus dem Erwerbsleben wird hier bestätigt.

7.5. EINKOMMEN DER FAMILIE

Der häufigste Wert des monatlichen Nettoeinkommens der Haushalte lag in der Klasse von DM 1.000 bis 1.500. 36 % der Familien bzw. Einzelpersonen hatten monatlich weniger als DM 1.500 zu ihrer Verfügung. 46 % der Patienten hatten DM 1.500 bis DM 3.000 und 18 % mehr als DM 3.000 pro Monat als Nettoeinkommen.

Patienten mit R.A. hatten im Durchschnitt besonders niedrige monatliche Einkünfte. Dies hängt u.a. damit zusammen, daß sie nur noch zu 24 % auf ein Einkommen aus Erwerbstätigkeit zurückgreifen können (im Vergleich zu 76 % der Sp.A.-Patienten und 56 % derer mit Weichteilrheumatismus). Die beiden letzten Gruppen waren dementsprechend auch in den höheren Einkommensklassen überrepräsentiert. Allerdings sind Patienten mit Weichteilrheumatismus auch in der untersten Einkommensklasse besonders häufig (Abb. 45). Ein direkter Vergleich ist allerdings nur eingeschränkt zulässig, weil die unterschiedlichen Familiengrößen hier nicht berücksichtigt sind (vgl. Abschnitt 7.2.). Aber auch für eine Einzelperson sind monatliche Einkünfte von unter DM 1.500 - hiervon mußten 63 % der R.A.-Patienten leben - relativ wenig.

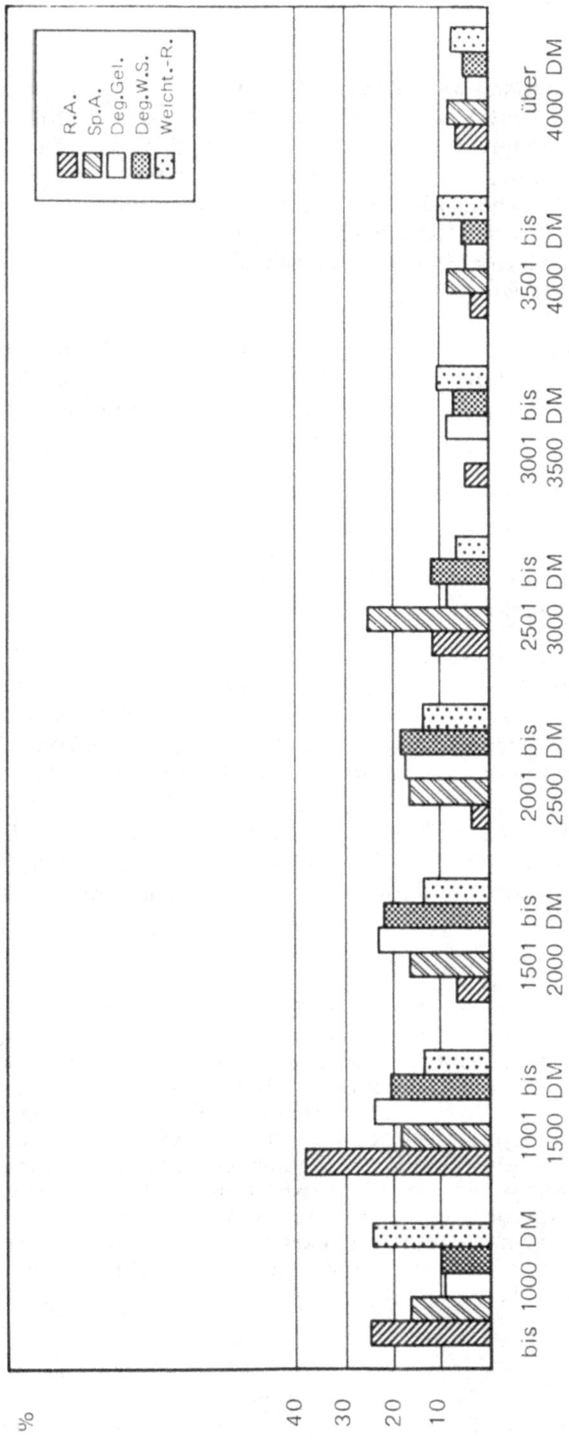

Abb. 45: Monatliches Nettoeinkommen der befragten Patienten bzw. ihrer Familien

7.6. INDEX DER SOZIALEN SCHICHT

In den vorangegangenen Abschnitten wurde wiederholt darauf hingewiesen, daß wir zur Bestimmung des Sozialstatus der Patienten einen additiven Index der sozialen Schicht bildeten, in den die Variablen Schulbildung, Stellung im Beruf, Einkommen und Wohnsituation eingingen.* In der Regel wurden die Angaben für die Patienten verwandt; bei verheirateten, nicht berufstätigen Frauen dagegen diejenigen des Ehemannes, da davon auszugehen war, daß der Sozialstatus der Familie hier ganz wesentlich über den Mann vermittelt wird.

Der Index hat Ausprägungen von 4 bis 25 Punkten; es kamen Werte zwischen 5 und 22 Punkten vor. Abbildung 46 gibt die Häufigkeit der einzelnen Ausprägungen auf dem Index wieder, zugleich kann man die Zusammenfassung zu sechs Sozialschichten entnehmen.

Der häufigste Wert waren 10 Punkte (Gruppe 3). Dies kam in der Regel durch die Kombination Haupt-/Realschulabschluß, einfacher Angestellter, Familieneinkommen DM 1000-1500 oder DM 1500-2000 und Mietwohnung zustande. Es handelt sich in dieser Gruppe also um typische Angehörige der unteren Mittelschicht.

9 Schichtpunkte entstanden weitgehend durch die Kombination Haupt-/Realschulabschluß, Facharbeiter, Einkommen DM 1000 bis 2000 und Mietwohnung zustande. Wir bezeichneten diese Gruppe generalisierend als "Facharbeiter". Alle anderen sozialen Schichten wurden durch Zusammenfassungen mehrerer Punktwerte gebildet: 5 bis 8 Punkte zu Schicht 1 ("ungelernte Arbeiter"), 11 bis 13 Punkte zu Schicht 4 ("qualifizierte Angestellte, einfache und mittlere Beamte"), 14 bis 17 Punkte zu Schicht 5 ("leitende Angestellte, Selbständige, 'gehobener Dienst' bei Beamten") und 18 bis 22 Punkte zu Schicht 6 ("höhere Beamte, akademische Selbständige und Angestellte").

---

* Es handelt sich um einen "objektiven" Schichtindex, der sich auf standardisierte, eindeutig erfragbare Merkmale stützt (vgl. 258). Er wurde in einer Reihe von früheren Untersuchungen erprobt (z.B. 331) und hat sich dort als brauchbares Instrument erwiesen. Wegen der hohen Korrelation weiterer Merkmale, die einbezogen werden könnten (z.B. Berufsausbildung), mit den in den Index eingegangenen Variablen, erscheint uns ein aus vier Merkmalen zusammengesetzter Index ausreichend. Gegenüber einer Auswertung nach Einzelmerkmalen (z.B. Einkommen, Stellung im Beruf) hat ein Index den unbestreitbaren Vorteil, Extremwerte in einzelnen Merkmalen (z.B. Student mit geringem Einkommen oder ungelernter Selbständiger mit sehr hohem Einkommen) auszugleichen (259).

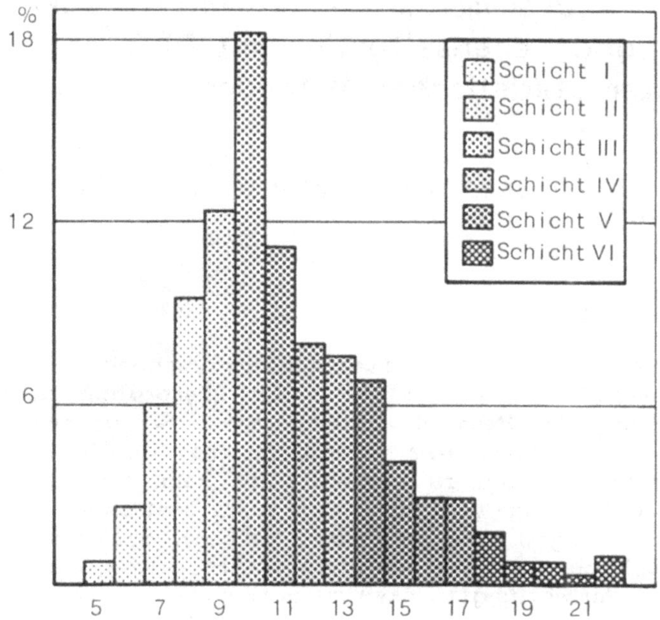

Abb. 46: Relative Häufigkeit der einzelnen Ausprägungen des 'Index der sozialen Schicht' und Zusammenfassung zu 6 Schichtgruppen (5-8 Punkte = I; 9 Punkte = II; 10 Punkte = III; 11-13 Punkte = IV; 14-17 Punkte = V; 18-22 Punkte = VI)

Hinsichtlich der Krankheitsgruppen bestätigen sich die bereits bei der Betrachtung der Einzelvariablen angedeuteten sozialstrukturellen Differenzen. Patienten mit rheumatoider Arthritis gehörten eher den beiden unteren Sozialschichten an, diejenigen mit Sp.A. dagegen eher mittleren und oberen Schichtgruppen. Die Verteilung der anderen Krankheitsgruppen entsprach in etwa dem Gesamtkollektiv.

Mit diesen Schichteinteilungen wurde schon in den vorigen Abschnitten gearbeitet; insbesondere stützen sich jedoch die Auswertungen in Abschnitt 8 auf diesen Index. Dort wird der Index sowohl in seinen sechs Gruppen als auch hinsichtlich des arithmetischen Mittels der nicht zusammengefaßten Werte nach Diagnosen und anderen Parametern betrachtet.

8. Analyse des Zusammenhangs von chronischer Krankheit und Lebenssituation mit Hilfe multivariater statistischer Methoden

8.1. SKALEN UND INDICES IN DER EMPIRISCHEN SOZIALFORSCHUNG

8.1.1. Vorbemerkung

Skalen und Indices sind in der empirischen Sozialforschung gebräuchliche Hilfsmittel, um theoretische Konstrukte empirisch überprüfbar zu machen, sie also dem Vorgang des Messens zu unterziehen. Sie können darüber hinaus dazu dienen, in empirischem Material festgestellte "latente Strukturen" zu systematisieren und zu benennen. Es kann hiermit ein sehr hoher theoretischer Anspruch verbunden sein (z.B. abstrakte Begriffe wie 'Autoritarismus' oder 'Dogmatismus' meßbar zu machen); Skalen und Indices können jedoch auch eher pragmatisch dazu dienen, Items mit ähnlicher Aussagerichtung zu Auswertungszwecken zusammenzufassen, ohne daß daraus ein neues theoretisches Konstrukt entwickelt wird und ohne daß Übertragbarkeit der so gewonnenen Skalen und Indices auf andere empirische Untersuchungen angestrebt wird.

Nach HOLM (129, 130) gibt es nur einen einzigen systematischen Unterschied zwischen den häufig synonym verwendeten Begriffen "Skala" und "Index": Beide beschreiben eine Item-Reihe, die auf einer Dimension mißt, jedoch werden bei einer Skala die Items aufgrund eines standardisierten Verfahrens (z.B. nach LIKERT oder GUTTMAN) zusammengefaßt, während dies bei einem Index aufgrund des Vorwissens und der Intuition des Forschers geschieht.

Obwohl die im folgenden verwandten Indices keineswegs rein "intuitiv", sondern aufgrund einer ausführlichen Primäranalyse und multivariater Zusammenhangsanalysen gebildet wurden, ziehen wir es zur Vermeidung von Mißverständnissen vor, durchgehend den übergreifenden Begriff des Index zu verwenden. Die formalen Kriterien der Zuverlässigkeit von Skalen und Indices (z.B. Retest-Stabilität) können ohnehin nur sehr eingeschränkt erfüllt werden, da es sich um eine Sekundäranalyse einer abgeschlossenen Studie handelt. Das Problem der Gültigkeit der Indices stellt sich nicht in der für soziologische Analysen typischen Form: Die Beziehung zwischen Index und einbezogenen Indikatoren ist in unserer Untersuchung überwiegend so eng, daß kaum von einer unzulässigen Abstraktion oder einem ungeklärten Verhältnis zwischen Index und zugrundeliegenden Items (im Sinne konkurrierender Hypothesen für den Inhalt des Index) gesprochen werden kann.

Hinsichtlich der - allerdings auch mit hohem methodischem Aufwand kaum zu klärenden - Frage, welche systematischen Verzerrungen des Antwortverhaltens aufgrund psychischer Mechanismen (Verleugnen, Nicht-Wahrhaben-Wollen, Dramatisieren usw.) eintreten, sind wir weitgehend auf Vermutungen angewiesen. Aus dem Antwortverhalten bestimmter Gruppen in unterschiedlichen Bereichen und der Gegenüberstellung mit den Angaben der behandelnden Ärzte können dennoch Schlüsse auf mehr oder weniger plausibles Antwortverhalten gezogen werden. Weitergehende Analysen hätten den gezielten Einbau von "Lügenskalen" oder intensivere testpsychologische Untersuchungen vorausgesetzt - Wege, die wir aus moralischen ebenso wie aus wissenschaftlichen Gründen ablehnen. Wir haben uns bewußt auf die Angaben der Patienten und der Ärzte beschränkt und glauben, im folgenden nachweisen zu können, daß Patienten mit schweren chronischen Krankheiten sehr wohl in der Lage sind, medizinische, psychische und soziale Aspekte ihrer Krankheit differenziert zu schildern.

8.1.2. Ziele der Entwicklung von Indices

Nach FRIEDRICHS (99, S. 166) dienen Indices in der empirischen Sozialforschung vor allem der Lösung der folgenden Probleme:

1. Durch Einbeziehung verschiedener Teilbereiche eines zu untersuchenden Problems sollen 'zufällige' Ungenauigkeiten einzelner Meßinstrumente reduziert werden. Ein typisches Beispiel hierfür ist der in Abschnitt 7.4. vorgestellte Index der sozialen Schicht: Obwohl er sehr hoch mit seinen Einzelvariablen (z.B. arbeitsrechtliche Stellung, Einkommen) korreliert ist, erhöht die Zusammenfassung verschiedener Variablen, die nach theoretischen Vorüberlegungen konstitutiv sind für soziale Schichtung, die Präzision des Instruments. Dies gilt immer dann, wenn Fälle mit starken Abweichungen der Ausprägungen der einzelnen Variablen im Datensatz vorkommen: Beispielsweise würde ein Student mit hoher Schulbildung und niedrigem Einkommen bei einer rein bildungsorientierten Schichtung der sozialen Oberschicht, bei einer Einteilung nach dem Einkommen der Unterschicht zugerechnet werden. Die Einbeziehung mehrerer Indikatoren weist ihm eine Position im Mittelfeld zu - sicherlich die angemessenste Lösung bei stark disparaten Merkmalsausprägungen.

2. Bei guter a-priori-Kenntnis von Zusammenhängen verschiedener Indikatoren kann man die Genauigkeit erhöhen, indem man die stark korrelierenden, sich gegenseitig ergänzenden Variablen in einem Index zusammenfaßt. Ein Beispiel hierfür ist der in der vorliegenden Untersuchung gebildete Index 'Hilfsbedürftigkeit'. Die Angaben, bei unterschiedlichen Tätigkeiten auf fremde Hilfe angewiesen zu sein, wurden auf Gemeinsamkeiten hinsichtlich des Antwortverhaltens untersucht und entsprechend gewichtet. Der Zusammenhang zwischen Indikatoren und Index ist hier sehr direkt, da keine latenten Strukturen aufgedeckt, sondern nur verschiedene Aspekte eines Begriffs zusammen-

gefaßt werden sollen. Die empirische Erhebung ("wobei brauchen Sie fremde Hilfe?") und die Bezeichnung des Index ('Hilfsbedürftigkeit') stimmen hier überein.

3. Indices können schließlich als quantitativer Ausdruck komplexerer Phänomene aufgefaßt werden, d.h. es wird aus der Zusammenfassung verschiedener Variablen ein qualitativ neues, der direkten Beobachtung entzogenes, Konstrukt gebildet. Ein Beispiel aus dem Zusammenhang dieser Studie ist der Index 'Soziale Integriertheit' (vgl. Abschnitt 8.4.). Der Begriff der Integriertheit wurde operationalisiert über Indikatoren aus den Bereichen der Freizeitgestaltung, des Berufs, der Familie und aus verschiedenen subjektiven Einschätzungen der Befragten. Ein solcher, mehrere Dimensionen umfassender, Index ist dann brauchbar, wenn er Indikatoren aus allen für den Gegenstandsbereich wichtigen Dimensionen enthält. Diese Entscheidung kann nur aufgrund theoretischer Überlegungen gefällt werden, wobei die Auswahl der Indikatoren anschließend (durch Erstellung von Kontingenztafeln zwischen allen einzubeziehenden Variablen) überprüft werden muß.

Ein klassisches Beispiel für die große Bedeutung der Auswahl der Indikatoren für die Aussagefähigkeit eines Index ist die v.a. in den 60er und 70er Jahren geführte Diskussion um 'Soziale Indikatoren', also um die Auswahl derjenigen Merkmale, die das soziale Niveau einer Gesellschaft standardisiert erfassen und valide und reliabel repräsentieren sollen (z.B. über die Dichte der medizinischen Versorgung, die Qualität der sozialen Sicherung, Ausgaben im Bildungsbereich u.a.). Teil dieser Debatte war die Suche nach 'Gesundheitsindikatoren'. Anknüpfend an den Gesundheitsbegriff der WHO wurde versucht, Indikatoren für diesen hypothetischen Zustand des vollkommenen körperlichen, seelischen und sozialen Wohlbefindens zu finden. Obwohl hierzu eine Flut von Arbeiten und Veröffentlichungen vorliegen (regelmäßig gesammelt durch das 'Clearinghouse on Health Indexes'), muß festgestellt werden, daß diese Versuche nicht sehr erfolgreich waren. Dies mag damit zusammenhängen, daß Gesundheit erst in ihrer Negation, als körperliche Beschwerden, seelische Störungen oder soziale Desintegration und Bedrohung subjektiv wahrgenommen oder 'objektiv' festgestellt und damit einer Messung zugänglich wird. Erheblich mehr Forschungsaktivität als auf die Enwicklung von Gesundheitsindikatoren wurde daher auf die Entdeckung von Indikatoren gestörter, beeinträchtigter Gesundheit verwandt. Auf einen Teil dieser Indikatoren und der daraus entwickelten Indices kommen wir unten im Zusammenhang der Diskussion um Meßinstrumente für Beeinträchtigung und Behinderung zurück (Abschnitt 8.4.).

Zur Messung beeinträchtigter Gesundheit und reduzierten Wohlbefindens werden in der Regel einfache, additive Indices gebildet; multiplikative Verfahren sind nur selten zu begründen. Demgegenüber kann eine Gewichtung einzelner Indikatoren sehr sinnvoll sein, wenn man begründet annehmen kann, daß bestimmte Variablen in engerem Zusammenhang zum Inhalt des angestrebten Index stehen als andere, die lediglich Teilaspekte repräsentieren. Um auf das oben erwähnte Beispiel zurückzukommen: Im Index 'Soziale Integriertheit' wurde die Angabe, besonders unter Einsamkeit zu leiden, stärker negativ gewichtet als die Angabe, weniger als ein Mal im Monat Besuch zu bekommen. Beide Variablen repräsentieren Aspekte des Konstrukts 'Soziale Isoliertheit' (das in diesem Zusammenhang als die negative Entsprechung zu Integriertheit angesehen wird), wenngleich in unterschiedlichen Dimensionen. Jedoch scheint die explizite Angabe, einsam zu sein und darunter zu leiden, ausdrucksfähiger für das angestrebte Konstrukt zu sein als eher formale Besuchsfrequenzen. Die Indikatoren zu einem Index zusammenzufassen, rechtfertigt sich neben inhaltlichen Überlegungen aus der hohen Korrelation zwischen beiden Angaben.

8.1.3. Methodik der Indexkonstruktion

Generell geht es bei der Erstellung von Indices also darum, eine größere Zahl von manifesten, d.h. meß- und beobachtbaren Merkmalen oder Eigenschaften, bei denen man vermutet, daß ihnen gemeinsame Dimensionen zugrundeliegen, in der Weise auf einen "latenten Eigenschaftsraum" zu reduzieren, daß dieser eine geringere Dimensionalität aufweist als der ursprünglich beobachtete Merkmalsraum. Es wird unterstellt, daß dieser latente Eigenschaftsraum in einem theoretischen Begriff, einem Konstrukt, faßbar ist. Das bei der Indexkonstruktion zu lösende theoretische Problem ist, in welchem Verhältnis latente Konstrukte (theoretische Begriffe) und manifeste Gehalte (Variablen, Indikatoren) stehen, das empirische, wie gut die verwendeten Indikatoren die vermutete latente Dimension repräsentieren, also Fragen von Validität und Reliabilität des Index.

Hat man zu Beginn der Entwicklung von Skalierungsverfahren in Ermangelung komplexer Analysemethoden versucht, eindimensionale, durch Rangordnung zustande kommende Indices zu bilden, so setzt sich in den letzten Jahrzehnten immer mehr die Erkenntnis durch, daß die Skalierungsverfahren stärker der Komplexität mehrdimensionaler Konstrukte angenähert werden müssen (vgl. 259). Im Zusammenhang der psychologischen Meßtheorie, insbesondere der Messung von Einstellungen und Wertungen, wurde die "Multidimensionale Skalierung" entwickelt. Sie ermöglicht die simultane Darstellung sehr vieler paarweiser Beurteilungen in einem Raum beliebiger Dimensionalität. Im klassischen Beispiel für die Anwendung einer MDS werden Versuchspersonen Stimuli vorgelegt, deren Ähnlichkeit oder Verschiedenheit sie paarweise beurteilen sollen. Die zugrundeliegende Hypothese ist, daß der Prozeß der Urteilsbildung beim einzelnen Individuum in sehr viel weniger als n Dimensionen abläuft und daß infolgedessen die empirischen Urteile sich weitgehend widerspruchsfrei in einem Raum mit wesentlich weniger als (n-1) Dimensionen darstellen lassen. Die wenigen Dimensionen, auf die reduziert wird, können nach der Anordnung der Stimuli Begriffen zugeordnet werden. (Zur Methode der MDS vgl. die ausführlichere Darstellung in 166 sowie Ahrens (4)).

Im vorliegenden Fall der multidimensionalen Skalierung von Antworten zu verschiedenen Stimuli, die nicht unter dem Aspekt des Vergleichs abgegeben wurden, sollen die Antworten auf gemeinsame, latente Dimensionen untersucht werden, es sollen also typische "Muster" des Antwortverhaltens aufgespürt werden. Dies läßt Aussagen über die Struktur der Items und ihrer Ausprägungen ebenso zu wie über Teilkollektive der Untersuchungsgruppe. In diesem Fall geht man nicht von einer Matrix empirisch gewonnener Ähnlichkeitsurteile aus, sondern berechnet eine dreieckige Korrelationsmatrix aller Ausprägungen der Items. Diese Korrelationen, die also die Häufigkeit des gemeinsamen Auftretens von Antwortvorgaben ausdrücken, werden wie "Ähnlichkeitsurteile" behandelt und im m-dimensionalen Raum (m$$$n) auf gemeinsame, latente Dimensionen untersucht. Nach diesem Verfahren, ergänzt um eine Clusteranalyse, wurden alle im folgenden diskutierten Indices gebildet.

Die Clusteranalyse (269) hatte hierbei die Funktion, in der MDS gefundene Merkmalskombinationen zu bestätigen oder zu modifizieren und sie "klumpenweise" interpretierbar zu machen. Nachdem mit Hilfe der MDS die Dimensionalität der Lösung und damit die Anordnung der Merkmale im Raum anhand des Stressmaßes* festgelegt sind, können gemeinsame Dimensionen ("Achsen") oder benachbarte Stimuli ("Cluster") interpretiert werden. Die unabhängig hiervon gewonnenen Ergebnisse der Clusteranalyse, bei der mit etwas anderem methodischem Ansatz ebenfalls eine räumliche Zuordnung einander ähnlicher Merkmale erfolgt, wurden in die MDS-Ausdrucke eingezeichnet, um einen Vergleich der Ergebnisse beider Verfahren zu ermöglichen und die Interpretierbarkeit der MDS-Ergebnisse zu erhöhen. Die Resultate der MDS und der Clusteranalyse stimmen sehr weitgehend überein.

8.2. INDICES AUS DEM MEDIZINISCHEN BEREICH: VERSORGUNGSINTENSITÄT, BESCHWERDEN, BEFINDLICHKEIT

8.2.1. Zur Konstruktion der Indices

Im Zusammenhang mit den rapide steigenden Kosten der Gesundheitsversorgung und zu einer Zeit, als große Erwartungen in Planungsdaten als Grundlage administrativen Handelns gesetzt wurden, entwickelten sich in

---

* Gütekriterium; Maß für den Anteil der nicht erklärten Varianz. In (n-1) Dimensionen ist eine Darstellung der Ähnlichkeitsurteile widerspruchsfrei möglich, der Stress ist dann gleich null; je niedriger die Dimensionalität, umso höher wird der Stress. Bei unseren Auswertungen konnte generell mit den gut interpretierbaren zweidimensionalen Modellen gearbeitet werden, da der Stress in allen Fällen akzeptabel war (4).

der Bundesrepublik Strukturforschung und Systemanalyse im Gesundheitswesen. Explizites Ziel dieser Forschungsrichtung war die Bereitstellung von Daten und Konzepten, die zu einer Verbesserung der Versorgung, insbesondere zum Ausgleich regionaler und sozialstruktureller Disparitäten, zum Abbau diskontinuierlicher oder mehrfacher Versorgung, zur Steigerung der Effizienz und einer Senkung der Kosten im Gesundheitswesen beitragen sollten. Dies war schon deshalb unabweisbar, weil das Gesundheitssystem der Bundesrepublik Deutschland mit seinen Charakteristika der starren Trennung von ambulanter und stationärer Versorgung, der geringen Strukturiertheit seiner Versorgungswege und mit seiner Arztzentrierung im Vergleich mit anderen europäischen Industriestaaten die hohen Kosten nicht durch besonders günstige Ergebnisse der gesundheitlichen Versorgung rechtfertigen konnte. Zugleich wurde deutlich, daß die Konzentration der Anstrengungen auf den kurativen Bereich, die weitgehende Ausklammerung der Prävention und eine dysfunktionale Organisation von Rehabilitation und Reintegration mit ihren langfristigen Folgen wesentlich höhere Kosten mit sich brachten als die individuell und volkswirtschaftlich günstigere Alternative einer wirksamen Prävention und frühzeitigen Rehabilitation.

Strukturforschung - von Anfang an zugleich Gesundheitssicherung und Gesundheitskontrolle - war zunächst vor allem daraufhin angelegt, Versorgungsdefizite aufzudecken und die Chancen auf eine adäquate gesundheitliche Versorgung für unterversorgte Bevölkerungsgruppen zu verbessern. Als sich abzeichnete, daß eine Strukturreform der Gesundheitsversorgung politisch nicht intendiert oder nicht durchsetzbar war, trat das Element der Kontrolle unter dem Schlagwort 'Kostendämpfung' immer mehr in den Vordergrund.

Wesentlicher Aspekt einer Strukturforschung, die den Anspruch nicht aufgegeben hat, Innovation zu betreiben, ist die Analyse von Versorgungsverläufen. Diese Analyse kann sich auf unterschiedliche Datenquellen stützen. Die für die Betrachtung großer Fallzahlen und typischer Verläufe geeignetsten Datenquellen sind sicherlich Prozeßdaten der Sozialversicherungsträger oder der Kassenärztlichen Vereinigungen. Wenn das nicht unerhebliche Problem der fallbezogenen Zusammenführung dieser Daten gelöst ist, so geben sie umfassenden Aufschluß über Art, Dauer und Intensität von Vorsorge, Behandlung oder Rehabilitation je nach Diagnosen und sozialstrukturellen Merkmalen der Patienten.

Mögliche Datenquellen sind darüber hinaus die Analyse von Klinikakten (die wegen des weitgehend außerstationären Verlaufs der meisten Krankheiten nur sehr eingeschränkte Ergebnisse liefern) und die Befragung von Patienten. Hier bereiten Erinnerungsverluste und die häufig mangelhafte Informiertheit der Patienten über Details ihrer Behandlung große Probleme.

Schließlich werden Versorgungsverläufe auch beobachtet im Rahmen von 'Therapiestudien'. Dabei geht es allerdings nicht darum, in welchen Etappen Patienten normalerweise das System der Gesundheitsversorgung durchlaufen, sondern es werden unterschiedliche therapeutische Maßnahmen und Konzepte langfristig verglichen.

Die genannten Möglichkeiten der Analyse von Versorgungsverläufen wurden in der vorliegenden Studie nicht verfolgt. Dennoch konnten wir uns aufgrund der Angaben der Patienten ein ungefähres Bild machen, welche therapeutischen Maßnahmen bevorzugt angewandt wurden und in welchem institutionellen Zusammenhang. Wir untersuchten also Strukturunterschiede innerhalb des Kollektivs klinisch behandelter Patienten mit Erkrankungen des rheumatischen Formenkreises, ohne sagen zu können, ob diese Erkenntnisse auf die Berliner Bevölkerung übertragbar sind. Ebensowenig war es möglich oder intendiert, Beurteilungen darüber abzugeben, ob die Behandlungen angemessen und ausreichend waren. Unsere Indices zur Intensität der ambulanten und der stationären Versorgung zielen daher auf eine Beschreibung des aufgrund der Erinnerung der Patienten rekonstruierbaren Spektrums therapeutischer Maßnahmen und hervorstechender Versorgungsereignisse (Krankenhaus- und Kuraufenthalte, Operationen und eingreifende diagnostische Maßnahmen).

Die beiden Instrumente zur Beschreibung der medizinischen Versorgung wurden ergänzt um drei Indices für die Intensität von Beschwerden. Im Fragebogen hatte die differenzierte Erfassung von Beschwerden unterschiedlicher Art an Gelenken, der Wirbelsäule und den weichen Geweben breiten Raum eingenommen. Die drei Indices 'Intensität der Gelenkbeschwerden', 'Intensität der Wirbelsäulenbeschwerden' und 'Intensität der weichteilrheumatischen Beschwerden' sollen einen Vergleich zwischen ärztlicher Diagnose und subjektiven Beschwerden ermöglichen.

Dabei war und ist nicht angestrebt, eine Art "Patienten-Selbst-Diagnose" aufgrund der Beschwerdeangaben zu stellen. Verschiedene Versuche in dieser Richtung sind im klinischen Bereich unternommen worden. Sie haben u.E. vor allem den Nachteil, daß - um auch seltene Syndrome abzuklären - ein sehr breites Spektrum von Fragen gestellt werden muß, deren Zusammenhang mit der eigenen rheumatischen Krankheit für die Mehrzahl der Patienten nicht einsichtig ist. Unsere Erhebung von Art und Lokalisation von Beschwerden sollte daher eher dazu dienen, aufgrund von Patientenangaben typische Muster des Befalls aufzuzeigen und über die Summierung verschiedener Beschwerdearten und Lokalisationen zu so etwas wie einer "Gesamtbelastung" der Patienten mit Beschwerden und degenerativen Veränderungen zu kommen.

Hierzu gehören auch die von den Patienten angegebenen psychovegetativen Symptome. Mit Hilfe einer Beschwerden-Liste (Frage 25 im Fragebogen) aus dem "Biogramm" der Infratest-Gesundheitsforschung (138) wurden Beschwerden allgemeiner Art erhoben, deren Bezug zu Krankheit nicht zwingend gegeben ist, die gleichwohl äußerst störend und belastend sein können. Mit Hilfe der multidimensionalen Skalierung und der Clusteranalyse wurden die 16 Symptome aufgrund von Gemeinsamkeiten im Antwortverhalten der Patienten so strukturiert, daß sich ein Index 'Psychovegetative

Symptome' mit fünf Teilscores (Magensymptome, Schwindel/Durchblutungsstörungen, depressive Stimmungslage, klimakterische Beschwerden und Kopfschmerzen) (vgl. Abb. 59) ergab.

Den Angaben der Patienten wurde ein Index 'Schweregrad der Erkrankung' gegenübergestellt, der auf Urteilen der Ärzte hinsichtlich Grad der Behinderung, Prognose und subjektiver Beeinträchtigung der Patienten beruht. Besonders ungünstig hinsichtlich aller drei Dimensionen wurden Patienten mit rheumatoider Arthritis eingeschätzt; dies galt auch für Patienten mit Sp.A. hinsichtlich der Prognose und der subjektiven Beeinträchtigung, nicht jedoch im Hinblick auf die Behinderung durch die Krankheit. Patienten mit Weichteilrheumatismus wurden hinsichtlich der Prognose und der Behinderung als sehr günstig, im Hinblick auf die subjektive Beeinträchtigung dagegen deutlich belasteter beurteilt. Patienten mit degenerativ-rheumatischen Krankheiten wiesen bei insgesamt wenig dramatischer Prognose relativ hohe Werte für Behinderung und subjektive Beeinträchtigung auf.

Zusammen mit den Diagnosen ermöglichte der durch Addition der drei Beurteilungen gebildete Index eine Differenzierung der Krankheitsgruppen nach dem 'Schweregrad'. Entsprechend den Ausprägungen der drei einbezogenen Differentiale von 1 bis 7 ergaben sich Indexwerte von 3 bis 21, wobei 3 die leichtesten, 21 die schwersten Formen beschreibt. Abbildung 47 zeigt die Werte des Index 'Schweregrad' für jede der Krankheitsgruppen. Abweichend vom Vorgehen in den Kapiteln 4 bis 7 wurden im Rahmen der Sekundäranalyse, d.h. im gesamten Kapitel 8, die degenerativen Erkrankungen der Gelenke und der Wirbelsäule in drei Gruppen erfaßt: Patienten, die sowohl Beschwerden der Gelenke als auch der Wirbelsäule hatten, bilden nun eine eigene Gruppe, wodurch Doppelzählungen nicht mehr vorkommen (vgl. Abschnitt 4.1.2.). Die geringsten Ausprägungen des Index 'Schweregrad' haben Patienten mit Weichteilrheumatismus, die höchsten diejenigen mit R.A.. Als relativ gravierend wurde auch die Situation der Patienten mit Erkrankungen der Gelenke und der Wirbelsäule und der Sp.A.-Patienten eingeschätzt.

Durch Kombination mit den Diagnosen entstand die Variable 'Krankheitsschwere'. Dazu wurden die Werte des Index 'Schweregrad' auf drei Ausprägungen reduziert: bis 9 Punkte = 1 (leichte Formen), 10 bis 15 Punkte = 2 (mittlere Formen) und 16 bis 21 = 3 (schwere Formen). Theoretisch wären also 18 Gruppen entstanden. Da die Gruppe der Sp.A.-Patienten nur 18 Personen umfaßte, wurde hier auf eine Differenzierung nach dem Schweregrad verzichtet. Die Gruppe der R.A.-Patienten mit leichten Formen war so klein, daß sie mit der mittleren Gruppe zusammengefaßt wurde. Die meisten R.A.-Patienten befanden sich ohnehin in der Schweregrad-Gruppe 3. Der umgekehrte Fall liegt bei den Patienten mit Weichteilrheumatismus vor: Hier mußten die Gruppen 2 und 3 zusammengefaßt werden, weil dieses Krankheitsbild von den Ärzten überwiegend als wenig dramatisch eingeschätzt und der Gruppe 1 zugeordnet wurde.

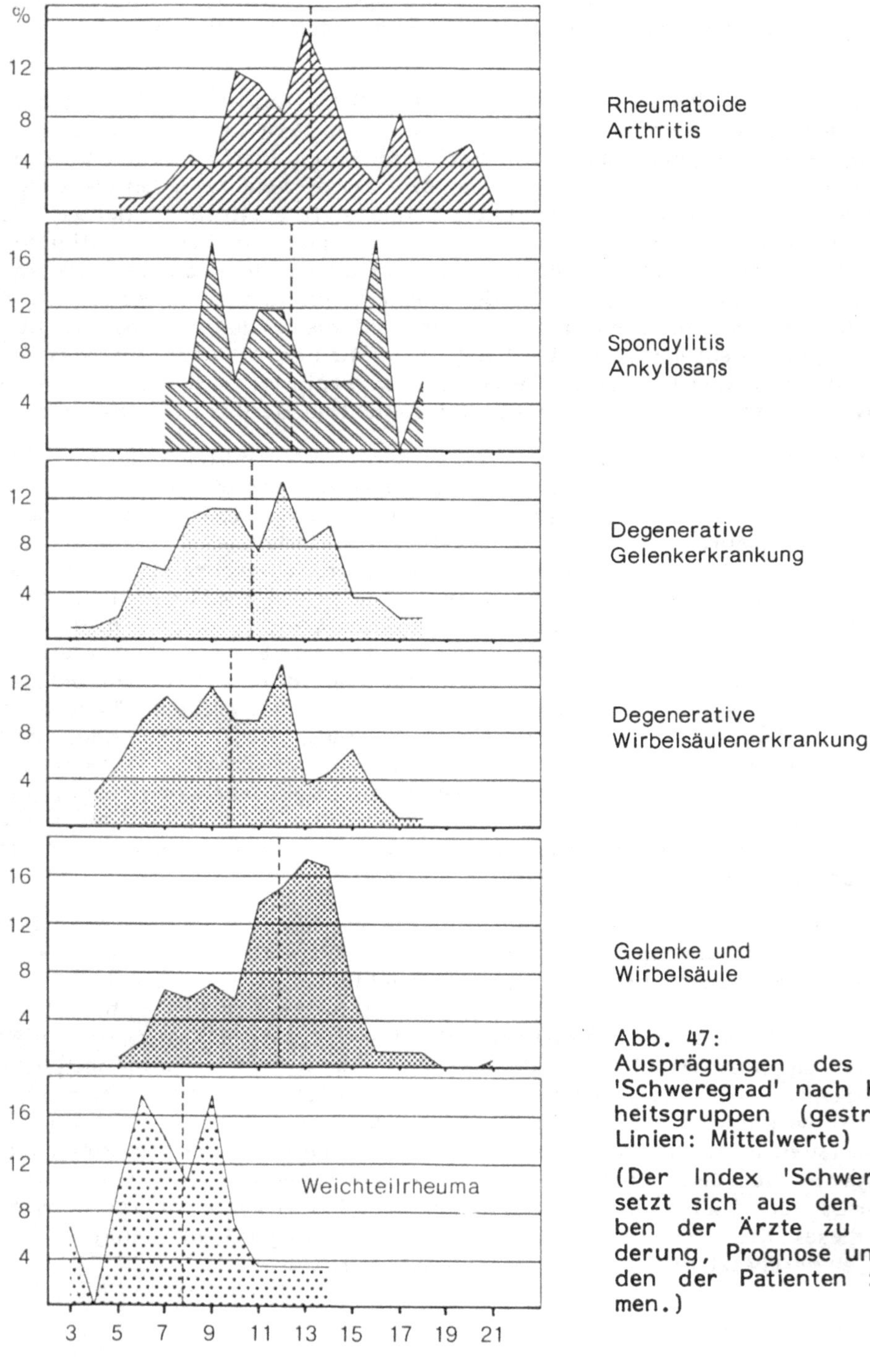

Abb. 47: Ausprägungen des Index 'Schweregrad' nach Krankheitsgruppen (gestrichelte Linien: Mittelwerte)

(Der Index 'Schweregrad' setzt sich aus den Angaben der Ärzte zu Behinderung, Prognose und Leiden der Patienten zusammen.)

8.2.2. Ergebnisse der Auswertung der Indices zur Messung von medizinischer Versorgung, rheumatischen Beschwerden und Schwere der Erkrankung

8.2.2.1. Intensität der Versorgung

Die 'Intensität' der Versorgung wurde getrennt für die beiden Teilbereiche der ambulanten und der stationären Versorgung untersucht. Da in beide entsprechenden Indices die im jeweiligen Bereich durchgeführte physikalische Therapie Eingang finden sollte, wurde zunächst mit Hilfe von MDS und Clusteranalyse der Zusammenhang zwischen der Art der Maßnahme und der institutionellen Zuordnung der Einrichtung untersucht. Abbildung 48 stellt die Beziehung zwischen allen durchgeführten physikalischen Maßnahmen und den erbringenden Versorgungseinrichtungen dar. Es lassen sich vier deutlich getrennte Cluster ausmachen: Stationäre Behandlung steht in Zusammenhang mit Krankengymnastik, Warmschwimmen und Eispackungen. Letzteres wird bei Patienten mit entzündlich-rheumatischen Krankheiten im akuten Schub angewandt und ist schon wegen der Schwere des zugrundeliegenden Krankheitsbildes an ein Krankenhaus gebunden. Massagen und Fangopackungen, typische Maßnahmen bei degenerativen Veränderungen der Gelenke und beim Weichteilrheumatismus, wurden vor allem bei Heilverfahren der Rentenversicherungsträger und - seltener - in selbständigen Instituten für medizinische Bäder verabreicht. Elektrotherapie war an ambulante Einrichtungen in Krankenhäusern gebunden, Bestrahlungen an Arztpraxen. Diesen beiden Bereichen der ambulanten Versorgung wurden keine weiteren physikalischen Maßnahmen zugeordnet. Der Befund ist als Ausdruck eines geringen Stellenwerts physikalisch-therapeutischer Maßnahmen in der ambulanten Versorgung zu werten. Elektrotherapie und Bestrahlungen als nahezu einzige Angebote sind für die allseits geforderte kontinuierliche, wohnortnahe - und damit zwangsläufig vorwiegend ambulante - Versorgung von Rheumapatienten unbestreitbar zu wenig.

Bei der Betrachtung der Indices zur ambulanten und stationären Versorgung muß also berücksichtigt werden, daß jeweils spezifische Arten von physikalischer Therapie in die Indices eingehen.

Weitere Indikatoren der Intensität der Versorgung waren für den ambulanten Bereich die Zahl verschiedener ambulant betreuender Ärzte und weiterer, paramedizinischer Professionen sowie der Zeitraum, in dem solche Maßnahmen stattgefunden hatten (Fragen 5 bis 8 im Fragebogen).

Der durch einfache, nicht gewichtete Addition dieser Bereiche erhaltene Index 'ambulante Versorgungsintensität' wurde - wie alle folgenden Indices - standardisiert ($\bar{x} = 0$; $\sigma = 1$). Die Abbildungen geben die Mittelwerte der Indices für die jeweils untersuchten Teilkollektive an.

Abbildung 49 stellt die ambulante Versorgungsintensität nach der Variable 'Krankheitsschwere' vor, die - wie erwähnt - aus der Diagnosengruppe und der in drei Gruppen zusammengefaßten Variable 'Schweregrad' der

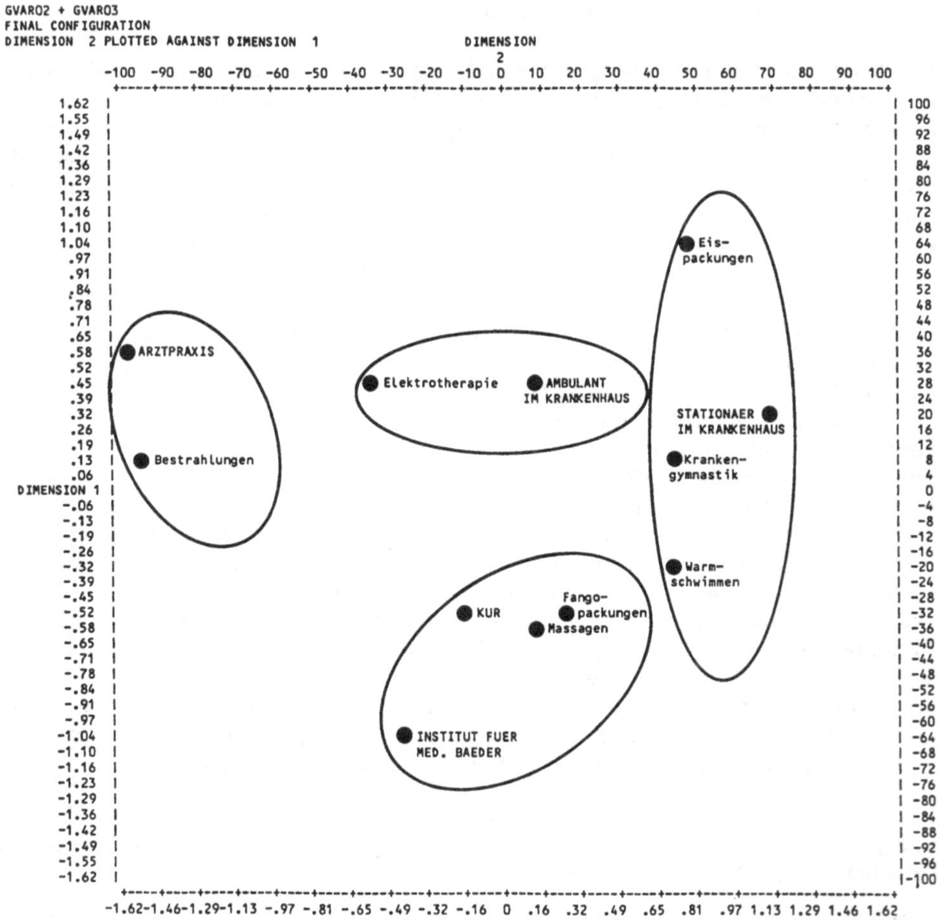

Abb. 48: Zusammenhänge zwischen der Art der pysikalischen Therapie und der durchführenden Institution (MDS-Modell, Streß = 11,4 %; eingezeichnet: Ergebnisse der Clusteranalyse)

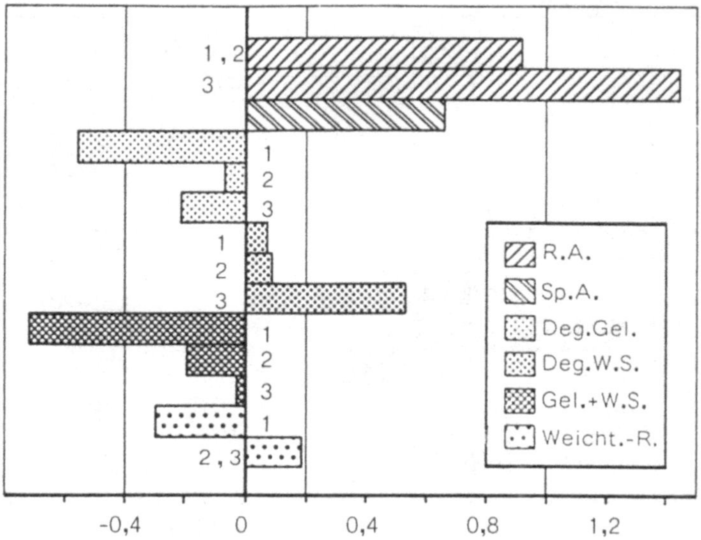

Abb. 49: Mittelwerte des Index 'Ambulante Versorgungsintensität' nach der Krankheitsschwere

Krankheit gebildet wurde. Patienten mit entzündlich-rheumatischen Krankheiten - insbesondere diejenigen mit schweren Formen der rheumatoiden Arthritis - wurden deutlich intensiver ambulant versorgt als andere; lediglich diejenigen mit schwersten Formen degenerativer Wirbelsäulenveränderungen und mit mittelgradigem bis schwerem Weichteilrheumatismus lagen noch nennenswert über dem Durchschnitt. Bemerkenswert ist die geringe Intensität der ambulanten Versorgung bei Patienten mit degenerativen Gelenkerkrankungen. Sie steht in Übereinstimmung mit dem erwähnten geringen Stellenwert physikalisch-rehabilitativer Maßnahmen im ambulanten Sektor.

Der Index 'stationäre Versorgungsintensität' setzt sich aus Angaben aus dem Patienten-Fragebogen und dem 'Belegblatt für Ärzte' zusammen. Aus den Patientenangaben gingen die Zahl stationärer Klinik- und Kuraufenthalte, die dort angewandten physikalischen Maßnahmen sowie durchgeführte Operationen ein, aus den Ärzteangaben die Art der Basismedikation (bei entzündlich-rheumatischen Krankheiten) und spezielle diagnostische Verfahren.

In Abbildung 50 sind die Mittelwerte des Index 'Stationäre Versorgungsintensität' für die nach Schweregraden eingeteilten Diagnosengruppen dargestellt. Extrem hohe Werte weisen R.A.-Patienten in schweren Stadien der Krankheit sowie Sp.A.-Patienten auf, während in den anderen Gruppen, vor allem bei leichten Formen, sehr wenig stationäre Diagnostik, Therapie und Rehabilitation stattgefunden hatte.

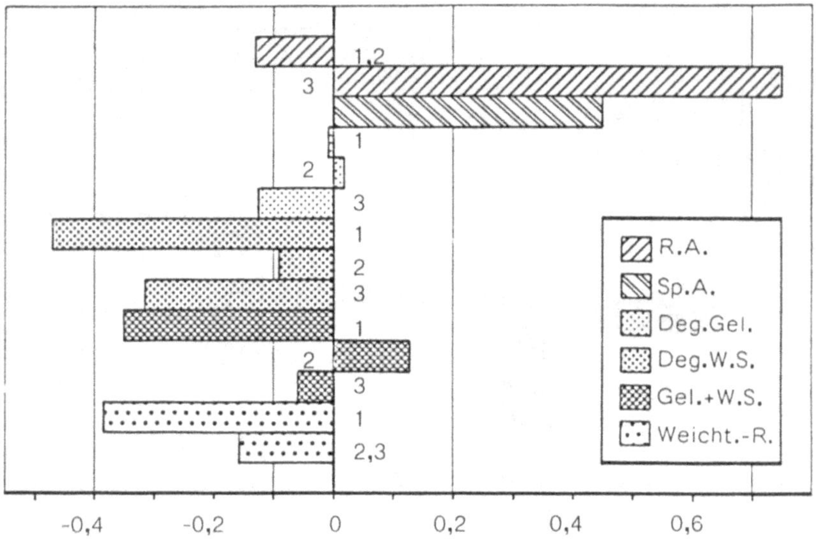

Abb. 50: Mittelwerte des Index 'Stationäre Versorgungsintensität' nach der Krankheitsschwere

Betrachtet man beide Indices zur Versorgungsintensität nach dem Schweregrad allein (Abb. 51), so wird sowohl der enge Zusammenhang zwischen ambulanter und stationärer Versorgung (r = 0,39) als auch der Anstieg der Intensität mit zunehmend gravierender werdenden Krankheitsbildern deutlich. Ambulante und stationäre Therapie ersetzen sich also nicht gegenseitig, sondern man kann eher sagen, sie bedingen einander: Hohe ambulante bedeutet gleichzeitig hohe stationäre Versorgungsintensität, wobei das beide Indices steuernde Merkmal Art und Schwere der Krankheit ist.

8.2.2.2. Art und Intensität von Beschwerden der Gelenke, der Wirbelsäule und der weichen Gewebe

Mit einer großen Zahl von Fragen versuchten wir, Art und Ausmaß der Beschwerden, die im Zusammenhang mit der rheumatischen Krankheit standen, von den Patienten zu erfahren. Hierauf beziehen sich die Fragen 26 bis 52 im Fragebogen. Wir unterschieden Beschwerden der Gelenke, der Wirbelsäule und der weichen Gewebe (Muskeln, Sehnen, Bänder) und bildeten drei entsprechende Indices.

Der Index 'Intensität der Gelenkbeschwerden' besteht aus Angaben zu Schmerzen, Schwellungen, Bewegungseinschränkungen sowie zu weiteren Gelenkbeschwerden, der Zahl befallener Gelenke, den Anlässen des Auftretens von Beschwerden und der Dauer beschwerdefreier Zeiten.

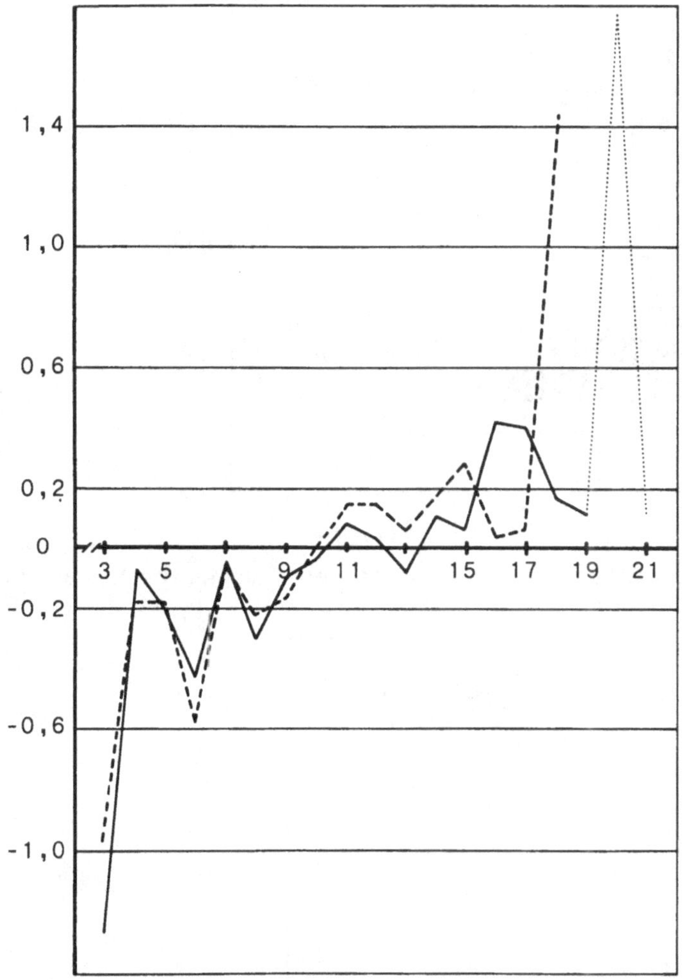

Abb. 51: Mittelwerte der Indices 'Ambulante Versorgungsintensität' (gestrichelte Linie) und 'Stationäre Versorgungsintensität' (durchgezogene Linie) nach dem Schweregrad der rheumatischen Krankheit

Die drei Indikatoren 'Zahl schmerzender, geschwollener oder bewegungseingeschränkter Gelenke' wurden vorab einzeln betrachtet. Die Abbildungen 52 bis 54 geben die durchschnittliche Zahl betroffener Gelenke nach Diagnosen und Schweregraden wieder. Alle Formen der Gelenkbeeinträchtigung sind bei Patienten mit R.A. - erwartungsgemäß und dem Krankheitsbild entsprechend - sehr hoch, auch die Werte zwischen 1 und 2 bei de-

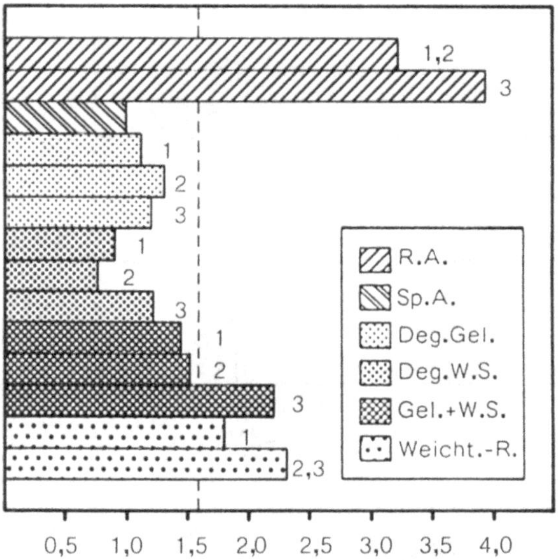

Abb. 52: Durchschnittliche Zahl schmerzender Gelenke nach der Krankheitsschwere

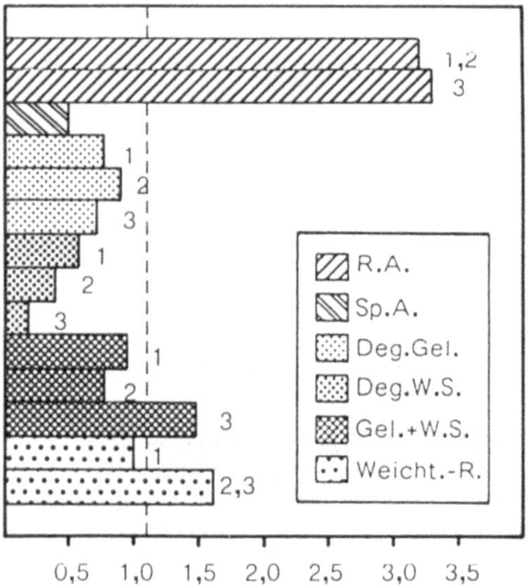

Abb. 53: Durchschnittliche Zahl von Gelenken, die in den letzten sechs Wochen von Schwellungen betroffen waren, nach der Krankheitsschwere ($\bar{x}$ = 1,4)

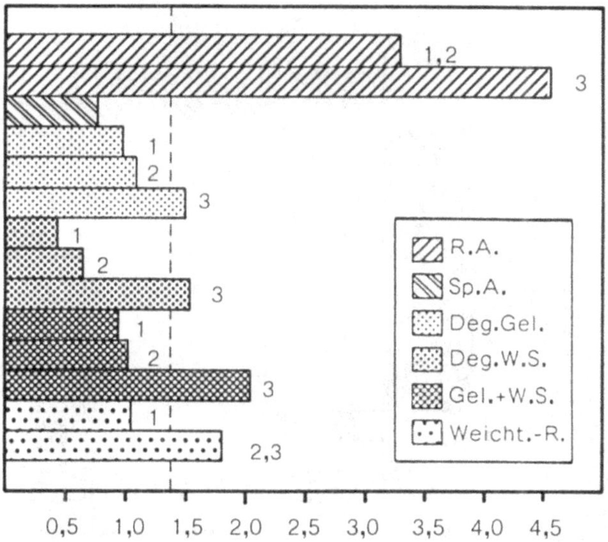

Abb. 54: Durchschnittliche Zahl von Gelenken mit Bewegungseinschränkungen nach der Krankheitsschwere ($\bar{x}$ = 1,4)

generativen Gelenkerkrankungen sind plausibel, während die hohen Durchschnittswerte bei Patienten mit Weichteilrheumatismus kaum aus ihrem Krankheitsbild zu erklären sind. Ein relativ ähnliches Bild zeigt sich auch bei der Betrachtung des - diese und weitere Angaben zusammenfassenden - standardisierten Index 'Gelenkbeschwerden' (Abb. 55). Dominierend auch hier die Gruppe der R.A.-Patienten, leicht überdurchschnittliche Werte bei Patienten mit schweren degenerativen Veränderungen der Wirbelsäule und der Gelenke sowie in der Gruppe 2/3 des Weichteilrheumatismus.

Der Index 'Intensität von Wirbelsäulenbeschwerden' ist relativ ähnlich konstruiert; er besteht aus Angaben zur Art der Beschwerden, zur Zahl betroffener Abschnitte der Wirbelsäule (maximal 5), zu den Anlässen des Auftretens, der Dauer der Beschwerden und zu Körperregionen, die von ausstrahlenden Schmerzen mitbetroffen sind (Abb. 56).

Erwartungsgemäß sind von dieser Art von Beschwerden vor allem Patienten mit Spondylitis ankylosans betroffen. Bei degenerativen Wirbelsäulenerkrankungen gab die mittlere Gruppe die stärksten Beschwerden an. Dies entspricht auch dem klinischen Verlauf der Krankheit: relativ geringe Beschwerden zu Beginn sowie nach vollzogenen Umbauprozessen und eingetretener Versteifung von Teilen der Wirbelsäule, hingegen starke Beschwerden während der "aktiven" Phase der degenerativen Veränderung. Auffällig sind auch hier die hohen Durchschnittswerte der Patienten mit Weichteilrheumatismus der mittleren oder höheren Schweregrade. Aber auch die rheumatoide Arthritis scheint mit nicht geringen Beschwerden der Wirbelsäule einherzugehen.

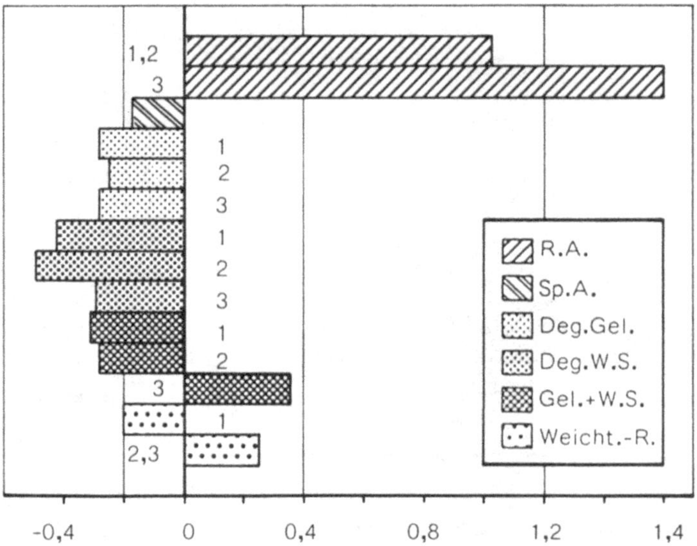

Abb. 55: Mittelwerte des Index 'Intensität der Gelenkbeschwerden' nach der Krankheitsschwere

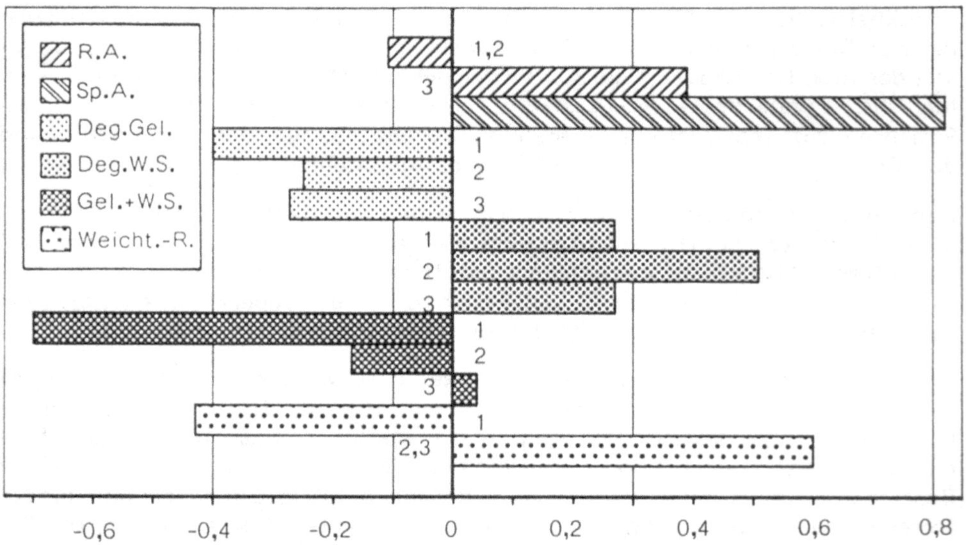

Abb. 56: Mittelwerte des Index 'Intensität der Wirbelsäulenbeschwerden' nach der Krankheitsschwere

Schließlich wurde aus Angaben zu Beschwerden der "Muskeln oder Nerven" in insgesamt 44 vorgegebenen Körperregionen der Index 'Intensität weichteilrheumatischer Beschwerden' gebildet (Abb. 57). Der auffallendste und insgesamt kaum erklärliche Befund ist, daß Patienten, bei denen die Ärzte die Diagnose 'Weichteilrheumatismus' gestellt hatten, hier - im Gegensatz zu den vorhergegangenen Indices und den noch folgenden Fragen nach allgemeinen Beschwerden - kaum Angaben machten. Wie im weiteren noch zu zeigen sein wird, zeichnet sich diese Gruppe von Patienten dadurch aus, daß ihr medizinisches Selbstbild und die von ihnen erlebten Beschwerden krass von dem abweichen, wie sie von den behandelnden Ärzten gesehen werden.

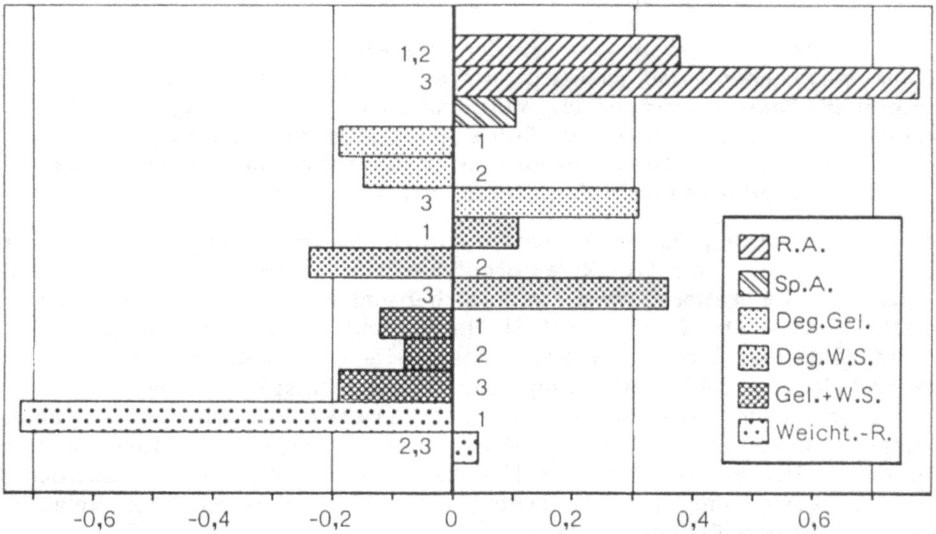

Abb. 57: Mittelwerte des Index 'Intensität der weichteilrheumatischen Beschwerden' nach der Krankheitsschwere

Die hohe Belastung von Patienten mit schweren Formen der R.A. sowie schweren degenerativen Erkrankungen der Gelenke und der Wirbelsäule ist demgegenüber plausibel. Starke Schmerken an Gelenken und der Wirbelsäule strahlen immer auch in die umgebenden Gewebe aus und verursachen dort zusätzliche Beschwerden. Dies drückt sich auch in einer Korrelation von r = 0,43 zwischen den Indices 'Gelenkbeschwerden' und 'Beschwerden der Muskeln oder Nerven' aus.

Es kann insgesamt festgehalten werden, daß die Patientenangaben in der zu Indices zusammengefaßten Form plausibel und konsistent sind und sowohl mit den Angaben der Ärzte als auch mit dem, was über die jeweiligen Krankheitsbilder bekannt ist, gut übereinstimmen. Angesichts der deutlichen psychosomatischen Komponente des Weichteilrheumatismus kann die Aussage auch für dieses Krankheitsbild - trotz oder vielleicht gerade wegen der fast schon paradoxen Angaben zu den Beschwerden - aufrecht erhalten werden. Die Sonderstellung des Weichteilrheumatismus wird sich auch bei der Betrachtung allgemeiner subjektiver Beschwerden bestätigen.

8.2.2.3. Angaben zu anderen chronischen Krankheiten sowie zu Beschwerden ohne unmittelbaren Krankheitsbezug

Zwei umfangreiche Auswahlfragen dienten der Erfassung der 'Gesamtbelastung' der Patienten mit chronischer Krankheit (Multimorbidität) sowie mit anderen, als störend empfundenen Beschwerden.

In Frage 23 des Fragebogens wurden die wichtigsten chronischen Krankheiten vorgegeben, und es wurde gefragt, ob ein Arzt bereits eine solche Krankheit diagnostiziert hatte. Multidimensionale Skalierung und Clusteranalyse dienten wiederum der Aufdeckung latenter Strukturen, d.h. der "Kovarianz" verschiedener chronischer Krankheiten und ihrem Zusammenhang mit der allgemeinen Befindlichkeit der Patienten.

Wie aus Abbildung 58 hervorgeht, wurden die chronischen Krankheiten, die teilweise eher als "Risikofaktoren" denn als eigenständige Krankheitsbilder zu interpretieren sind, in zwei benachbarten Clustern zusammengebracht. Das erste Cluster umfaßt Herzinfarkt, Atherosklerose der Herzkranzgefäße und Diabetes mellitus, das zweite Hypertonie (Bluthochdruck), Hypercholesterinämie (Erhöhung des Cholesterinspiegels im Blut) und Gicht. In einem weiteren Schritt der Clusteranalyse wurden die beiden Cluster miteinander verbunden. Damit sind die wichtigsten Risikofaktoren koronarer Herzkrankheiten (168) äußerst anschaulich und plausibel in einen Zusammenhang gesetzt worden, ein u.E. beeindruckender Beleg für die Validität von Patientenangaben.

Das identische Verfahren wurde angewandt, um eine latente Systematik bei den Angaben von Beschwerden ohne direkten Bezug zu bestimmten Krankheiten aufzudecken. In Frage 25 war, wie erwähnt, eine dem "Biogramm" entnommene Beschwerdenliste vorgegeben worden. Abbildung 59 zeigt den Zusammenhang zwischen den einzelnen Beschwerdeangaben im zweidimensionalen Modell.

Es wurden fünf Gruppen von Symptomen unterschieden: Gruppe I enthält Beschwerden, die das Verdauungssystem betreffen ("Appetitlosigkeit", "häufige Magenschmerzen", "häufige Übelkeit"). Gruppe II betrifft vegetative Symptome wie "Frösteln", "Schwindelgefühl", "Zittern der Hände", Gruppe III die auf eine depressive Stimmungslage hindeutenden Symptome "Angstgefühl", "traurige Verstimmung", "Nervosität", "Schlafstörungen", "Vergeßlichkeit" und "rasche Ermüdbarkeit". Die vierte Gruppe umfaßt Beschwerden, die gemeinhin mit dem Klimakterium in Verbindung gebracht

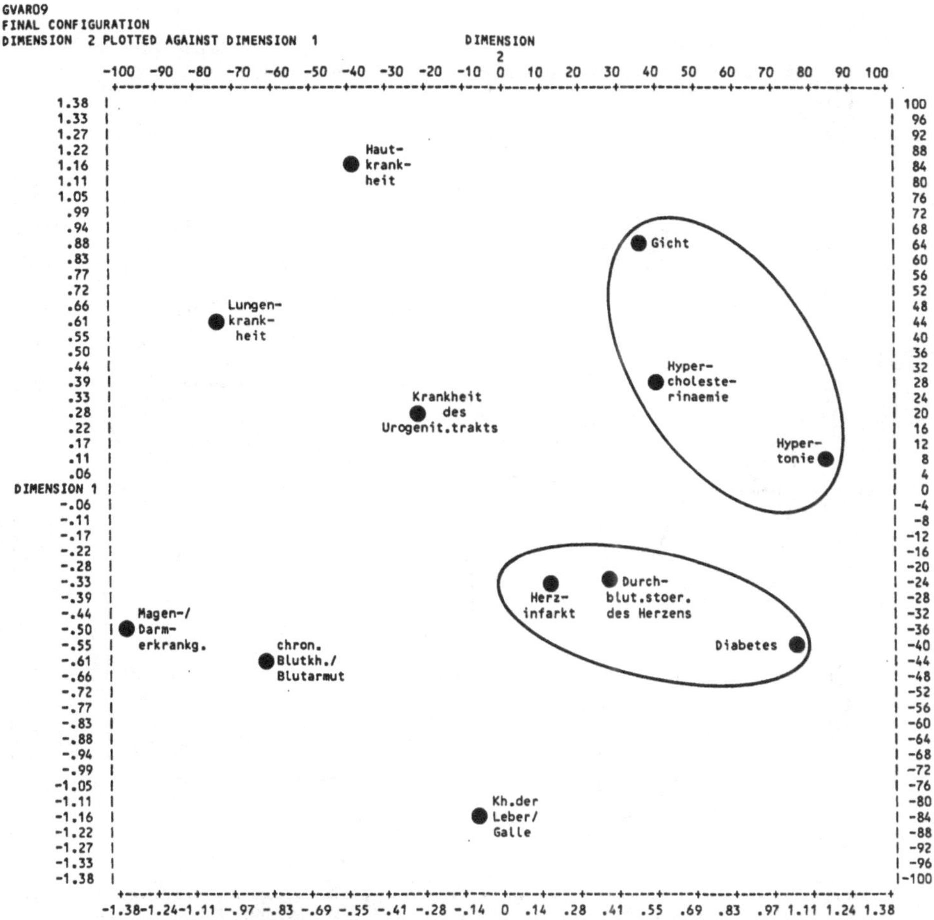

Abb. 58: Zusammenhänge zwischen verschiedenen, von den Patienten angegebenen chronischen Krankheiten (MDS-Modell, Streß = 14,3 %; eingezeichnet: Ergebnisse der Clusteranalyse)

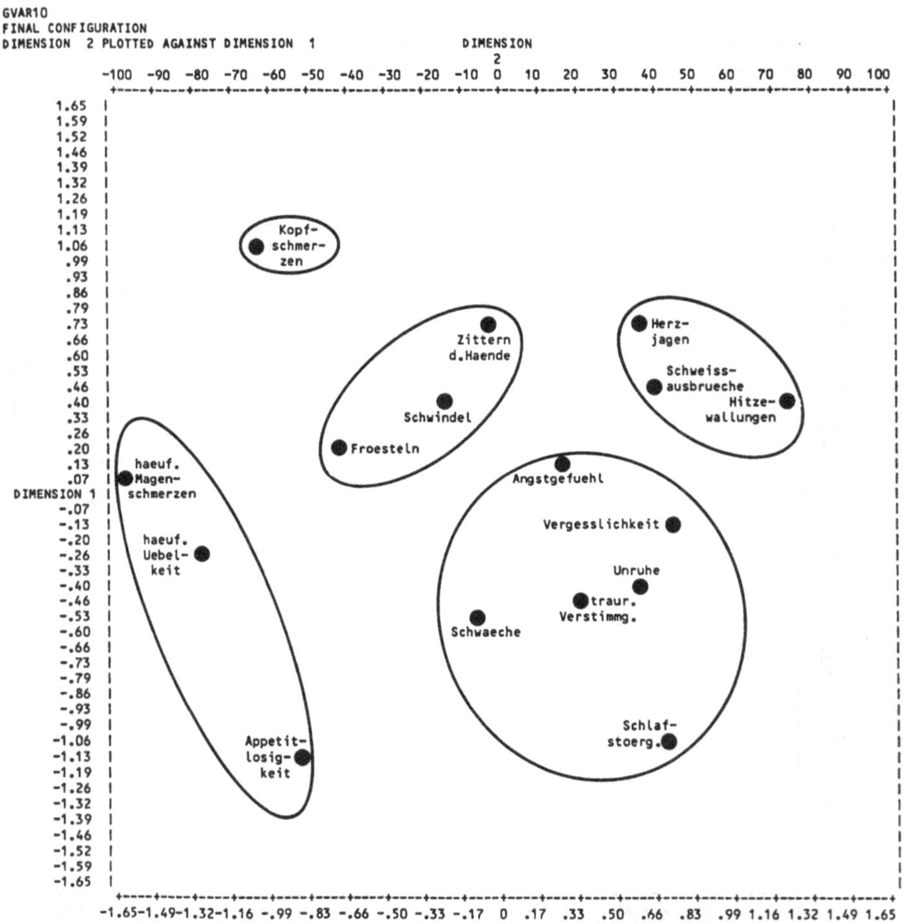

Abb. 59: Zusammenhänge verschiedener Befindlichkeitsstörungen (MDS-Modell, Streß = 12,8 %; eingezeichnet: Ergebnisse der Clusteranalyse)

werden: "Hitzewallungen", "Schweißausbrüche" und "Herzjagen". Isoliert blieb die Angabe, unter Kopfschmerzen zu leiden - vermutlich, weil dieses Symptom sehr verbreitet und nicht an bestimmte Altersklassen oder Symptomkonstellationen gebunden ist.

Diese Zuordnung von Beschwerden zu gemeinsamen Clustern steht in ausgezeichneter Übereinstimmung mit aus der somatischen und psychosomatischen Medizin bekannten Symptomkonstellationen und bestätigt erneut die Aussagefähigkeit von Patientenangaben.

Wir machten darüber hinaus den Versuch, Gemeinsamkeiten zwischen den chronischen Krankheiten und den subjektiven Beschwerden aufzufinden. Hierzu wurden beide in diesem Abschnitt besprochenen Variablen gemeinsam einer multidimensionalen Skalierung und einer Clusteranalyse unterzogen.

Abbildung 60 zeigt das Ergebnis für das zweidimensionale Modell der multidimensionalen Skalierung. Auffällig ist hier vor allem, daß chronische Krankheiten und Beschwerdeangaben deutlich voneinander getrennt werden; man kann also nicht sagen, daß Patienten mit einer hohen Belastung mit chronischer Krankheit bzw. mit "Risikofaktoren" auch zugleich besonders viele Beschwerden schildern. Es handelt sich offensichtlich um zwei voneinander verschiedene Problemkomplexe. Wo chronische Krankheit und Beschwerden in einen räumlichen Zusammenhang gebracht werden, ist auch der inhaltliche Bezug leicht nachzuvollziehen (z.B. Magen-/Darm-Erkrankung und Magenschmerzen). Die Darstellung der Abbildungen 58 und 59 wird im übrigen fast identisch reproduziert, die innere Struktur der einzelnen Variablen ist also wesentlich dominanter als mögliche Verbindungslinien.

Hinsichtlich der Diagnosengruppen ergaben sich keine unerwarteten Differenzen der Belastung mit chronischer Krankheit: Entsprechend ihrem höheren Alter hatten Patienten mit degenerativen Erkrankungen der Gelenke und/oder der Wirbelsäule höhere Werte in der Gruppe 'Herzinfarkt' und insgesamt mehr verschiedene chronische Krankheiten. Dies bestätigt lediglich die bekannte Tatsache der Zunahme der Multimorbidität im Alter. Demgegenüber waren bei Magenerkrankungen Patienten mit rheumatoider Arthritis und mit Weichteilrheumatismus überrepräsentiert. Da nicht speziell nach Magengeschwüren gefragt wurde, ist es u.E. nicht zulässig, diesem Befund einen weiteren Hinweis auf den möglichen oder wahrscheinlichen psychosomatischen Hintergrund dieser beiden Krankheitsbilder zu entnehmen. Bei Patienten mit R.A. muß in diesem Zusammenhang auch an die 'Magenwirksamkeit' der meisten Basistherapeutika gedacht werden.

Wesentlich deutlichere Unterschiede ergaben sich bei der Betrachtung der Angaben zu Beschwerden allgemeiner Art. Die Abbildungen 61 bis 66 sollen dies unterstreichen. Im Durchschnitt wurden je Person vier verschiedene Symptome (von 17 möglichen) angegeben (Abb. 61). Herausragend mit 7,2 Nennungen waren Patienten mit schweren Formen weichteilrheumatischer

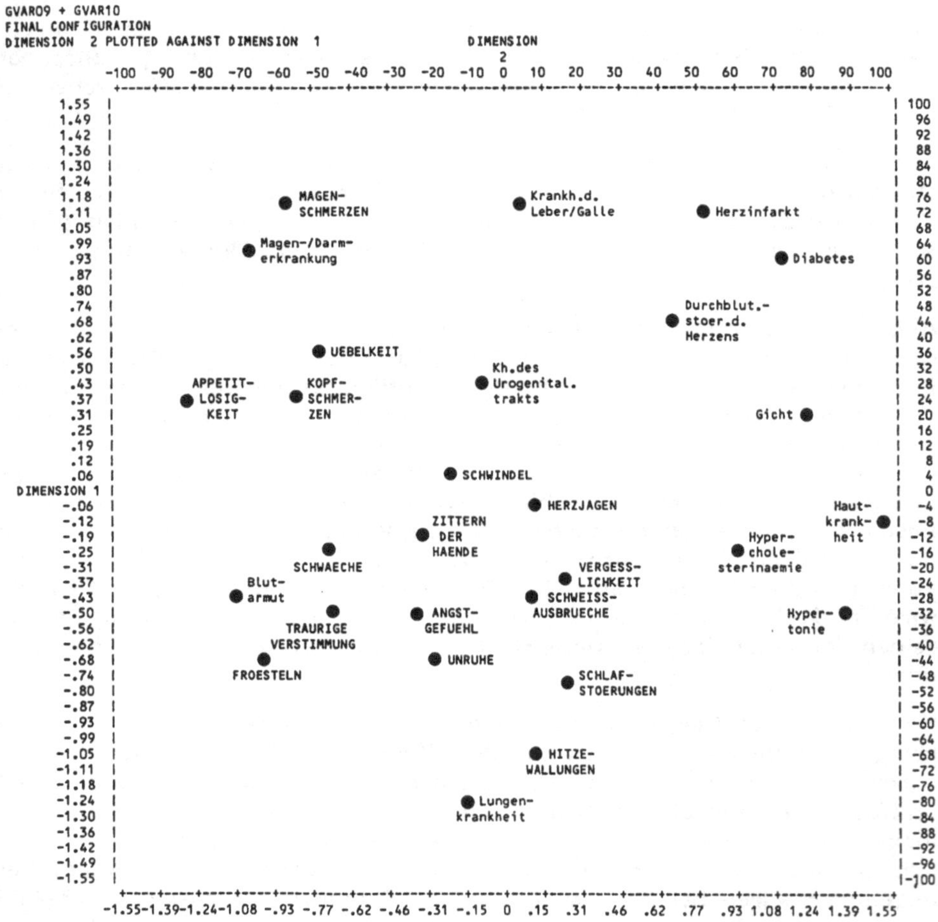

Abb. 60: Zusammenhänge von chronischen Krankheiten und Befindlichkeitsstörungen (Großbuchstaben)
(MDS-Modell, Streß = 21,5 %)

Beschwerden. Über dem Durchschnitt lagen außerdem Patienten mit R.A. und die mittlere Gruppe der Patienten mit degenerativen Wirbelsäulenerkrankungen.

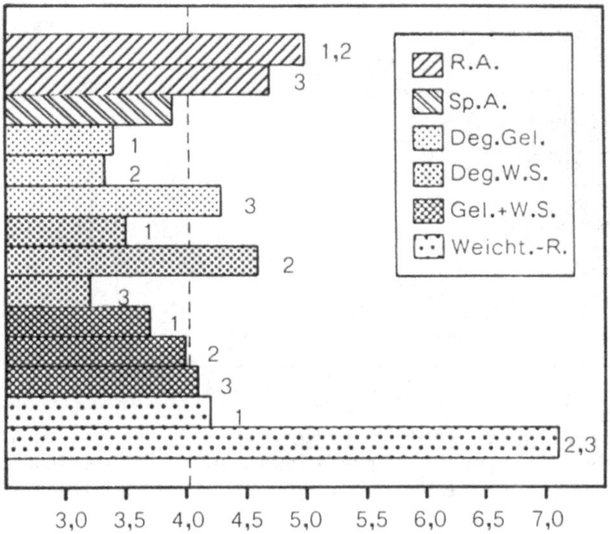

Abb. 61: Durchschnittliche Zahl angegebener psychovegetativer Symptome nach der Krankheitsschwere ($\bar{x}$ = 4,03)

In den einzelnen Symptomgruppen verstärken sich die diagnosespezifischen Differenzen: Unter Magenbeschwerden litten vorwiegend Patienten mit R.A. in der schwersten Form (Abb. 62).

Ebenfalls hohe Werte wiesen Patienten mit schweren degenerativen Gelenkveränderungen und solche mit leichteren Formen der R.A. auf. Wie bereits oben im Zusammenhang der chronischen Krankheiten, kann auch hier nur der Hinweis auf die Problematik stark wirksamer Medikamente zur Basistherapie sowie allgemeiner schmerzstillender und entzündungshemmender Medikamente gegeben werden. Ob die hohen Durchschnittswerte der Patienten mit Weichteilrheumatismus in einem ähnlichen Zusammenhang zu sehen sind (wobei hier sowohl an frei verkäufliche wie an verordnete Medikamente zu denken wäre) oder ob sie Ausdruck einer bei dieser Gruppe allgemein zu beobachtenden Tendenz ist, relativ viele verschiedene Beschwerden anzugeben, kann nicht mehr geklärt werden. Hier hätte eine ausführliche Erhebung eingenommener Medikamente sicherlich weiteren Aufschluß geben können. Angesichts der bekannten Schwierigkeiten bei der Erhebung von Angaben über Arzneimittel durch Patienten (Erinnerungsverlust, unvollständige Angaben) haben wir in dieser Studie auf eine entsprechende Frage verzichtet.

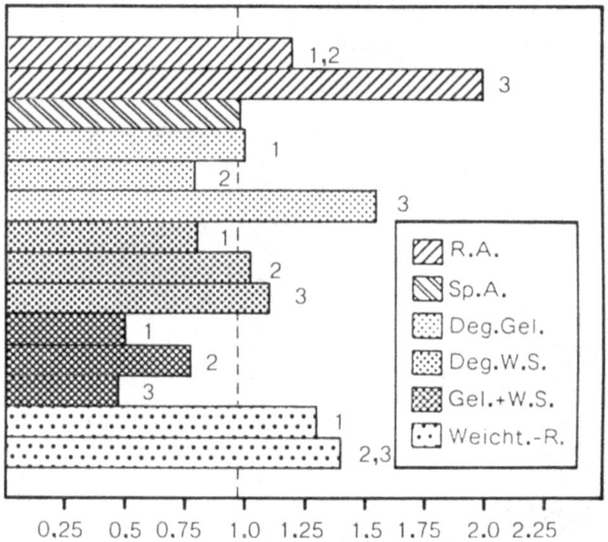

Abb. 62: Durchschnittliche Zahl von Nennungen je Person in der Beschwerden-Gruppe I ("Appetitlosigkeit, häufige Magenbeschwerden, häufige Übelkeit") nach der Krankheitsschwere ($\bar{x}$ = 0,48)

Die Gruppe 'vegetative Symptome' ergab mit Abstand die höchsten Werte bei Patienten mit Weichteilrheumatismus (Abb. 63). In den anderen Diagnosengruppen ließ sich ein Zusammenhang mit dem Schweregrad der Erkrankung nicht nachweisen.

Das dritte "Beschwerden-Cluster" umfaßte Symptome, die sich auf eine depressive Stimmungslage beziehen lassen (Abb. 64). Die problematische psychische Verfassung der Patienten mit Weichteilrheumatismus wird hier noch einmal eindrucksvoll unterstrichen. Patienten mit einer beginnenden rheumatoiden Arthritis scheinen psychisch besonders belastet zu sein: Statt Erklärungen hierfür im Bereich der Pathogenese zu suchen, liegt es u.E. näher, dies auf die, auch den Patienten bewußte, ungünstige Prognose der Krankheit und die sich abzeichnenden einschneidenden Lebensveränderungen zurückzuführen. Ähnlich können auch die überdurchschnittlichen Werte der Sp.A.-Patienten interpretiert werden.

Relativ geringe Differenzen zwischen den Krankheitsgruppen ergaben sich bei den 'klimakterischen Beschwerden' (Abb. 65). Lediglich die Patienten mit Weichteilrheumatismus der Schweregrade II und III zeichneten sich wiederum durch besonders hohe Durchschnittswerte aus.

Schließlich wurde das Symptom 'Kopfschmerzen' getrennt ausgewertet (Abb. 66). Es bestätigen sich hier im wesentlichen die bereits vorgestellten Befunde: Patienten mit Weichteilrheumatismus der Schweregrade 2 und 3 gaben dieses Symptom zu 80 % an gegenüber 30 % im Gesamtkollektiv.

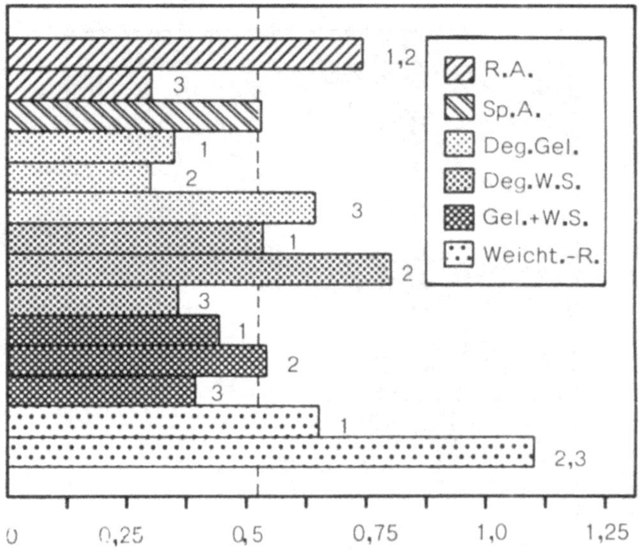

Abb. 63: Durchschnittliche Zahl von Nennungen je Person in der Beschwerden-Gruppe II ("Frösteln, Schwindelgefühl, Zittern der Hände") nach der Krankheitsschwere ($\bar{x}$ = 0,52)

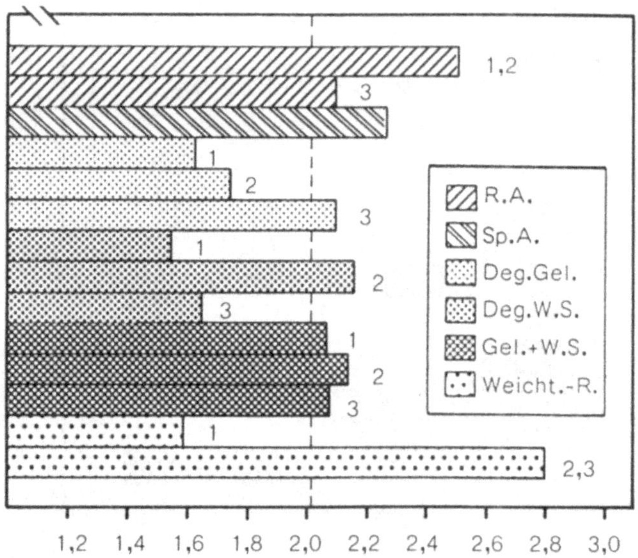

Abb. 64: Durchschnittliche Zahl von Nennungen je Person in der Beschwerden-Gruppe III ("Angstgefühl, Nervosität, traurige Verstimmung, Schlafstörungen, Vergeßlichkeit, rasche Ermüdbarkeit") nach der Krankheitsschwere ($\bar{x}$ = 2,01)

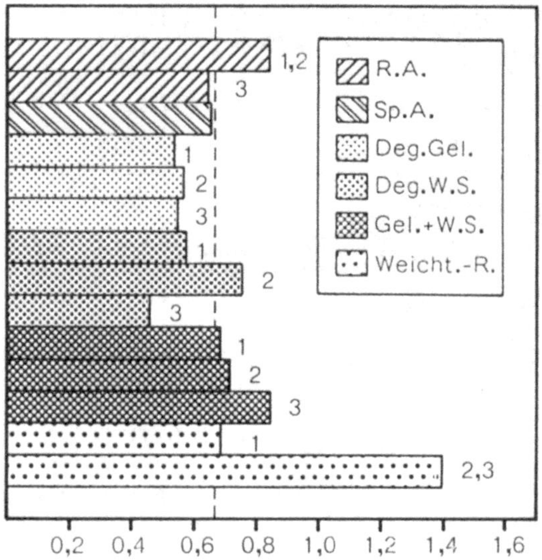

Abb. 65: Durchschnittliche Zahl von Nennungen je Person in der Beschwerden-Gruppe IV ("Hitzewallungen, Schweißausbrüche, Herzjagen") nach der Krankheitsschwere ($\bar{x}$ = 0,68)

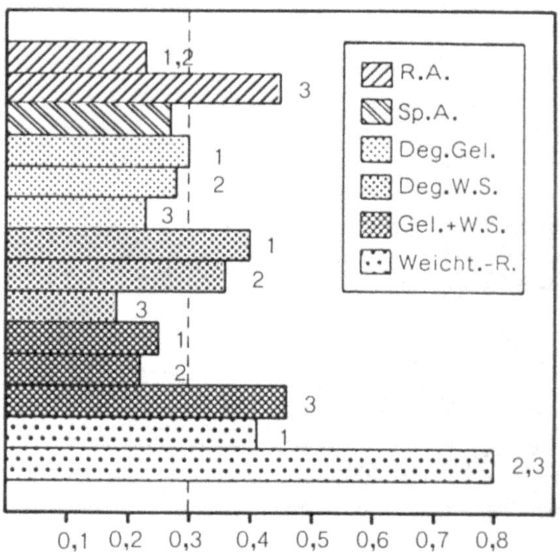

Abb. 66: Relative Häufigkeit der Angabe, unter Kopfschmerzen zu leiden, nach der Krankheitsschwere ($\bar{x}$ = 0,3)

8.3. INDICES ZUR ERFASSUNG DER ARBEITSSITUATION UND DES FREIZEITVERHALTENS

8.3.1. Indices zur Beschreibung der Arbeitssituation

8.3.1.1. Zur Konstruktion der Indices

Im Zusammenhang mit der Pathogenese degenerativer rheumatischer Erkrankungen wird Belastungen am Arbeitsplatz große Bedeutung beigemessen. Dies gilt zunächst für mechanisch schädigende Bedingungen wie schwere körperliche Belastung, unphysiologische Arbeitshaltungen oder übermäßige Beanspruchung einzelner Körperregionen durch repetitive Teilarbeit. Darüber hinaus können ungünstige Umweltbedingungen (Nässe, Kälte, Zug) einen Beitrag zur Pathogenese leisten. Diese Zusammenhänge sind heute weithin unumstritten (43, 58).

Ungünstige Arbeitsbedingungen zeichnen sich in der Regel dadurch aus, daß mehrere pathogene Bedingungen zusammenkommen: Negative Umwelteinflüsse, einseitige körperliche Belastung, wenig selbstbestimmte Arbeit usw. Der Beitrag der einzelnen Faktoren ist daher nur schwer zu bestimmen.

Dies gilt auch für die Ergebnisse unserer Erhebung der Arbeitsplatzsituation. Die Patienten wurden gebeten, bei 22 einzelnen Arbeitsplatzbelastungen anzugeben, ob sie auf ihre gegenwärtige oder ihre frühere Tätigkeit zutrafen. In neun weiteren Fragen wurde versucht, die Zufriedenheit mit der Arbeit und dem äußeren Rahmen, in dem die Berufstätigkeit stand, zu erfassen.

Aufgrund der Vielfältigkeit der Items und der unterschiedlichen Fragestellungen, unter denen sie ausgewählt worden waren, war zu erwarten, daß sie in mehr als einer Dimension messen. Eine Zusammenfassung zu einem einzigen Index erschien daher nicht sinnvoll. Um herauszufinden, welche Items in inhaltlichem Zusammenhang standen, wurden alle 31 möglichen Angaben mit Hilfe von MDS und Clusteranalyse auf Ähnlichkeiten untersucht. Die Darstellung im zweidimensionalen MDS-Modell war mit 16,4 % Streß akzeptabel.

MDS und Clusteranalyse ergaben übereinstimmend fünf deutlich getrennte Schwerpunkte (Abb. 67): Alle Indikatoren für körperliche Belastung sowie die meisten negativen Umwelteinflüsse - insbesondere alle diejenigen, denen ätiologische Bedeutung für degenerative rheumatische Krankheiten zugeschrieben wird - wurden in ein Cluster gebracht. Ganz offensichtlich kumulieren an bestimmten Arbeitsplätzen Belastungen unterschiedlicher Art. Nach dieser Darstellung erscheint es nicht mehr sinnvoll, die in der ersten Phase der Auswertung dieser Studie vorgenommene Trennung von physikalischen Umwelteinflüssen und körperlichen Belastungen aufrecht zu erhalten.

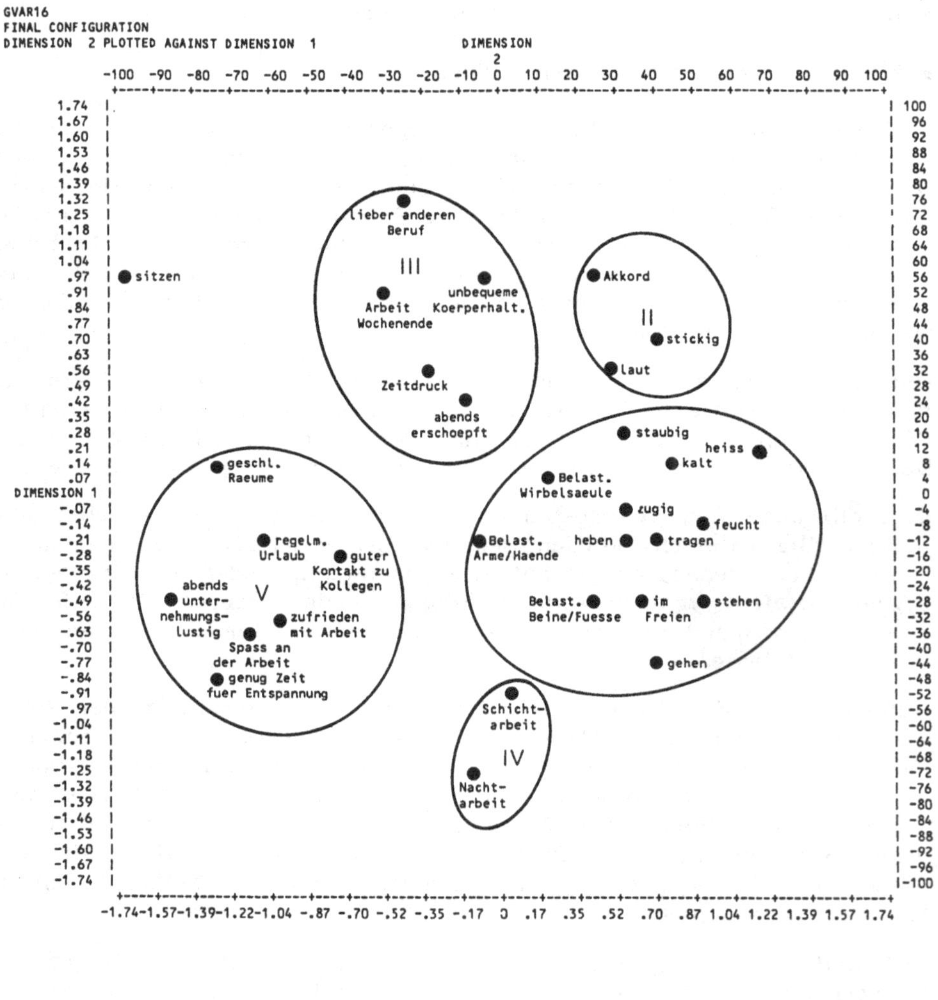

Abb. 67: Zusammenhänge verschiedener Arbeitsbedingungen und Belastungen am Arbeitsplatz (MDS-Modell, Streß = 16,4 %; eingezeichnet: Ergebnisse der Clusteranalyse)

Eine extreme Form beruflicher Belastung ist die Akkordarbeit. Sie war besonders häufig verbunden mit Lärm und Stickluft am Arbeitsplatz. Die räumliche Nähe zu dem Cluster 'Streß' wird allein schon aus der mit Akkordarbeit regelmäßig verbundenen Arbeitshetze plausibel, aber auch allgemeine körperliche Belastungen sind häufiger mit Akkordarbeit verbunden (räumliche Nähe zum Cluster 'Belastung').

Das mit 'Streß' benannte Cluster umfaßt sowohl klassische Indikatoren, die in der Streßforschung verwandt werden (Zeitdruck, Erschöpfung, wenig Freizeit), als auch solche, die eher Hintergrundinformationen bieten (ungünstige Arbeitshaltungen und Unzufriedenheit mit der Berufswahl). Der Zusammenhang zwischen beiden Arten von Indikatoren war jedoch so deutlich, daß es uns gerechtfertigt erschien, das Gesamtcluster mit dem Begriff 'Streß' zu versehen. Es wäre aufgrund der räumlichen Darstellung auch vertretbar gewesen, ein gemeinsames Cluster Streß/Akkordarbeit zu bilden.

Ein viertes Cluster umfaßte die Angaben, Nacht- oder Schichtarbeit zu leisten. Dieses Cluster befand sich in räumlicher Nähe zum Cluster 'Belastung', wurde aber wegen seiner inhaltlichen Besonderheit getrennt betrachtet.

Das letzte Cluster schließlich, räumlich deutlich getrennt von den anderen, enthielt alle die Angaben, die auf Zufriedenheit mit der Arbeit und eine geringe Beeinträchtigung durch sie schließen ließen. Die Angabe, im Sitzen zu arbeiten, war offensichtlich sehr unspezifisch. Sie blieb isoliert und wurde bei der Bildung der Teilscores nicht berücksichtigt.

8.3.1.2. Ergebnisse der Indices zur Beschreibung der Arbeitsplatzsituation

Der Index 'körperliche Belastung' zeigt hohe Ausprägungen bei Patienten mit degenerativen Erkrankungen der Wirbelsäule aller Schweregrade sowie bei solchen mit leichteren Degenerationen der Gelenke und der Wirbelsäule zugleich (Abb. 68). Da die Patienten der letzteren Gruppe zum größten Teil schon im Rentenalter waren, sind die negativen Werte bei den Schweregraden 2 und 3 vermutlich darauf zurückzuführen, daß ältere, bereits berentete Patienten bei dieser Frage selektive Angaben machten, da sie sich von beruflichen Problemen nicht mehr betroffen fühlten. Insofern sind diese Werte mit Vorsicht zu interpretieren. Arbeitsplätze mit geringer körperlicher Belastung hatten Patienten mit R.A. oder mit Weichteilrheumatismus. In diesen Gruppen befanden sich überwiegend Frauen.

Festzuhalten bleibt die nicht zu übersehende große körperliche Belastung der Patienten mit degenerativen Wirbelsäulenerkrankungen. An dieser Stelle sind - auch im Gegensatz zu unseren sonstigen Feststellungen - Verweise auf die Pathogenese degenerativer rheumatischer Erkrankungen angebracht, bei der ungünstige Arbeitsplätze eine große Rolle spielen.

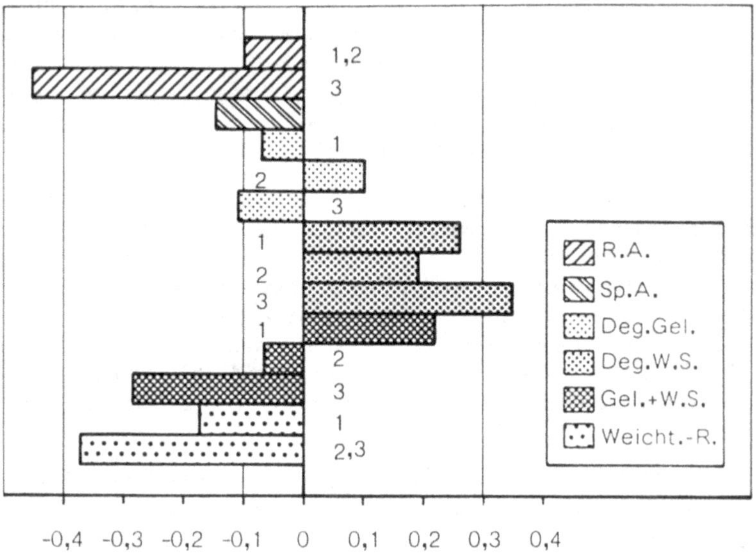

Abb. 68: Mittelwerte des Index "körperliche Belastung" nach Krankheitsschwere

Die überdurchschnittliche Belastung der Patienten mit degenerativen Wirbelsäulenerkrankungen wird durch die Ausprägungen auf dem Index 'Akkordarbeit' noch unterstrichen (Abb. 69). Hiervon waren vor allem Patienten der Schweregrade 2 und 3 dieser Krankheitsgruppe sowie der schwereren Formen des Weichteilrheumatismus betroffen. Die mit Akkordarbeit verbundenen verkrampften Arbeitshaltungen führen auf die Dauer mit hoher Wahrscheinlichkeit zu Muskelverspannungen und auf diesem Wege, zusammen mit der mechanischen Abnutzung und weiteren Bedingungen, z.B. denen des Stoffwechsels, zu degenerativen Veränderungen der Wirbelsäule. Auch hier ist der Bezug zu ätiologischen Erklärungsmodellen naheliegend. Eine besonders hohe 'Streßbelastung' (im Sinne unseres Konstrukts) wurde von Patienten mit leichten Formen des Weichteilrheumatismus angegeben, gefolgt von Patienten mit degenerativen Wirbelsäulenerkrankungen (Abb. 70). Auch hier muß daran gedacht werden, daß nicht mehr berufstätige Patienten im Rückblick ihre Arbeitsbelastung vermutlich weniger gravierend einschätzten - insbesondere vor dem Hintergrund des häufig nur schwer verkrafteten (vorzeitigen) Verlusts der Berufstätigkeit - und ihre Angaben daher die tatsächlichen Verhältnisse zur Zeit ihrer Berufstätigkeit nur unzureichend wiedergeben. Diese Einschränkung kann - wegen der unterschiedlichen Altersstruktur in den einzelnen Krankheitsgruppen - für alle nach Schweregrad differenzierten Diagnosengruppen aufrechterhalten werden, die negative Indexwerte erhielten.

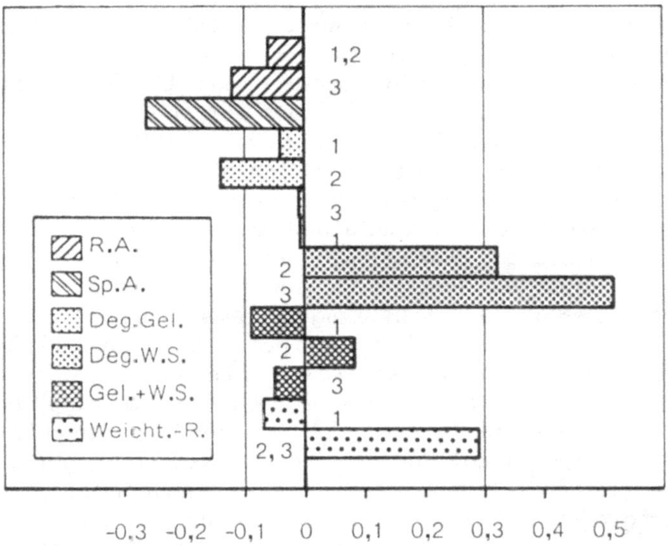

Abb. 69: Mittelwerte des Index "Akkordarbeit" nach Krankheitsschwere

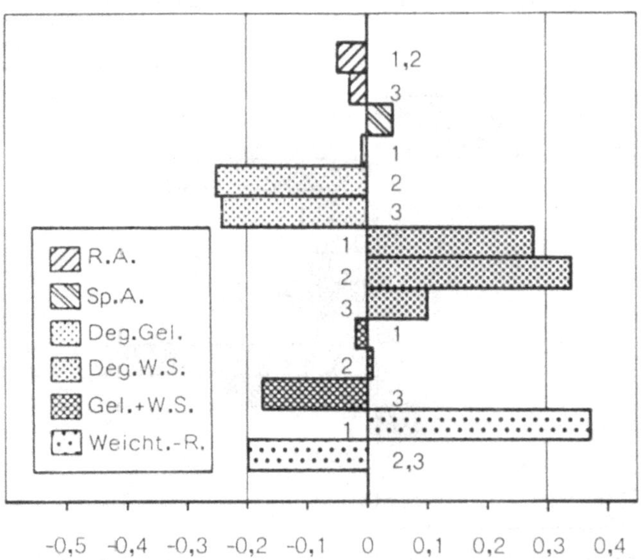

Abb. 70: Mittelwerte des Index "Streß am Arbeitsplatz" nach Krankheitsschwere

Die Angaben, häufig Nacht- oder Schichtarbeit zu leisten, unterliegen demgegenüber sicherlich geringeren erinnerungsbedingten Verzerrungen. Es handelt sich hier nicht um Einschätzungen der subjektiven Beeinträchtigung durch die Arbeitssituation, sondern um Erschwernisse, die das gesamte Berufs- und einen großen Teil des Privatlebens prägen. Hier ist auch bei nicht mehr berufstätigen Personen mit validen Angaben zu rechnen. Diese Vermutung wird unterstützt durch die Feststellung, daß Patienten mit schwersten Formen degenerativer Wirbelsäulenerkrankungen besonders häufig von Nacht- und Schichtarbeit betroffen waren (Abb. 71). Im Index 'Arbeitszufriedenheit' wurden schließlich alle positiven Aussagen zu Arbeitsplatz, Arbeitsumfeld und zu Erholungsmöglichkeiten in der Freizeit zusammengefaßt. Der Index ist in einigen Items komplementär zum Index 'Streß' ("abends erschöpft - abends unternehmungslustig", "lieber anderen Beruf ergriffen - zufrieden mit der Arbeit", "am Wochenende viel Arbeit - genug Zeit zur Entspannung"). Daher müßten die Ausprägungen auf diesem Index eine umgekehrte Tendenz haben gegenüber denjenigen auf dem Index 'Streß'. Daß dies nicht der Fall ist, verdeutlicht Abbildung 72. Höhere bis hohe Arbeitszufriedenheit ist in allen Krankheitsgruppen bei geringen Schweregraden festzustellen; besonders deutlich ist dies bei Patienten mit degenerativen oder entzündlichen Erkrankungen der Wirbelsäule. Eine extrem geringe Arbeitszufriedenheit wiesen Patienten mit schweren Formen degenerativer Wirbelsäulenerkrankungen auf. Dies steht in Übereinstimmung mit ihrer hohen Belastung durch Akkord-, Nacht- und Schichtarbeit sowie allgemein hoher körperlicher Belastung. In allen diesen

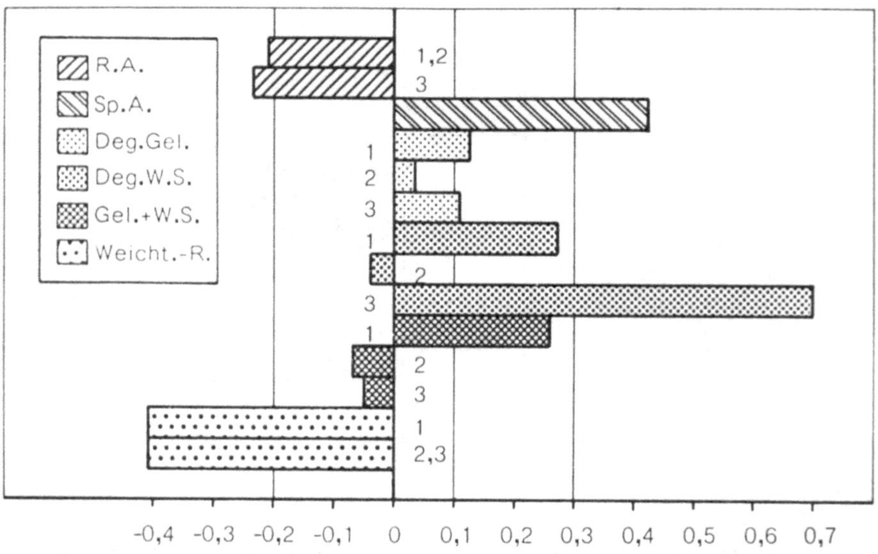

Abb. 71: Mittelwerte des Index "Streß am Arbeitsplatz" nach der Krankheitsschwere

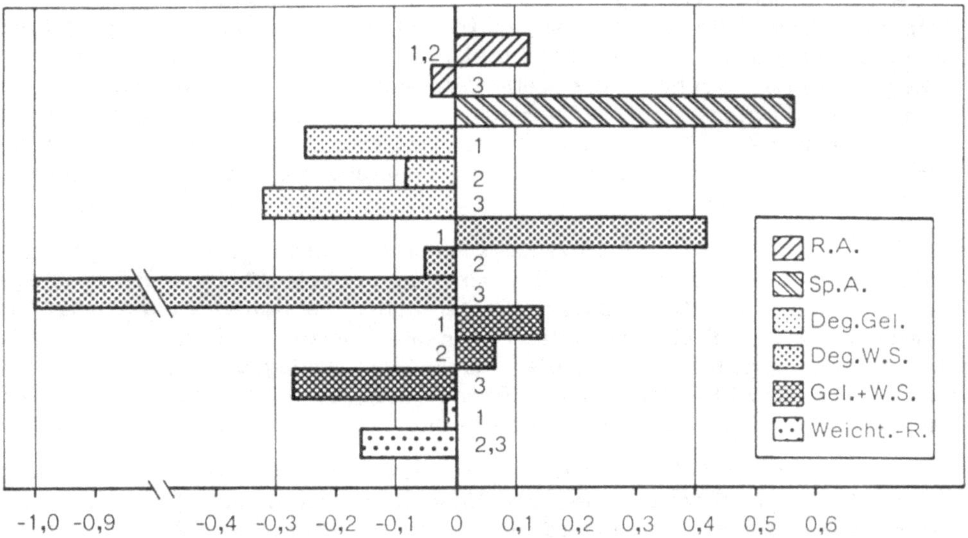

Abb. 72: Mittelwerte des Index "Arbeitszufriedenheit" nach der Krankheitsschwere

Indices hatten Patienten mit degenerativen Wirbelsäulenerkrankungen des dritten Schweregrades die höchsten Werte aufgewiesen. Arbeitszufriedenheit scheint also eher durch 'objektive' Belastungen beeinträchtigt zu werden als durch das subjektive Gefühl, unter 'Streß' zu stehen - zumindest in der beschriebenen Gruppe. Die aufgrund der multivariaten Darstellung der Arbeitsplatzmerkmale aufgestellte Vermutung, daß Belastungen unterschiedlicher Art an bestimmten Arbeitsplätzen - und damit bei bestimmten Befragten - kumulieren, wird durch die Berechnung von Korrelationskoeffizienten zwischen den verschiedenen Indices bestätigt: Der Index 'körperliche Belastung' korreliert hoch mit 'Akkordarbeit' (r = 0,60), mit 'Streß' (r = 0,57) und mit 'Nacht- und Schichtarbeit' (r = 0,43). Das bedeutet, daß bei einem großen Teil derjenigen Befragten, die derartige Belastungen angaben, mehrere Belastungsformen zusammenkamen.

8.3.2. Indices zur Erfassung von Freizeitaktivitäten und deren Veränderung im Zeitverlauf

8.3.2.1. Konstruktion der Indices

In Frage 63 im Fragebogen waren die Patienten gebeten worden anzugeben, wie sie "heute" gewöhnlich ihre Freizeit verbringen und wie dies "früher" war. Es wurde bewußt kein zeitlicher Rahmen für die Differenz zwischen beiden Zeiträumen vorgegeben, da dies bei der Unterschiedlichkeit der Krankheitsdauer und des Alters der Patienten nur zu Verwirrung geführt hätte. Es ist jedoch anzunehmen - und dies war auch intendiert -, daß die Patienten unter "früher" die Zeit verstanden, zu der sie noch keine krankheitsbedingten Einschränkungen ihrer Freizeitaktivitäten hatten hinnehmen müssen. Die wenigen jungen Patienten, die keine wesentlichen Veränderungen ihres Freizeitverhaltens feststellen konnten, gaben jeweils identische Antworten.

Um über die Analyse von Einzelitems hinaus typische Veränderungen des Freizeitverhaltens feststellen zu können, wurden die 19 angebotenen Items auf gemeinsame latente Strukturen untersucht. Abbildung 73 gibt die Zusammenhänge der Freizeitaktivitäten für alle diejenigen Patienten an, die sie entweder "heute" oder "heute und früher" angegeben hatten. Patienten, die solche Aktivitäten nur "früher" ausgeübt haben, fehlen hier. Die Darstellung für diese Gruppe unterscheidet sich jedoch nur unwesentlich.

Es lassen sich fünf Cluster ausmachen: Cluster I umfaßt unterhaltende, kommunikative Aktivitäten wie zum "Stammtisch/Kaffeeklatsch" oder "auswärts essen" gehen. Besonders eng hängen "essen gehen", "ausgehen" und "ins Theater/Kino/Konzert/ Museum gehen" zusammen. Ein zweites Cluster enthält Freizeitaktivitäten, die mit körperlicher Bewegung (Wandern, spazieren gehen) oder mit der Pflege von Sozialbeziehungen zu tun haben. Es sind alles Aktivitäten, die in der Regel innerhalb der Familie oder Partnerschaft stattfinden und die stärker auf Entspannung gerichtet sind als die eher unterhaltenden Aktivitäten des Clusters I. Beide Cluster sprechen jedoch für eine aktive Form der Freizeitgestaltung. Dies gilt auch für Cluster III: Aktiver und passiver Sport scheinen eng zusammenzugehören. Gleichzeitig hat das aktive Betreiben einer Sportart nichts mit zum Ausgleich unternommenen Spaziergängen oder Wanderungen zu tun.

Ein viertes Cluster umfaßt Tätigkeiten, die eher mit Arbeit als mit Freizeit zu tun haben. Zumindest gilt dies für "Arbeit, die liegengeblieben ist, aufarbeiten". Zugleich sind hier jedoch auch "Handarbeiten/Basteln" und "Arbeiten in Haus und Wohnung ausführen" enthalten, Tätigkeiten, bei denen Nutzen und Entspannung oft nicht zu trennen sind. Sie werden unter dem Schlagwort "arbeiten" zusammengefaßt.

Das fünfte Cluster besteht aus passiven Beschäftigungen wie "lesen", "ausruhen/ausschlafen" und "Fernsehen/Radio hören". Dies sind Freizeitaktivitäten, die unabhängig vom körperlichen Funktionszustand ausgeübt werden können.

Nicht zugeordnet wurden "Weiterbildung" und "Gartenarbeit". Bei beiden Angaben handelte es sich um Aktivitäten, die nur relativ selten und von vermutlich spezifischen Personenkreisen ausgeübt wurden.

Getrennt hiervon wurden in Frage 59 sportliche Aktivitäten wie "Radfahren", "Turnen" usw. in den identischen Kategorien (heute/früher/niemals)

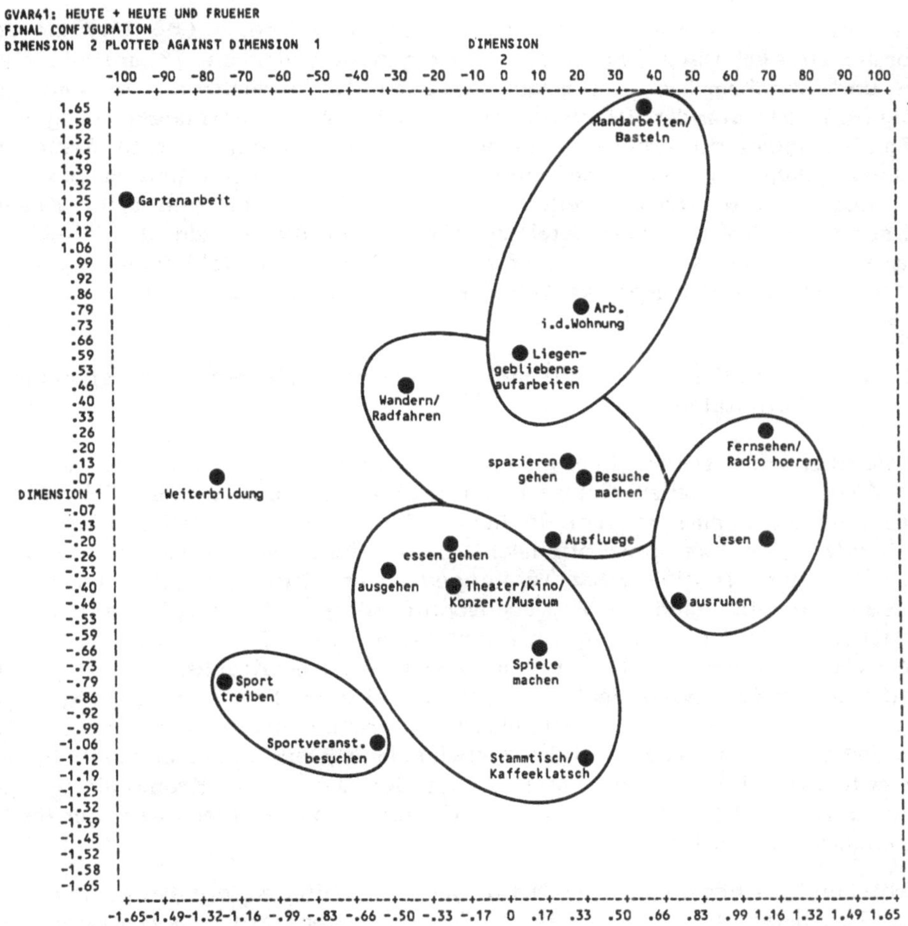

Abb. 73: Zusammenhänge zwischen verschiedenen Freizeitbeschäftigungen (MDS-Modell, Streß = 15,7 %; eingezeichnet: Ergebnisse der Clusteranalyse)

abgefragt. MDS und Clusteranalyse ergaben eine deutliche Trennung von 'Leistungssportarten' und 'Ausgleichssportarten' (Abb. 74). "Rudern" und "Reiten" wurden keinem Cluster zugeordnet - sie kamen insgesamt sehr selten und dann ohne weitere Nennungen vor.

Aus jedem der beschriebenen Cluster zur Freizeitgestaltung und zu den sportlichen Aktivitäten wurde ein Index gebildet, der die "Bilanzen", d.h. Zu- und Abnahmen im Zeitverlauf, wiedergibt. Abweichend vom sonstigen Vorgehen, mit standardisierten - und damit auch untereinander vergleichbaren - Indices zu arbeiten, wurden hier nicht-standardisierte Werte zugrunde gelegt, um "Gewinne" und "Verluste" von Aktivitäten in positiven und negativen Werten darstellen zu können. Falls innerhalb einer Krankheitsgruppe also die "Verluste" an bestimmten Aktivitäten die "Gewinne" (gemessen an der Veränderung von "früher" nach "heute") übersteigen, so drückt sich dies in negativen Mittelwerten des Index aus.

8.3.2.2. Ergebnisse der Indices zu Freizeitverhalten und sportlichen Aktivitäten

Hinsichtlich des ersten Freizeit-Index ('Unterhaltung') ist eine Zunahme der Aktivitäten in allen Gruppen mit leichteren rheumatischen Erkrankungen - mit Ausnahme der entzündlichen Formen - festzustellen (Abb. 75). Es handelt sich hier ganz offensichtlich um diejenigen Personen, die keine oder nur geringfügige Einschränkungen ihrer Mobilität hatten hinnehmen müssen. Zugleich sind es im Durchschnitt jüngere Patienten. Sehr ausgeprägt sind die Verluste an unterhaltenden Aktivitäten bei Patienten mit rheumatoider Arthritis. Hier scheinen sich aus der Krankheit sehr gravierende Einschränkungen der Möglichkeiten aktiver Freizeitgestaltung ergeben zu haben. Ähnlich einschneidende Veränderungen wurden nur noch von Patienten mit degenerativen Wirbelsäulenerkrankungen angegeben; angesichts des Alters dieser Patienten ist der Bezug zur Krankheit weniger zwingend. Berücksichtigt werden muß auch das Problem der generellen Vereinsamung im Alter.

Recht ähnliche Ergebnisse erbrachte der Index 'Bewegung' (Abb. 76). Hier sind Zunahmen in allen leichteren Formen degenerativ rheumatischer Erkrankung und beim Weichteilrheumatismus festzustellen, keine Veränderung dagegen bei der Spondylitis ankylosans. Extreme Funktionsverluste mußten Patienten mit R.A. hinnehmen. In der Schweregrad-Gruppe 3 der rheumatoiden Arthritis war es nahezu keinem Patienten mehr möglich, an Freizeitaktivitäten teilzunehmen, die mit körperlicher Bewegung und Ortswechsel verbunden sind. Dieser Befund drückt zwar das Ausmaß der körperlichen Funktionseinschränkung aus, er hat jedoch auch Hinweischarakter auf die enorme soziale Isolation dieser Patienten, denen bei ausreichender Hilfestellung Besuche im Theater oder die Teilnahme an Restaurantbesuchen von ihrem Gesundheitszustand her durchaus nicht unmöglich wären. Auf die gegenseitige Bedingtheit und Verkettung von körperlichen Funktionsein-

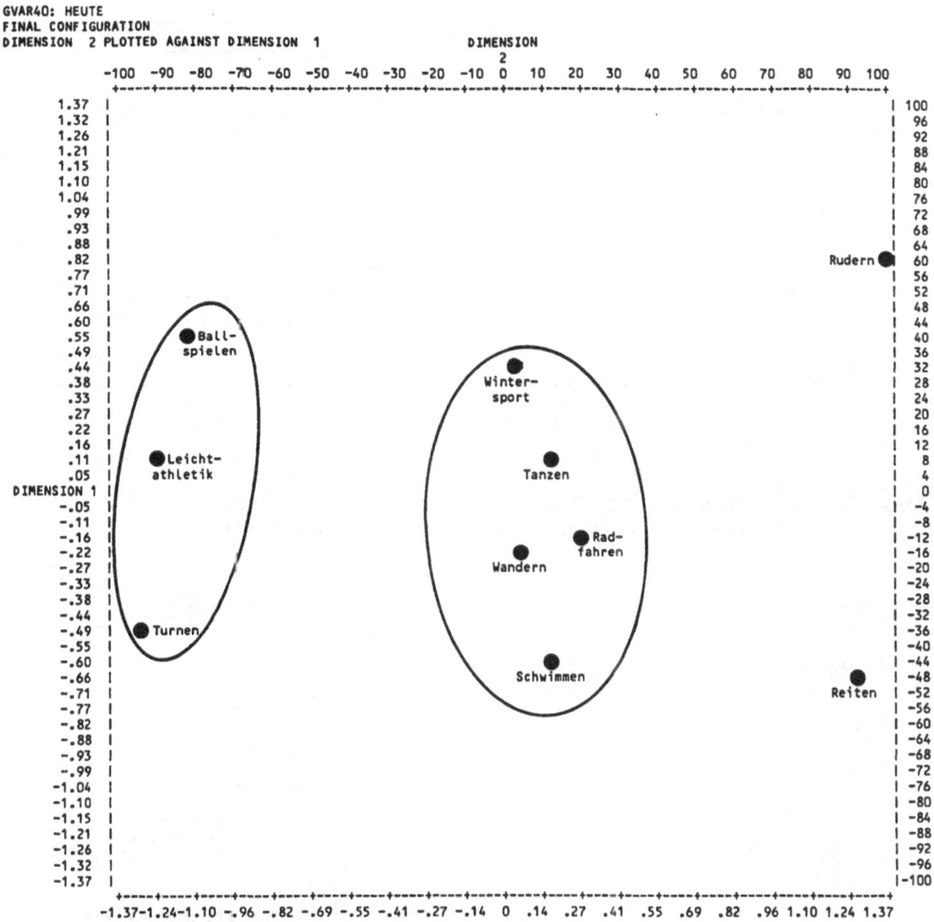

Abb. 74: Zusammenhänge zwischen verschiedenen ausgeübten Sportarten (MDS-Modell, Streß = 5,5 %; eingezeichnet: Ergebnisse der Clusteranalyse)

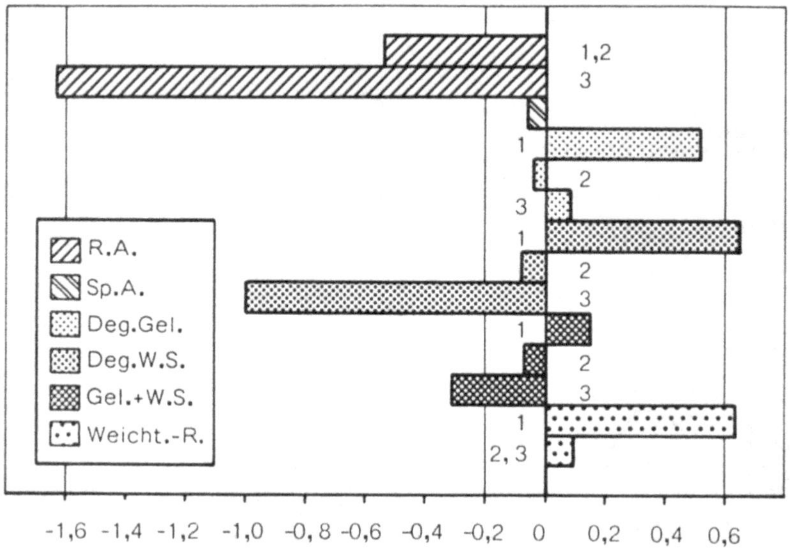

Abb. 75: Mittelwerte des Index "Bilanz Unterhaltung in der Freizeit" (nicht standardisiert) nach Krankheitsschwere

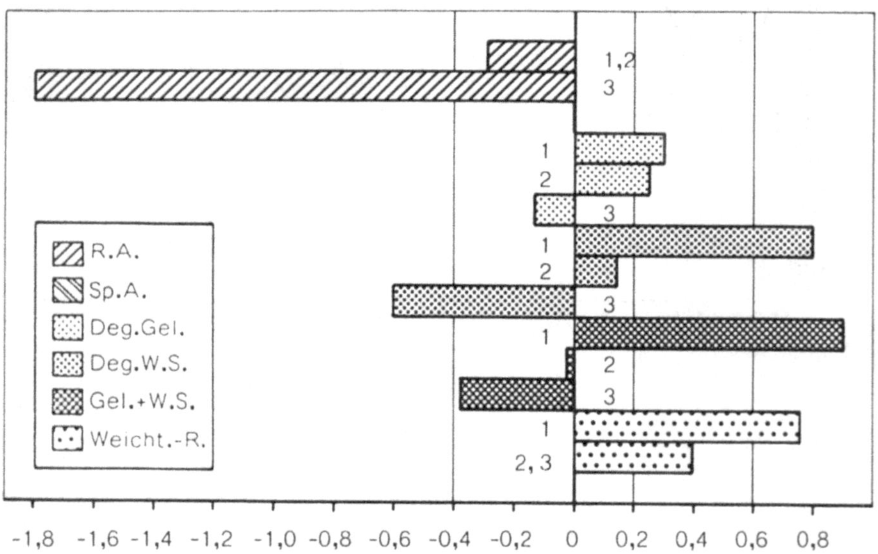

Abb. 76: Mittelwerte des Index "Bilanz Bewegung in der Freizeit" (nicht standardisiert) nach Krankheitsschwere

schränkungen und sozialer Integriertheit - die die Funktionsstörung in ihren sozialen Konsequenzen zumindest teilweise kompensieren könnte, im Gefolge der Behinderung jedoch eher verloren geht - kommen wir in Abschnitt 8.4. ausführlich zurück. Komplementär zu den beiden genannten aktiveren Freizeitbeschäftigungen nahmen passive Tätigkeiten in allen Krankheitsgruppen stark zu (Abb. 77). Sie werden sowohl von Patienten, die auch andere Möglichkeiten der Freizeitgestaltung haben, als auch von denen mit eingreifenden Funktionsstörungen ausgeübt. Allerdings ist zu diesem Befund zu sagen, daß der Gebrauch von audiovisuellen Medien, ibs. das Fernsehen, in den letzten beiden Jahrzehnten in der Gesamtbevölkerung stark zugenommen hat. Rheuma-Patienten bilden hier keine Ausnahme.

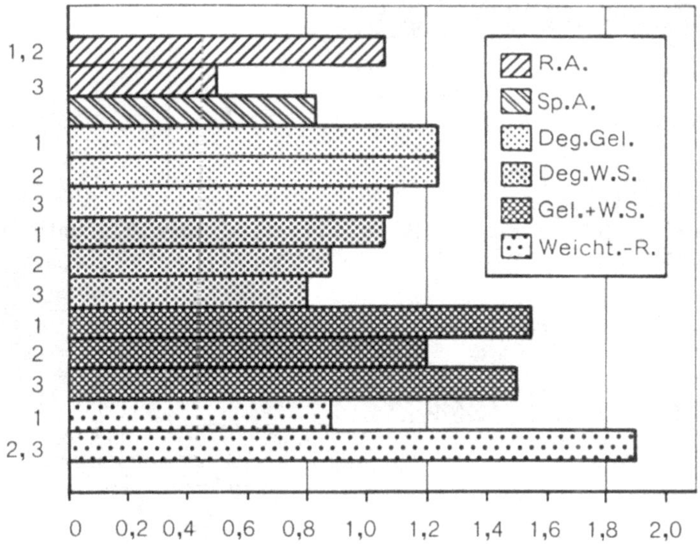

Abb. 77: Mittelwerte des Index "Bilanz passive, häusliche Freizeitbeschäftigungen" (nicht standardisiert) nach Krankheitsschwere

Umgekehrt ist die Entwicklung bei aktiv oder passiv ausgeübtem Sport (Abb. 78). Die deutlichen Abnahmen bei Patienten mit schweren Formen rheumatischer Krankheiten überraschen nicht, jedoch ist auch bei Patienten mit leichten Ausprägungen - außer beim Weichteilrheumatismus - ein deutlicher Rückgang zu verzeichnen. Ob dies eher ein alters- oder ein krankheitsspezifischer Trend ist, läßt sich kaum beurteilen. Zumindest bei Patienten mit entzündlich-rheumatischen Krankheiten, vor allem bei der Sp.A., ist der Zusammenhang mit der Krankheit unverkennbar.

Die im Index 'Arbeit' zusammengefaßten Formen der Freizeitgestaltung haben generell über die Zeit stark zugenommen (Abb. 79).

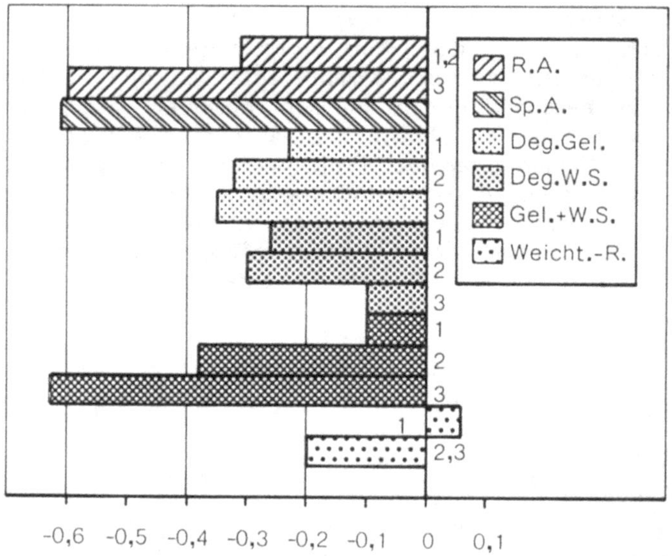

Abb. 78: Mittelwerte des Index "Bilanz Sport in der Freizeit" (nicht standardisiert) nach Krankheitsschwere

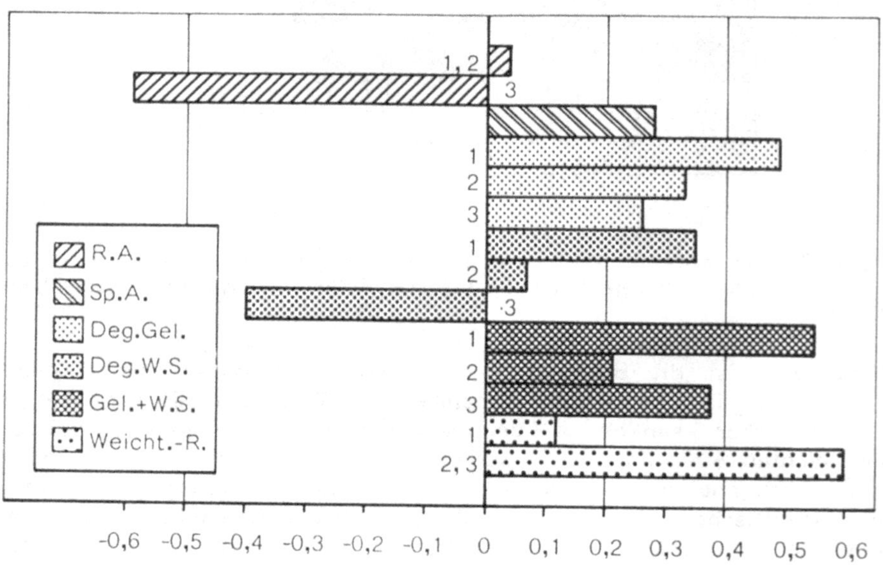

Abb. 79: Mittelwerte des Index "Bilanz Arbeit in der Freizeit" (nicht standardisiert) nach Krankheitsschwere

Ausnahmen bilden lediglich Patienten mit schweren Formen der R.A. und degenerativer Gelenkerkrankungen, was ohne weiteres mit körperlichen Funktionseinschränkungen erklärt werden kann.

Vergleicht man zum Abschluß der Betrachtung der Veränderungen der Freizeitgestaltung die aktiv ausgeübten Sportarten (Abb. 80 und 81), so fällt der enorme Rückgang der Werte des Index 'Ausgleichssport' auf. Auch in den Einzelitems (z.B. beim Schwimmen) ist ein so deutlicher Rückgang zu verzeichnen, daß Bedenken angemeldet werden müssen, ob dies alles mit krankheitsbedingten Einschränkungen der Beweglichkeit zu begründen ist. Bei den anderen Items (z.B. Wandern, Radfahren) ist auch an globale Veränderungen der Lebensweisen und der Lebensräume der Patienten zu denken.

Die Abnahmen in den aktiv ausgeübten Sportarten können vor dem Hintergrund des Gesagten nicht verwundern. Daß sie nicht noch weit deutlicher ausfallen, liegt daran, daß nur etwa die Hälfte aller Patienten jemals aktiven Sport ausgeübt hatten und sich folglich auch nur bei ihnen Funktionsverluste ergeben konnten.

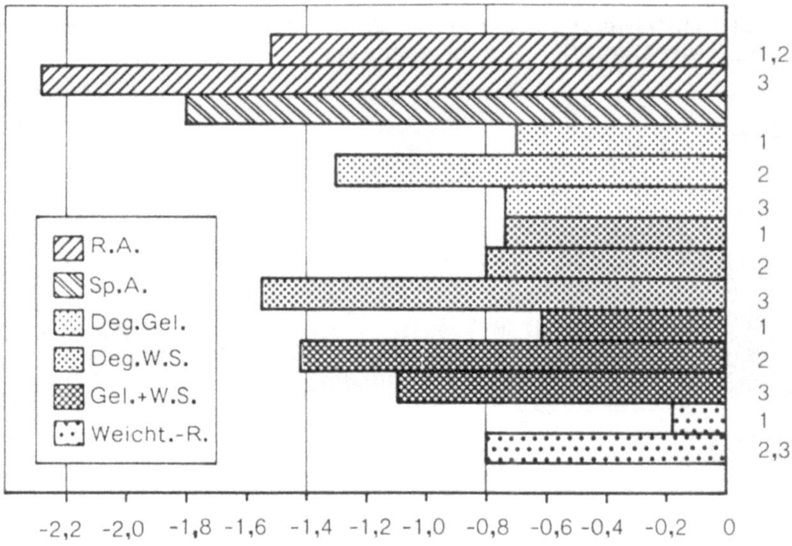

Abb. 80: Mittelwerte des Index "Bilanz Ausgleichssport" (nicht standardisiert) nach Krankheitsschwere

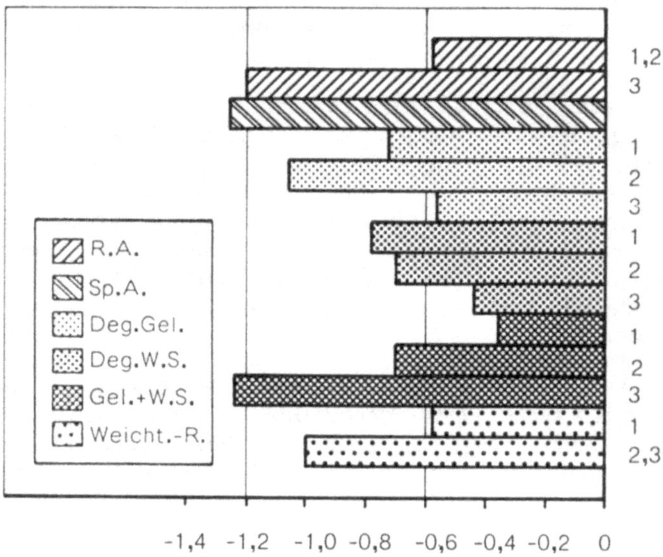

Abb. 81: Mittelwerte des Index "Bilanz aktiver Sport" (nicht standardisiert) nach Krankheitsschwere

8.4 SKALEN UND INDICES AUS DEM PSYCHOSOZIALEN BEREICH

8.4.1. Überblick über vorhandene Meßinstrumente

Die von uns gebildeten Indices zur Beschreibung der psychosozialen Situation von Patienten mit rheumatischen Erkrankungen umfassen Einzelskalen zur Behinderung im weitesten Sinne, zu den sozialen Folgen der Krankheit und dem 'sozialen Netzwerk'. Bevor die Indices im einzelnen vorgestellt werden, soll auf die grundsätzliche Problematik der Messung von Funktionseinschränkungen und Behinderung eingegangen werden.

Bei der Untersuchung der körperlichen, psychischen und sozialen Komponenten der Behinderung sind entscheidende Impulse von den britischen Epidemiologen BURY und WOOD ausgegangen (61, 62, 313, 314). Die von ihnen gewählte Unterscheidung zwischen der durch eine chronische Krankheit hervorgerufenen morphologischen Gelenkschädigung (impairment), den funktionellen Folgen, also der Einschränkung der Beweglichkeit (disability) und der resultierenden Einengung des persönlichen Handlungsspielraums als soziales Merkmal einer Behinderung (handicap) wird in den folgenden Auswertungen zugrunde gelegt. Sie entspricht Empfehlungen der WHO (314) und der Zeitschrift 'International Rehabilitation Medicine' (313).

In der Regel entsprechen den drei Begriffen typische Abläufe in der individuellen Biographie: Aus einer körperlichen Schädigung entsteht eine - häufig mit der Zeit zunehmende - Einschränkung von Körperfunktionen. Die damit verbundene Reduktion des Aktivitätsspielraums und der Möglichkeit, soziale Rollen auszufüllen, führt schließlich zur umfassenden sozialen Benachteiligung, der Behinderung.

'Handicap' wird daher von WOOD weitgehend gleichgesetzt mit 'disadvantage', Nachteil (313, 314). Wichtigste und häufigste psychosoziale Begleitumstände der Behinderung sind körperliche Abhängigkeit, Immobilität, eingeschränkte Erwerbstätigkeit, soziale Marginalisierung und Armut.

Man kann sich die begrifflichen Differenzen an einem Beispiel verdeutlichen: Eine Person mit durch rheumatoide Arthritis hervorgerufenen Veränderungen der Fingergelenke (impairment) kann bestimmte Tätigkeiten nicht mehr ausführen (disability). Sehr wahrscheinlich - aber nicht zwangsläufig - entsteht hieraus auch eine soziale Benachteiligung (handicap). Andere durch die Arthritis ebenfalls verursachte äußerliche Veränderungen (z.B. eine Veränderung der Gesichtszüge bei Beteiligung des Kiefergelenks) stellen eine Form von impairment, also krankheitsbedingter Strukturveränderung, dar, aber nicht notwendig eine Beeinträchtigung der Funktion. Die durch eine solche äußere Veränderung hervorgerufene Behinderung kann allerdings erheblich sein.

Jemand kann also ein 'handicap' haben, ohne daß eine tiefgreifende funktionelle Einschränkung vorliegt; umgekehrt kann eine erhebliche 'disability' durch günstige soziale Umstände so weit ausgeglichen werden, daß keine Behinderung daraus folgt. Es führt auch nicht jede Schädigung (impairment) zwangsläufig zur Beeinträchtigung (disability), und es ist ein Verlust früher ausgeübter Funktionen denkbar, der nicht auf objektivierbare körperliche Veränderungen zurückgeht. Schließlich kann auch eine eingreifende Strukturveränderung funktionell kompensiert werden, so daß sich ein geringeres handicap ergibt.

Es ist naheliegend, daß bei der Messung von Schädigung, Beeinträchtigung und Behinderung in epidemiologischen Studien unterschiedliche Fragestellungen und methodische Herangehensweisen gefordert sind. Die Messung der körperlichen Schädigung setzt eine ärztliche Untersuchung voraus, die unter Einschluß röntgenologischer Befunde Aufschluß über das Ausmaß der pathologisch-anatomischen Veränderungen gibt. Die ärztliche Untersuchung zur Gelenk- und Muskelaktivität umfaßt in der Regel die Messung von Spreiz- und Beugungswinkeln an den Hüft- und Kniegelenken, der Greifkraft der Hände, der Flexion und Extension des Ellbogengelenks und anderer Parameter zur Bestimmung der Beweglichkeit. Dies macht im klinischen Alltag und bei Verfügbarkeit entsprechender Testapparaturen keine Probleme; sollen diese Daten jedoch im Rahmen epidemiologischer Studien an größeren Kollektiven und im häuslichen Bereich erhoben werden, so muß von den aufwendigen ärztlichen, labormedizinischen und technischen Untersuchungsmethoden Abstand genommen werden. Für diesen Zweck, die Messung der 'Schädigung' des Bewegungsapparates ohne großen personellen und apparativen Aufwand, wurde von JEFFERYS et al. (139) ein Untersuchungsset entwickelt und erprobt, das Gelenk- und Muskelaktivität unter Verwendung von Gebrauchsgegenständen testet, die in jedem Haushalt verfügbar sind (gefüllte Tasse anheben, einige Schritte gehen usw.). Die Untersucher haben hierbei die Aufgabe zu beobachten, in welcher Zeit und ggf. mit welchen Hilfsmitteln die Aufgabe ausgeführt wird. Der Test hat sich nach Angaben der Verfasser als valide und reliabel herausgestellt.

Wegen der Nähe zu Erfordernissen des täglichen Lebens erscheint dieser Ansatz sinnvoller als abstrakte Tests auf Gelenkaktivität an entsprechenden Apparaturen. In der vorliegenden Studie war es wegen des methodischen Ansatzes (schriftlicher Fragebogen) nicht möglich, ein solches Instrument zur Messung des 'impairment' einzubeziehen. In zukünftigen Studien zu rheumatischen Krankheiten, insbesondere in Therapiestudien, sollte auf alltagsnahe Funktionstests nicht verzichtet werden. Der Teilaspekt, dem bei der Entwicklung von Meßinstrumenten mit Abstand das größte Gewicht beigemessen wurde, ist die einer Schädigung folgende Beeinträchtigung von Funktionsabläufen. Der bekannteste und in vielen Untersuchungen angewandte Index ist der von KATZ u.a. entwickelte "Index of independence in activities of daily living", "ADL" (151). Er wurde in erster Linie mit dem Ziel entwickelt, das Ausmaß der verbliebenen Selbstversorgungsaktivitäten von alten oder chronisch kranken Menschen bevölkerungs- oder teilpopulationsbezogen zu messen. Er sollte sowohl Aussagen über den Bedarf an medizinischer und sonstiger Hilfe zulassen als auch zur Evaluation von Therapiemaßnahmen und Rehabilitationsprogrammen dienen. Der ADL-Index mißt Selbstversorgungsaktivitäten in sechs Dimensionen: Baden, Ankleiden, Essen, Kontinenz, die Toilette benutzen und aus dem Bett oder einem Sessel aufstehen. Es wird unterschieden, ob die Tätigkeiten selbständig oder ganz bzw. teilweise mit fremder Hilfe ausgeführt werden.

Bei der Untersuchung von Patientengruppen mit schweren Funktionseinschränkungen empfiehlt sich der ADL-Index als brauchbares, gut erprobtes und wenig zeitaufwendiges Instrument. Allerdings basiert er auf Fremdeinschätzung, ist also als Teil eines Selbstausfüllfragebogens nicht geeignet. Eine weitere Einschränkung betrifft die Spezifität des Instruments: Der ADL-Index ist nur geeignet, schwere Einschränkungen einer autonomen Selbstversorgung von relativer oder absoluter Unabhängigkeit zu trennen. Der weite Bereich der nicht elementaren, aber für die Lebensgestaltung des Einzelnen dennoch entscheidenden Aktivitäten des täglichen Lebens (z.B. Mobilität außerhalb der Wohnung, Erfüllung beruflicher oder familiärer Anforderungen) wird mit diesem Instrument nicht erfaßt.

Ein anderer Versuch der Messung von krankheits- oder altersbedingten Funktionseinschränkungen ist die 'rapid disability rating scale' von LINN (186, 187). Sie besteht aus 16 Items, die sich auf Selbstversorgung, Funktion der Sinnesorgane, psychische Gesundheit und medizinische Versorgung (Medikation) beziehen. Die Beurteilung des Patienten erfolgt durch Pflegepersonal in den Dimensionen 'gar nicht', 'manchmal' und 'immer' eingeschränkte Funktion. Die Skala hat einen ähnlichen Anwendungsbereich wie der ADL-Index von KATZ in der Beurteilung von schweren Funktionseinschränkungen bei älteren, durch schwere Allgemeinerkrankungen oder dramatische Ereignisse (z.B. Schlaganfall) geschädigten, weitgehend pflegebedürftigen Personen. Daher ist dieser Index, obwohl weiter gefaßt als der ADL-Index, für die untersuchte Population von mehrheitlich nicht pflegebedürftigen Patienten nicht geeignet.

Im Rahmen der vorliegenden Untersuchung, angeregt durch Diskussionen im Zusammenhang der Entwicklung eines Instrumentariums zur psychosozialen Begleitforschung und Evaluation des Erfolgs von Therapiestudien bei Erkrankungen des rheumatischen Formenkreises (Internationales Institut Schloß Reisensburg), haben wir einen Versuch unternommen, ein Instrument zur Erfassung auch leichter Funktionsbeeinträchtigungen zu entwikkeln. Es wurden 64 Tätigkeiten aus dem täglichen Leben, die in unterschiedlichem Ausmaß normale Muskel- und Gelenkfunktionen voraussetzen, vorgegeben. Der Fragebogen war als 'rating-scale' angelegt, also als Vorarbeit zu einem Meßinstrument, das Gewichtungen aufgrund der Einschätzungen von Betroffenen vornimmt. Die Patienten wurden gebeten, die Bedeutsamkeit von Funktionseinschränkungen für die Bewältigung des täglichen Lebens in fünf Ausprägungen (von 1 = "nicht schlimm" bis 5 = "sehr schlimm") anzugeben. Durch die Einbeziehung einer subjektiven Beurteilung der Konsequenzen von Funktionseinschränkungen geht der Fragebogen über das Konzept der Beeinträchtigung hinaus und bezieht Aspekte der Definition von Behinderung ein.

Bei der Konstruktion des Fragebogens wurde angestrebt, alle Einschränkungen der Gelenkbeweglichkeit, die im täglichen Leben von Belang sind, in Form von spezifischen Tätigkeiten zu erfassen, da das Instrument auch gelenk- bzw. gelenkpaarspezifisch auswertbar sein sollte. Der "Fragebogen für Patienten mit Bewegungseinschränkungen" wurde im Frühjahr 1980 an 30 Patienten in drei Kliniken erprobt.

Die Anwendung des Instrumentariums zeigte, daß Patienten im Prinzip in der Lage sind, differenziert die Schwere einer Funktionseinschränkung (operationalisiert durch alltägliche Handlungen) zu beurteilen. Die Schwäche des von uns erprobten Instruments lag u.E. in der Vorgabe eines Kontinuums von 'nicht schlimm' bis 'sehr schlimm' und in der Beschränkung auf nur fünf Ausprägungen. Offensichtlich war die gemeinsame Annahme fast aller Patienten, daß Einschränkungen in Aktivitäten des täglichen Lebens in jedem Falle irgendwie 'schlimm' sind, so daß die Ausprägung 1 (nicht schlimm) fast nie und auch der Wert 2 sehr selten vergeben wurden. Eine - von uns erwartete - annähernde Normalverteilung mit einem häufigsten Wert bei drei Punkten wurde durch dieses Verfahren nicht erbracht. Das arithmetische Mittel lag bei 4 Punkten, der häufigste Wert waren 5 Punkte. Damit liegt eine gravierende Verzerrung in Richtung auf 'sehr schlimm' vor - was durchaus den Auffassungen der Patienten entsprechen kann, es allerdings unmöglich macht, eine so gestaltete Beurteilungsskala zur Grundlage einer Gewichtung von Funktionseinschränkungen und Behinderungen in späteren Studien zu machen. Die Methode der Wahl wäre vermutlich gewesen, für den Mittelwert ein Beispiel vorzugeben und jeweils zu fragen, ob eine andere Funktionseinschränkung gravierender oder weniger gravierend ist.

Von den Patienten wurde in dem vorliegenden Instrumentarium überwiegend zwischen solchen Items differenziert, die Selbstversorgungsaktivitäten (tägliche Körperpflege und Hygiene) betreffen (fast generell 5 = 'sehr schlimm') und solchen, die sich auf Mobilität (kurze Strecken gehen), Körperkraft (Schraubglas öffnen) oder die Ausführung von einfachen Körperbewegungen (bücken, die Arme über den Kopf heben) bezogen (3 oder 4 Punkte). Insbesondere von Frauen wurden auch die zahlreichen Items zu Einschränkungen bei der Hausarbeit als gravierend angesehen (im Durchschnitt mehr als 4 Punkte), während die Männer höhere Punktwerte vergaben bei Funktionseinschränkungen, die die Mobilität betrafen. Obwohl unser Versuch einer Skalierung von Funktionseinschränkungen im täglichen Leben als überwiegend gescheitert angesehen werden muß und im Rahmen der Untersuchung keine Erprobung eines modifizierten Instruments mehr erfolgen konnte, sollte doch in der Richtung weitergedacht werden, ob es nicht möglich ist, intersubjektive Übereinstimmung über das Ausmaß der Einschränkungen im täglichen Leben, die aus bestimmten Beeinträchtigungen folgen, zu erlangen und dies zur Grundlage der Messung von Behinderung zu machen.

Meßinstrumente für 'Behinderung' liegen in standardisierter und übertragbarer Form im deutschen Sprachraum nicht vor. International kann zum

Teil auf die Arbeiten der RAND-Corporation (85, 291, 301) zurückgegriffen werden, wo versucht wurde, physische, psychische und soziale Gesundheit zu messen. Entsprechend wäre Behinderung chronisches Fehlen physischer und/oder psychischer und/oder sozialer Gesundheit. Das schon im Hinblick auf die Messung von Gesundheit aufgeworfene Problem einer einigermaßen zutreffenden Operationalisierung stellt sich hier in gleicher Weise. Die Arbeiten von BURY und WOOD bieten zwar Möglichkeiten der Klassifikation von behinderten Personen (314), aber sie verzichten mit ihrer Prämisse, Behinderung umfasse die Gesamtheit der aus der Beeinträchtigung folgenden sozialen Benachteiligungen, auf jeden Hinweis, welche Bereiche aus der Vielzahl möglicher Indikatoren der sozialen Situation heranzuziehen seien.

Derzeit muß daher die Frage nach der sozialen Komponente der Behinderung studienspezifisch und je nach der Art der Beeinträchtigung in unterschiedlicher Weise gestellt werden.

Wir haben uns in dem Fragebogen, der der vorliegenden Analyse zugrundeliegt, entschieden, sowohl nach objektivierbaren Einschränkungen (Hilfsbedürftigkeit bei bestimmten Tätigkeiten, Verwendung von Hilfsmitteln, erlittene berufliche und materielle Nachteile, Einschränkung von Sozialkontakten) als auch - sehr breit - nach der subjektiven Seite zu fragen ('Leiden an der Krankheit', Einschätzung der Bedeutung der Krankheit für verschiedene Lebensbereiche, familiäre Konflikte u.a.). Beides zusammen schien uns Gewähr dafür zu bieten, daß nicht wichtige Dimensionen gänzlich ausgeklammert blieben - obwohl dies in Teilbereichen doch geschehen ist (z.B. sind die Bereiche der Partnerbeziehung und der Sexualität im Fragebogen unterrepräsentiert, weil wir nach den Ergebnissen des Pretest der Auffassung waren, hierzu seien in schriftlicher Form keine zuverlässigen Angaben zu erhalten).

8.4.2. Zur Konstruktion der verwendeten Indices

Wie erwähnt, ist das Problem der Gewichtung unterschiedlicher Arten von körperlicher Beeinträchtigung in einem Index empirisch ebenso wenig gelöst wie die Frage nach geeigneten Indikatoren. Wir gehen trotz der oben beschriebenen negativen Erfahrungen nach wie vor davon aus, daß ein sinnvolles Verfahren zur Entwicklung eines Index der Beeinträchtigungen die subjektiven Gewichtungen von Betroffenen einbeziehen muß. Hier liegen Defizite in der von uns durchgeführten Studie, die allerdings nur um den Preis einer wesentlich aufwendigeren und langfristigeren Anlage und Durchführung der Untersuchung hätten vermieden werden können.

Nach Abschluß einer Studie blieben nur die beiden Möglichkeiten der Gewichtung aufgrund von Angaben aus der Literatur oder aufgrund einer internen Datenanalyse. In der Literatur werden Tätigkeiten, die zur elementaren Grundversorgung einer Person gehören, wie essen oder sich ankleiden, höher bewertet als solche, denen weniger elementare Bedeutung beigemessen wird (Treppen steigen, einkaufen). Das Kriterium ist hier also, wie einschneidend eine bestimmte Beeinträchtigung für das tägliche Leben des Betroffenen vermutlich ist. Eine andere Möglichkeit der Konstruktion von Beeinträchtigungs- oder Behinderungsskalen besteht in der Anwendung der GUTTMAN-Skalierung. Hier wird davon ausgegangen, daß es eine eindeutige, intersubjektiv gleiche Rangfolge des Schwierigkeitsgrades von Tätigkeiten gibt. Unter dieser Annahme kann jedem Individuum ein Wert auf einer Rangreihe zunehmend komplizierter werdender Tätigkeiten zugewiesen werden, was bedeutet, daß jenseits dessen keine der nachfolgenden Handlungen mehr ausgeführt werden kann. Dieses Verfahren wurde z.B. bei der Konstruktion der Einzelscores der 'functional status battery' im Rahmen der Krankenversicherungsstudie der RAND-Corporation (301) angewandt. Hier ging es allerdings um die Gewichtung von eindeutig einander ein- bzw. ausschließenden körperlichen Fähigkeiten. Als Beispiel wird die Frage nach dem Gehvermögen angeführt: Die Angaben, eine Meile laufen, eine Meile gehen und um den Häuserblock gehen zu können, sind unschwer als Rangfolge abnehmender körperlicher Fähigkeiten zu erkennen. Solange die Messung sich, wie im angeführten Beispiel, auf eine Dimension bezieht, ist gegen eine GUTTMAN-Skalierung nichts einzuwenden. Die Schwierigkeiten treten dann auf, wenn verschiedene Dimensionen (z.B. Gehfähigkeit und Beweglichkeit der Hände) gemessen werden sollen. Hier müssen unabhängige Teilscores gebildet werden, von denen jeder einzelne GUTTMAN-skaliert sein kann. In der vorliegenden Studie ging es jedoch gerade darum, globale Maße für Beeinträchtigung und Behinderung aus der Summe unterschiedlicher Dimensionen zu gewinnen, wofür das GUTTMAN-Verfahren ungeeignet ist.

Aufgrund der wenig ergiebigen und auf unsere Fragestellungen nicht übertragbaren Angaben der Literatur haben wir uns entschlossen, bei der Bildung der Indices eigene Gewichte zu vergeben und hierbei multivariate Zusammenhangsanalysen zugrunde zu legen.

8.4.2.1. Indices zur Messung von Beeinträchtigung und Behinderung

Bei der Bildung des Index 'Hilfsbedürftigkeit' wurden die verschiedenen Tätigkeiten, die von den Patienten nicht selbständig ausgeführt werden konnten, mit Hilfe der multidimensionalen Skalierung auf gemeinsame, latente Dimensionen und vergleichend mit Hilfe der Clusteranalyse auf interne Ähnlichkeiten untersucht. Beide Verfahren ergaben im wesentlichen vier Bereiche:

1. Selbstversorgung (An- und Auskleiden, Körperpflege)
2. Körperliche Fähigkeiten (Aufstehen/Hinsetzen, Verlassen der Wohnung, Treppen gehen)
3. Benutzen öffentlicher Nahverkehrsmittel (U-Bahn, S-Bahn, Bus)
4. Hausarbeiten (Kochen, Einkaufen, Betten machen, Gardinen aufhängen).

Aufgrund der räumlichen Anordnung im MDS-Modell hätte "Aufstehen/Hinsetzen" auch dem Bereich der Selbstversorgung zugeordnet werden können (Abb. 82).

Bei der Gewichtung wurde Einschränkungen der Selbstversorgung der höchste Wert (5) zugewiesen, gefolgt von dem Bereich der Mobilität (4). Schwierigkeiten beim Benutzen öffentlicher Nahverkehrsmittel wurden mit 3 gewichtet. Unter den Hausarbeiten wurden "Kochen" und "Betten machen" wegen der Nähe zur Selbstversorgung höhere Werte (3) als "Einkaufen" und "Hausarbeiten" (2) vergeben. Den geringsten Wert (1) erhielt "Gardinen aufhängen".

Um Vergleichbarkeit mit einem Teil der Angaben aus der RAND-Studie herzustellen, bildeten wir drei homogene Teilscores der Funktionseinschränkungen: Selbstversorgung, Mobilität und Rollenaktivitäten. 'Mobilität' enthält bei uns die Angaben über Einschränkungen der Bewegung in der Wohnung, beim Verlassen der Wohnung und bei der Benutzung öffentlicher Nahverkehrsmittel. Die Kategorie 'Rollenaktivitäten' enthält Funktionseinschränkungen bei der Hausarbeit, im Beruf und in der Freizeit.

Damit sind die einbezogenen Bereiche in etwa vergleichbar mit dreien der sechs Scores der 'functional limitations battery'. Unter Vorbehalten können die so gewonnenen Ergebnisse über die relative Häufigkeit von Funktionseinschränkungen in den drei Bereichen mit den Ergebnissen amerikanischer Studien verglichen werden.

Der Index 'Beeinträchtigung', der zum Vergleich gebildet wurde, enthält ebenfalls die geschilderten Angaben zur Hilfsbedürftigkeit, allerdings geht hier mit gleichem Gewicht die Einschätzung der Ärzte ein "wie stark ..... der Patient durch seine Krankheit behindert" ist. Dieser Index basiert also je zur Hälfte auf Patienten- und auf Ärzteeinschätzung.

Dieser Weg wurde auch deshalb gewählt, weil in einigen Fällen (etwa 7 %) Angaben der Patienten zu diesem Bereich fehlten und die Ärzteangaben sehr vollständig waren. Es bestand eine hohe Korrelation zwischen der Patienten- und der Ärztebeurteilung - obwohl die Fragestellung in beiden Fällen etwas unterschiedlich war (r = 0,67).

Der Index 'Behinderung I' enthält über die Angaben des Index 'Beeinträchtigung' hinaus eine Reihe von Angaben dazu, wie die Patienten mit den Funktionseinschränkungen im täglichen Leben umgehen (Gebrauch von Hilfsmitteln, helfende Personen). An dieser Stelle wurden "helfende Personen" nicht im Sinne einer psychosozialen Unterstützung bei der Bewältigung von Krankheits- oder Behinderungsfolgen (social support) und damit als günstig beurteilt, sondern das Angewiesensein auf fremde Hilfe und technische Hilfsmittel wurde als Ausdruck der das tägliche Leben prägenden Behinderung interpretiert.

Die Analyse der Zusammenhänge zwischen verschiedenen Hilfsmitteln mit MDS und Clusteranalyse ergab einen engen räumlichen Zusammenhang zwi-

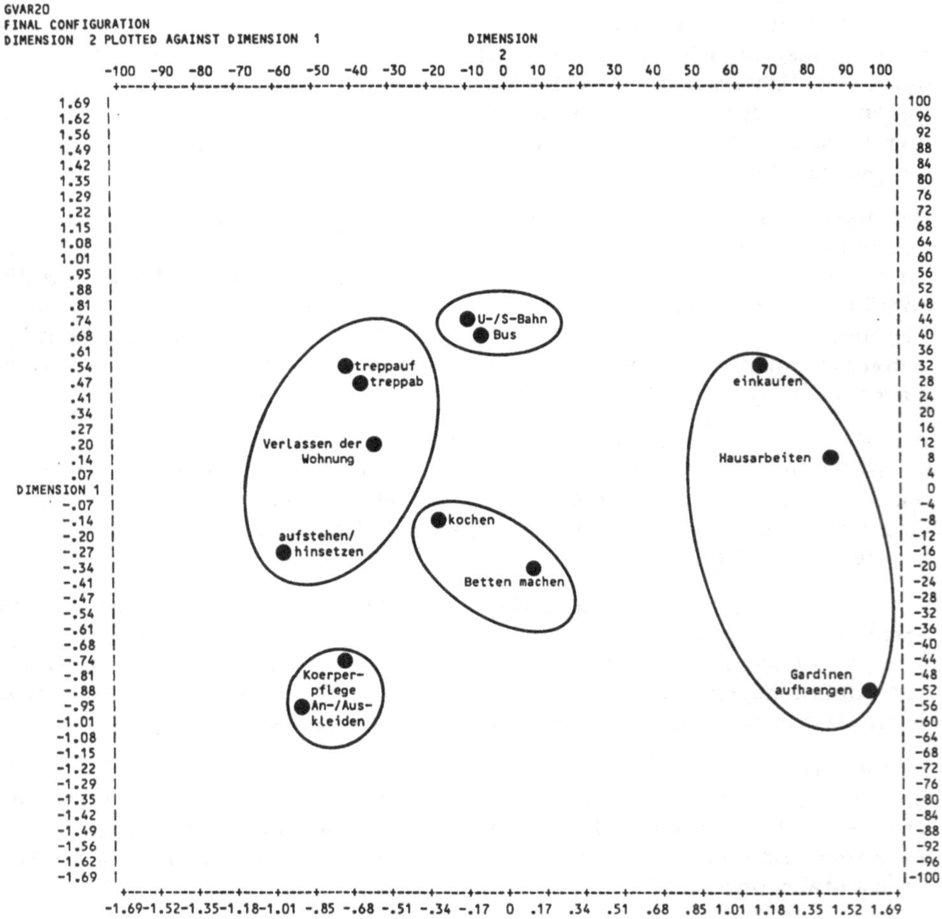

Abb. 82: Zusammenhänge zwischen verschiedenen Tätigkeiten, bei denen die Patienten auf fremde Hilfe angewiesen waren (MDS-Modell, Streß = 7,3 %; eingezeichnet: Ergebnisse der Clusteranalyse)

schen den Angaben, auf zwei Krücken bzw. auf einen Rollstuhl angewiesen zu sein. Diese offensichtlich schwere Gehbehinderungen betreffenden Angaben wurden am höchsten gewichtet, andere technische Hilfsmittel sowie die Angabe "eine Krücke" dagegen einheitlich mit einem Punkt.

MDS und Clusteranalyse lagen auch der Gewichtung der Personen, auf deren Hilfe die Patienten angewiesen waren, zugrunde. Isoliert von allen anderen Angaben liegen "Ehepartner" und "Kinder" (Abb. 83). Auf der anderen Seite des zweidimensionalen Modells und ebenfalls relativ isoliert wurde die Antwort "Verwandte/Freunde" lokalisiert. Da familiäre Hilfe am ehesten zu den alltäglichen Ereignissen auch bei nicht oder wenig Behinderten gehört, wurden diesen Angaben die geringsten Gewichte zugeteilt. Höher gewichtet wurde die nicht selbstverständliche Hilfe durch Nachbarn, und professionellen "Helfern" (Gemeindeschwester, Hilfsdienste, Hauspflegerin) wurden die höchsten Gewichte zugeteilt.

Die Konsequenzen von Krankheit und Behinderung für das tägliche Leben wurden in weiter differenzierter Form mit Hilfe des Index 'Behinderung II' zu erfassen versucht. In diesen Index gingen zu je 50 % der Index 'Behinderung I' und weitere krankheitsbedingte Einschränkungen der persönlichen Lebensgestaltung ein (Umstellungen des täglichen Lebens, Belastung durch die Umstellung, Unsicherheit durch die Krankheit, Sorgen, Behinderung bei der Pflege von Kontakten zu Freunden). Die angegebenen Sorgen (Frage 74 im Fragebogen) wurden wiederum aufgrund von MDS und Clusteranalyse gewichtet (Abb. 84). Es ergaben sich vier deutlich voneinander abgegrenzte Cluster: Der erste enthielt Sorgen wegen "Krankheit", "Schmerzen" und "Bewegungseinschränkungen". Hiermit ist unzweifelhaft eine krankheitsbezogene Dimension angesprochen. Ein zweites Cluster umfaßt die individuellen oder familienbezogenen Sorgen "Belastung von Familienangehörigen", "Abhängigkeit" und "Zukunftsunsicherheit". In einem dritten Cluster wurden die Angaben "finanzielle Sorgen", "berufliche Sorgen" und "Probleme in der Familie" zusammengebracht. Dies scheint in besonderer Weise Bereiche zu tangieren, in denen konflikthafte Auswirkungen der chronischen Krankheit erlebt werden. Interessant ist, daß die beiden Angaben "Probleme in der Familie" und "Belastung von Familienangehörigen" nichts miteinander zu tun haben. Der erste Bereich scheint sich eher auf Konflikte zu beziehen, in denen der Patient durchaus eine eigenständige Position bewahren kann, während "Belastung von Familienangehörigen" wegen der Nähe zu "Abhängigkeit" eher resignativen Charakter trägt. Schließlich wurden die Angabe, unter Einsamkeit zu leiden, und diejenige, sich Sorgen wegen bevorstehender Operationen oder unangenehmer Behandlungen zu machen, in ein Cluster gebracht. Hier fällt auf, daß die Angst vor Operationen nicht - wie von uns erwartet - gemeinsam mit den krankheitsbezogenen Sorgen gesehen wurde, sondern daß sie eher mit dem Gefühl des Alleinseins und der Isoliertheit zu tun hat. Dieser wichtige Zusammenhang zwischen sozialer Isoliertheit und Angst vor Operationen und Behandlungen wird weiter unten vor dem Hintergrund des Vorhandenseins oder Fehlens von engen Vertrauenspersonen noch einmal aufgegriffen.

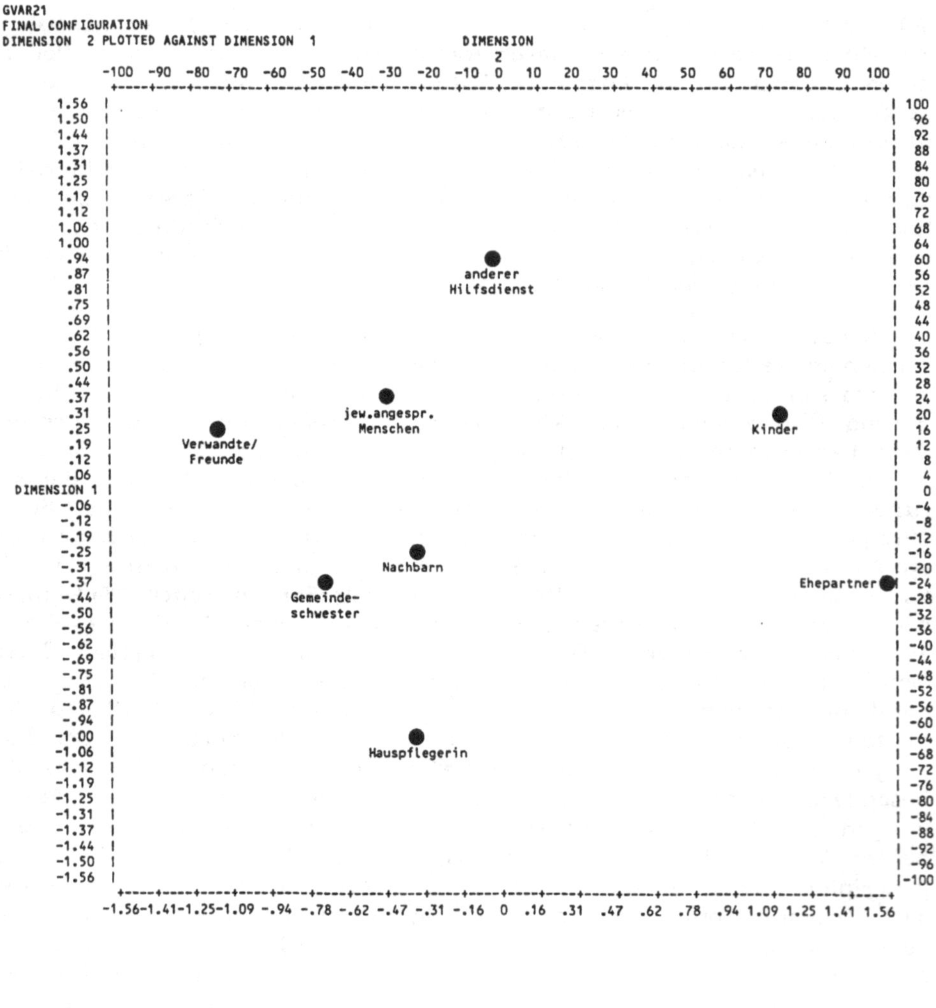

Abb. 83: Zusammenhänge zwischen verschiedenen helfenden Personen oder Institutionen (MDS-Modell, Streß = 8,2 %)

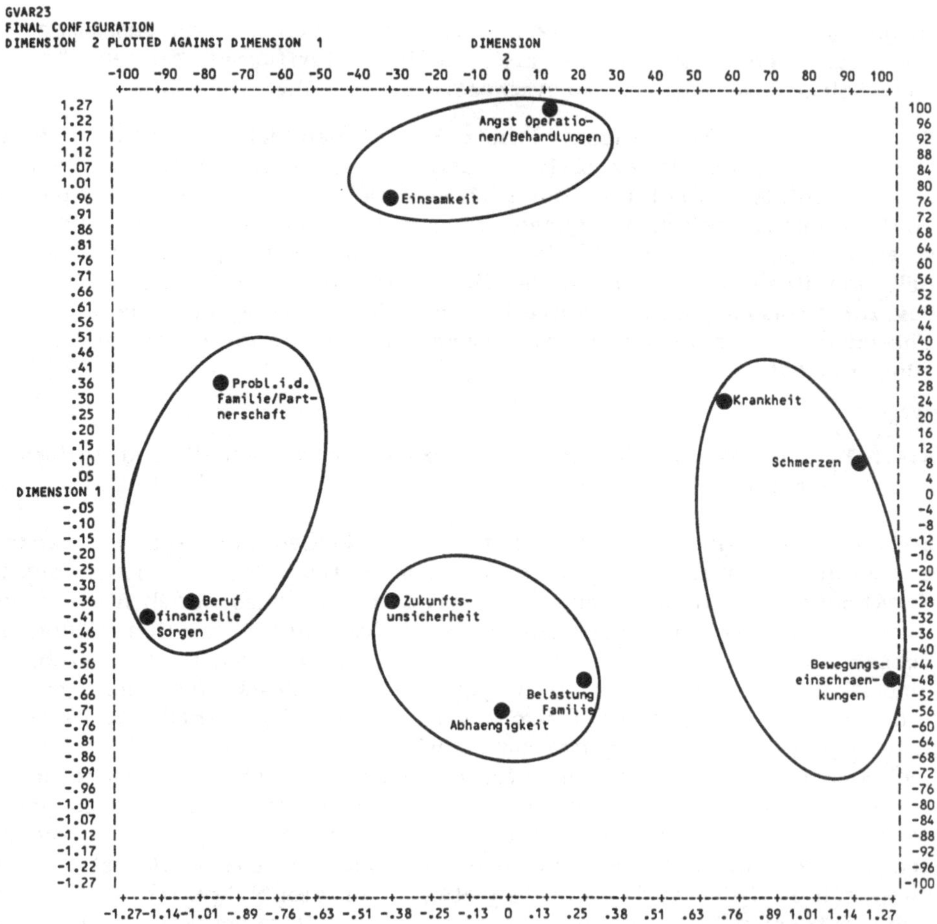

Abb. 84: Zusammenhänge zwischen verschiedenen Bereichen, in denen die Patienten angaben, Sorgen zu haben (MDS-Modell, Streß = 11,2 %; eingezeichnet: Ergebnisse der Clusteranalyse)

Am höchsten wurden die Angaben des letztgenannten Clusters gewichtet, gefolgt von beruflichen und familiären Sorgen. Am niedrigsten wurden die - bei der untersuchten Diagnosengruppe fast selbstverständlichen - Sorgen wegen der Krankheit gewichtet.

Insgesamt setzt sich der Index aus 12 verschiedenen Items zusammen, die wegen der Mehrfachantworten (z.B. zu Hilfsbedürftigkeit, Sorgen, beruflichen Folgen) Aussagen zu 66 Antwortvorgaben zulieβen.

Schlieβlich wurde der Index 'Soziale Folgen' gebildet. Er enthält alle die Variablen, die der Index 'Behinderung II' (s.o.) zusätzlich zu 'Behinderung I' enthält, stellt also die Differenz beider Indices dar. Körperliche Funktionseinschränkungen gehen in diesen Index nicht mehr ein; hier spielt nur das subjektive Erleben psychosozialer Konsequenzen von Krankheit und Behinderung eine Rolle. Mit diesem Index ist die Reihe der Indices zur Erfassung von Beeinträchtigung, Behinderung und hieraus resultierenden sozialen Folgen abgeschlossen - soweit sie dieses breite Behinderungskonzept betreffen.

8.4.2.2. Indices zur Messung von sozialer Integriertheit und Unterstützung

Eine andere Möglichkeit, sich den sozialen Folgen chronischer Krankheit empirisch zu nähern, besteht darin, den Bezug zur krankheitsbedingten Funktionseinschränkung ganz zu verlassen und ausschlieβlich nach dem Grad der Teilhabe am gesellschaftlichen Leben, der Aufrechterhaltung von Sozialkontakten in und auβerhalb der Familie und nach dem Gefühl der Einsamkeit und Isoliertheit zu fragen. Der aus diesen Variablen gebildete Index 'Soziale Integriertheit' reicht von extremer Isoliertheit bis zu der im Rahmen der Untersuchung maximal angebbaren Intensität von Sozialkontakten. Der Mittelwert drückt eine für diese Untersuchung spezifische 'mittlere' soziale Integriertheit aus, kein allgemein zutreffendes oder zu erwartendes Mittel. Der Index wurde zwar so konstruiert, daβ die maximal erreichbare Zahl positiver und negativer Punkte jeweils 30 betrug. Der nicht standardisierte Mittelwert lag etwas über dem Nullpunkt, d.h. es gab mehr Antworten in Richtung Integration als in Richtung Isolation ($\bar{x}$ = +3). Ein Mittelwert genau bei Null hätte vorausgesetzt, daβ positiv und negativ gewichtete Antworten die gleiche Wahrscheinlichkeit des Vorkommens gehabt hätten. Dies lieβ sich aber vorab nicht bestimmen.

In den Index gingen Variablen ein, wie sie im wesentlichen der Operationalisierung von 'sozialer Gesundheit' in den Veröffentlichungen der RAND-Corporation (85) zugrundeliegen: Häufigkeit von Besuchs- und Telefonkontakten mit Freunden und Familienangehörigen, Mitgliedschaft in Vereinen und Häufigkeit der Teilnahme an Treffen, subjektive Einschätzung, wie stark die Krankheit die Möglichkeiten zur Pflege von Sozialkontakten einschränkt u.a.. Hiermit kann u.E. die eher formale Frage nach der Aufrechterhaltung von Sozialkontakten beantwortet werden. Ein hohes Maβ an in dieser Weise operationalisierter Integriertheit bedeutet jedoch nicht zwangsläufig, daß auch ein gutes soziales 'Netzwerk' im Falle von physischen, psychischen oder sozialen Problemen besteht. Hohe Raten von Sozialkontakten, vor allem innerhalb der Familie oder des nahen Freundeskreises, machen dies zwar wahrscheinlich, aber nicht sicher.

Es wurde daher versucht, soziale Unterstützung (social support; 72, 245), die in der Literatur als entscheidende Voraussetzung für eine einigermaßen gelingende Verarbeitung chronischer Krankheit und Behinderung angesehen wird, durch geeignete Zusammenfassung von Items quantifizierbar zu machen. In diesen Index ging als wesentliche Variable die 'Konfidentenbeziehung' ein, also das Vorhandensein oder Fehlen von nahen Vertrauenspersonen, mit denen persönliche Probleme besprochen werden können. Im Fragebogen (Frage 81) waren hier die wichtigsten Familienangehörigen und Freunde, Nachbarn, sowie entferntere Kontaktpersonen mit professioneller Rollendefinition (Arzt, Pfarrer) aufgeführt.

Mit Hilfe von MDS und Clusteranalyse wurden Ähnlichkeitsbeziehungen zwischen den einzelnen 'Konfidenten' bestimmt (Abb. 85). Isoliert erschien 'Ehepartner', d.h. diese Angabe schloß offenbar häufig jede weitere Nennung aus. Ähnliches gilt für die Angabe Freund/Freundin. Ganz offensichtlich wurden hier exclusive und sehr enge Vertrauensbeziehungen genannt, die jede weitere Angabe von Bezugspersonen überflüssig erscheinen ließen. Deshalb wurde diesen beiden Angaben bei der Gewichtung der höchste Wert (3) zugeordnet.

Erwartungsgemäß wurden die Angaben zur eigenen Herkunftsfamilie (Mutter, Vater, Schwester, Bruder) eng zusammen lokalisiert; die Nähe zu 'Freund/Freundin' läßt vermuten, daß diese Kombination vor allem von jüngeren Patienten angegeben wurde. Auf der anderen Seite der zweidimensionalen Darstellung finden sich Sohn und Tochter in engem räumlichem Zusammenhang. Bei einer Projektion auf die x-Achse würden Ehepartner und Kinder nebeneinander geordnet. Vermutlich wurden diese Angaben eher von Personen mittleren und höheren Alters gemacht. Alle Angaben zur weiteren Familie wurden mit 2 Punkten gewichtet.

Die auf einen professionellen Kontakt zurückgehenden Beziehungen zu Arzt oder Pfarrer wurden keinem anderen Cluster zugeordnet. Der Pfarrer scheint noch am ehesten mit den weniger intensiven Sozialkontakten zu Bekannten oder Nachbarn in Beziehung zu stehen, während der Arzt isoliert bleibt. Wurde der Arzt (und in etwas geringerem Umfang gilt dies auch für den Pfarrer) als die Person angegeben, mit der die größten Möglichkeiten bestehen, sich über persönliche Probleme auszusprechen, so schloß diese Angaben in der Regel andere Vertrauenspersonen, insbesondere solche aus der engeren Familie, aus. Ein 'Netz' von Sozialbeziehungen können derart in ihrem Umfang eingeschränkte Beziehungen wie die zu Arzt, Pfarrer, Nachbarn oder auch der weiteren Verwandtschaft in der Regel nicht darstellen. Diese Angaben wurden daher mit je einem Punkt gewertet.

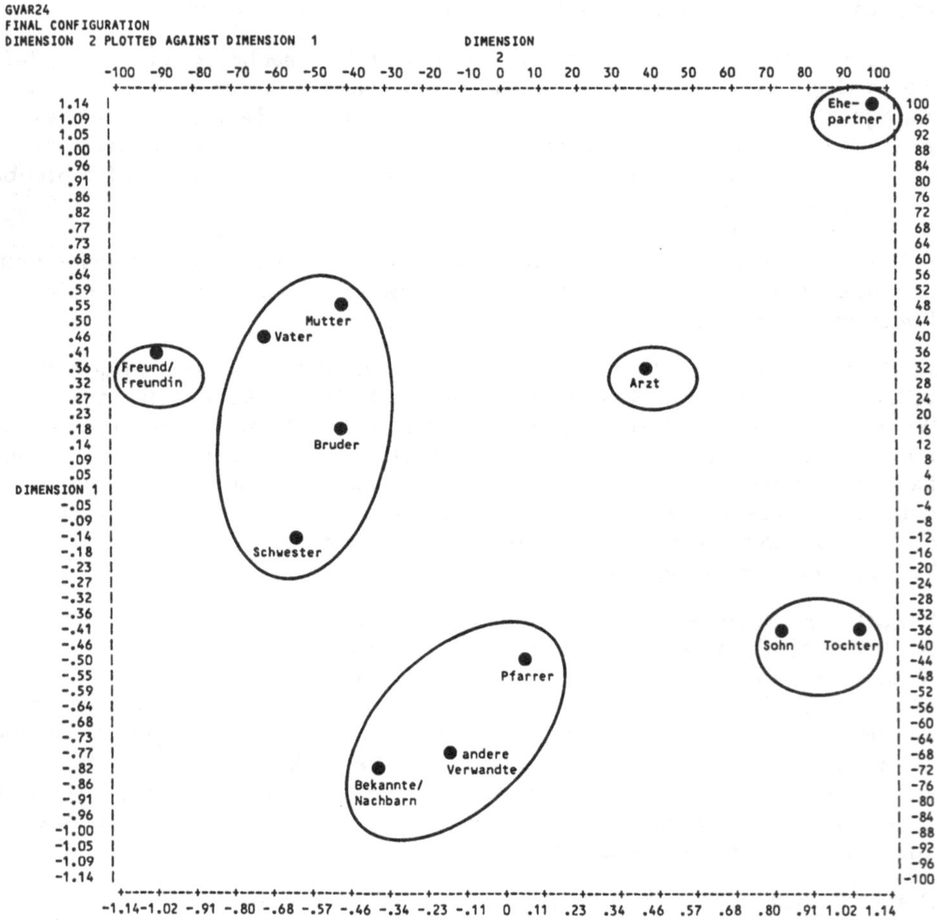

Abb. 85: Zusammenhänge zwischen verschiedenen Vertrauenspersonen der Patienten (MDS-Modell, Streß = 10,8 %; eingezeichnet: Ergebnisse der Clusteranalyse)

Weitere Variablen, die in den Index 'Soziale Unterstützung' eingehen, sind die Zahl der Personen, von denen Verständnis für die Krankheit und die daraus resultierenden Probleme erwartet wird, und die Häufigkeit, mit der mit Freunden über die Krankheit gesprochen werden kann.

Alle Indices wurden nach ihrer Erstellung und Prüfung auf Plausibilität standardisiert ($\bar{x} = 0$, $\sigma = 1$), um Vergleichbarkeit verschiedener Indices herzustellen.

Im folgenden sollen nun die Ergebnisse zu den einzelnen Indices vorgestellt werden. Als wesentliche Variablen wurden jeweils die sechs Krankheitsgruppen, der 'Schweregrad', die kombinierte Variable 'Krankheitsschwere', Soziale Schicht, Alter und Geschlecht untersucht. Die Stärke des Einflusses jeder Variablen kann unmittelbar aus der Abweichung vom Mittelwert ersehen werden.

8.4.3. Ergebnisse der Analyse der Indices zur Messung von Behinderung und sozialen Folgen der Krankheit

Die Abbildungen 86 bis 90 stellen die arithmetischen Mittelwerte des Index 'Hilfsbedürftigkeit' für verschiedene Teilpopulationen vor. Wie erwähnt, gehen in den Index insgesamt 14 Variablen ein, die entsprechend der Ergebnisse von MDS und Clusteranalyse gewichtet wurden (vgl. Abschnitt 8.4.1.).

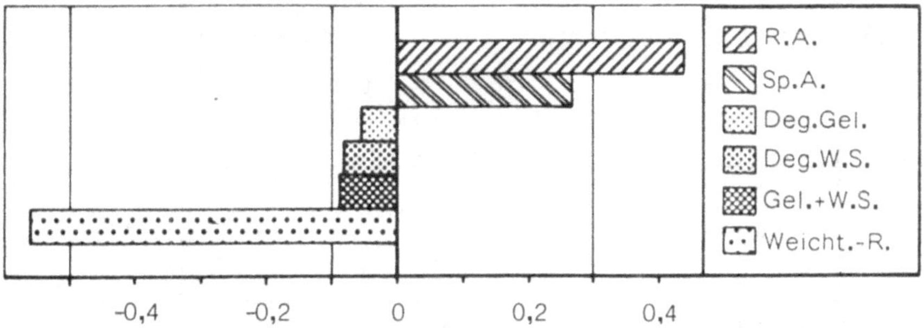

Abb. 86: Mittelwerte des Index 'Hilfsbedürftigkeit' nach Krankheitsgruppen

In Abbildung 86 sind die Mittelwerte des standardisierten Index für die sechs Krankheitsgruppen dargestellt. Die mit Abstand höchste Hilfsbedürftigkeit besteht für Patienten mit R.A., gefolgt von denen mit Sp.A. Damit liegen die beiden Gruppen mit entzündlich-rheumatischen Krankheiten über, die anderen unter dem Durchschnitt. Patienten mit degenerativen Erkrankungen der Gelenke oder der Wirbelsäule liegen jeweils knapp unter dem Gesamtmittel, während diejenigen mit Weichteilrheumatismus kaum auf fremde Hilfe angewiesen zu sein scheinen.

Betrachtet man die Mittelwerte dieses Index nach dem 'Schweregrad' der Krankheit (Abb. 87), so läßt sich eine positive lineare Tendenz des Zusammenhangs beider Skalen nicht verkennen (r = 0,47). Die starken Schwankungen bei Schweregraden von 18 oder mehr Punkten können vor allem aus den geringen Fallzahlen (5 bis 10 Fälle je Gruppe) erklärt werden.

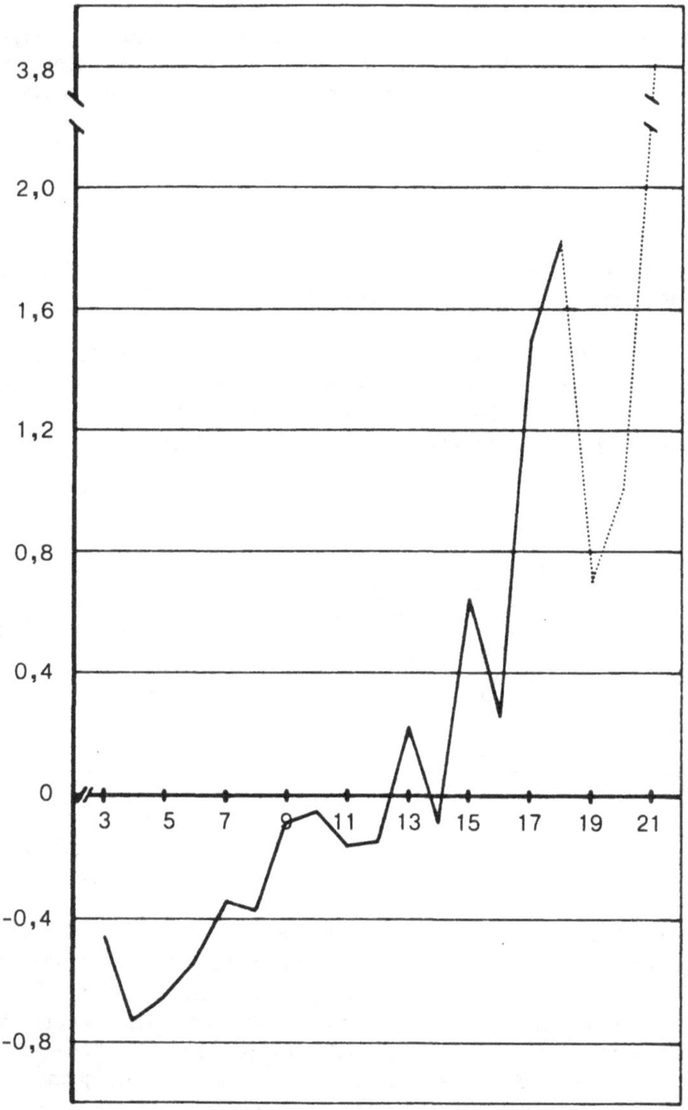

Abb. 87: Mittelwerte des Index 'Hilfsbedürftigkeit' nach dem Schweregrad

Kombiniert man Krankheitsgruppe und Schweregrad zur Variable 'Krankheitsschwere' (Abb. 88), so wird die große Bedeutung der Variable Schweregrad bei der Beurteilung der durch verschiedene rheumatische Erkrankungen hervorgerufenen Hilfsbedürftigkeit deutlich. Alle schweren Formen entzündlicher wie degenerativer rheumatischer Krankheiten weichen um 0,7 bis 1,25 Punkte vom Mittelwert ab. Die leichten Formen degenerativer Erkrankungen und insbesondere des Weichteilrheumatismus zeigen demgegenüber charakteristische Abweichungen in den negativen Bereich des Index. Bei der rheumatoiden Arthritis sind auch leichte Formen schon mit überdurchschnittlicher Hilfsbedürftigkeit verbunden, während beim Weichteilrheumatismus auch in schweren Fällen kaum ein Angewiesensein auf fremde Hilfe eintritt.

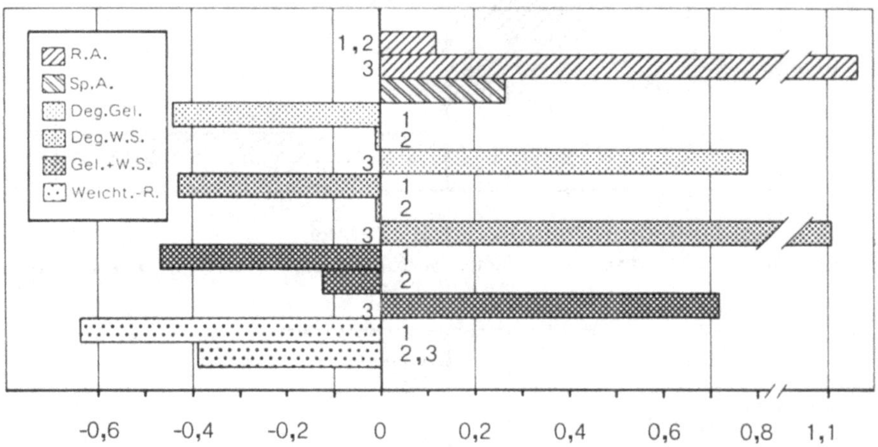

Abb. 88: Mittelwerte des Index 'Hilfsbedürftigkeit' nach der Krankheitsschwere

Es drängt sich die Vermutung auf, daß die große Hilfsbedürftigkeit der Personen mit schweren Formen rheumatischer Erkrankungen vor allem auf deren höheres Alter und die damit allgemein verbundenen Funktionsverluste zurückzuführen sei (Abb. 89). Tatsächlich gibt es einen positiven Zusammenhang zwischen dem Alter und der Hilfsbedürftigkeit; vor allem bei Personen über 74 Jahren scheint dies ein gravierendes Problem zu sein. Jedoch ist auch in der höchsten Altersklasse die Abweichung vom Mittelwert nur etwa halb so groß wie bei den schweren Krankheitsformen in Abbildunq 88. Der Einfluß des Alters kann also keinesfalls negiert werden; er ist jedoch geringer anzusetzen als der der 'Krankheitsschwere'.

Es gibt darüber hinaus einen deutlichen Zusammenhang zwischen steigender Sozialschicht und sinkender Hilfsbedürftigkeit (Abb. 90). Der Mittelwert des Index trennt die drei unteren von den drei oberen Schichtgruppen ab. Der Kontrast ist besonders augenfällig, wenn man nur die unterste und die oberste Gruppe betrachtet. Hier müssen neben der schichtspezifisch unterschiedlichen Schwere von Erkrankungen, die in stationäre Behandlung gelangen (d.h. eher spätere Inanspruchnahme bei Patienten aus der sozialen Unterschicht) als intervenierende Variable die Zusammenhänge zwischen Alter und Sozialschicht (niedrigeres Einkommen im Rentenalter und damit niedrigere Punktezahl auf dem Index der sozialen Schicht) und die geschlechtsspezifische Differenz der sozialen Situation (ungünstigere Einkommenslage alleinstehender Frauen) berücksichtigt werden.

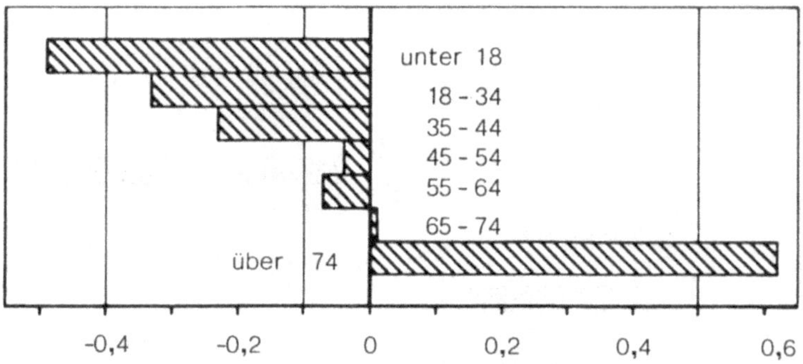

Abb. 89: Mittelwerte des Index 'Hilfsbedürftigkeit' nach Altersklassen

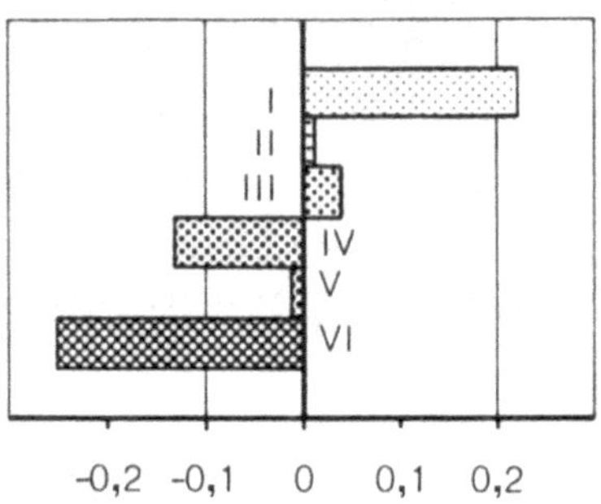

Abb. 90: Mittelwerte des Index 'Hilfsbedürftigkeit' nach der sozialen Schicht (I = unterste, VI = oberste Schicht)

Der Index 'Funktionseinschränkungen' ist - wie in Abschnitt 8.4.2.1. ausgeführt - in seiner Konstruktion an die 'funcional limitations battery' aus der Krankenversicherungsstudie der RAND-Corporation angelehnt. Drei der sechs dort vorgegebenen Bereiche wurden von uns, soweit dies möglich war, analog gebildet. Die Abbildungen 91 bis 93 geben den Prozentsatz der Personen an, die innerhalb der einzelnen, nach Schweregraden unterschiedenen, Diagnosengruppen die jeweiligen Aktivitäten ganz oder teilweise nicht mehr ohne fremde Hilfe ausüben konnten.

Hinsichtlich der Selbstversorgung (Abb. 91) waren 60 % der Patienten mit schweren Formen der R.A. und 44 % derer mit schweren degenerativen Wirbelsäulenveränderungen eingeschränkt. Ein Drittel der Patienten mit Sp.A. war bei der täglichen Selbstversorgung auf fremde Hilfe angewiesen. Der Anteil der hier beeinträchtigten Patienten nimmt in allen Diagnosengruppen mit dem Schweregrad zu; in der Gruppe der Patienten mit Weichteilrheumatismus war demgegenüber niemand in diesem Bereich beeinträchtigt.

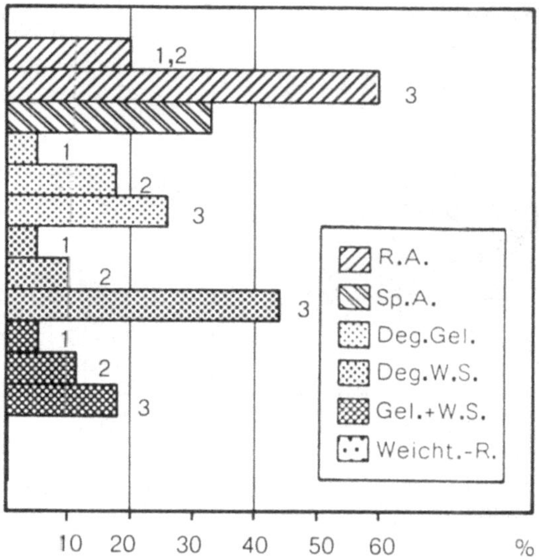

Abb. 91: Relative Häufigkeit von Einschränkungen der Selbstversorgung nach Krankheitsschwere

In der Literaturübersicht zur Prävalenz von Funktionseinschränkungen in Durchschnittsbevölkerungen geben die Autoren des Bandes über physische Gesundheit innerhalb des RAND-Berichts (291) Raten von 0,2 bis 2,3 % an. Es handelt sich um vier Studien, die zwischen 1957 und 1977 in den USA durchgeführt wurden. Selbstverständlich können bevölkerungsbezogene Raten, die unter anderen sozialen und versorgungsstrukturellen Bedingungen und teilweise zu wesentlich früheren Zeitpunkten gewonnen wurden, nicht ohne weiteres mit klinischen Daten verglichen werden. Deutlich wird hierbei jedoch, daß mit Ausnahme des Weichteilrheumatismus alle rheumatischen Krankheiten, auch die leichteren Formen, überdurchschnittlich häufig mit tiefgreifenden Funktionseinschränkungen verbunden sind.

Der Teilscore 'Mobilität' (Abb. 92) unterstreicht das hohe Ausmaß der Funktionseinschränkungen bei den untersuchten Personen gegenüber einer Durchschnittsbevölkerung (2,9 - 5,1 % nach STEWART; 291). Mit Ausnahme der leichten Form des Weichteilrheumatismus waren alle anderen Diagnosen für mindestens ein Drittel der Betroffenen mit Einschränkungen der Mobilität verbunden, d.h. mit Einschränkungen bei elementaren Formen der Fortbewegung (Verlassen der Wohnung, Benutzen öffentlicher Verkehrsmittel).

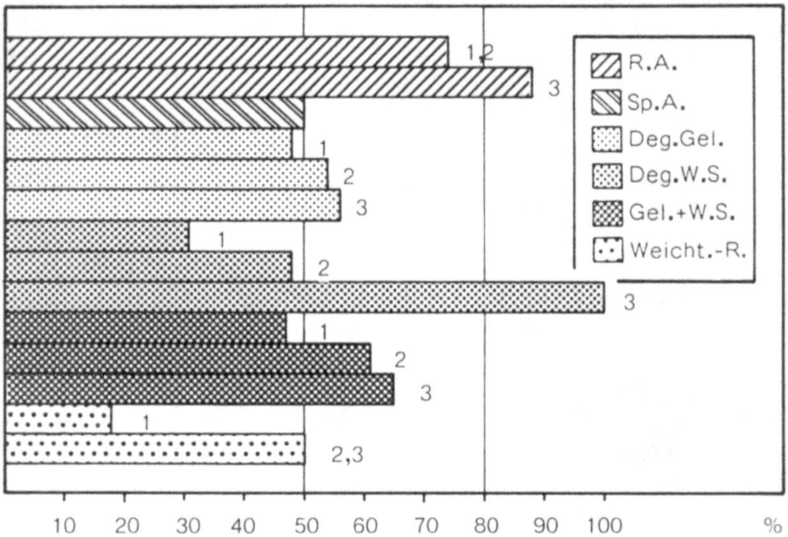

Abb. 92: Relative Häufigkeit von Einschränkungen der Mobilität nach Krankheitsschwere

Beeinträchtigungen bei der Erfüllung von 'Rollenverpflichtungen' waren bei einem sehr hohen Anteil der Patienten mit schweren Veränderungen des Stütz- und Bewegungsapparats (entzündliche und degenerative Formen) eingetreten (Abb. 93). Aber auch bei mittleren Schweregraden betrafen diese Nachteile mehr als 50 % der Befragten. In den von STEWART et al. (291) zitierten Studien war dies bei 6,4 bis 11,7 % der Befragten der Fall. Die von uns untersuchten Krankenhauspatienten weichen also, auch bei leichteren Formen der rheumatischen Krankheiten, in charakteristischer Weise von der Durchschnittsbevölkerung ab. Am geringsten unterscheiden sich auch hier Patienten mit Weichteilrheumatismus von der 'Normalbevölkerung'.

Die Abbildungen 94 bis 99 stellen die Ergebnisse für den Index 'Beeinträchtigung' vor. Wie erwähnt, gehen je zur Hälfte der Index 'Hilfsbedürftigkeit' und die Einschätzung der Ärzte über den Grad der Behinderung der Patienten ein. Wir gehen davon aus, daß die Ärzte den Begriff der 'Behinderung' sehr eng auf krankheitsbedingte Funktionseinschränkungen bezogen haben (wie es auch dem allgemeinen Sprachgebrauch entspricht), ihn also nach der von uns gewählten Einteilung als 'Beeinträchtigung' verstanden haben. Dies begründet die Verwendung der Ärzteangaben bei der Erstellung eines zweiten Beeinträchtigungs-Index.

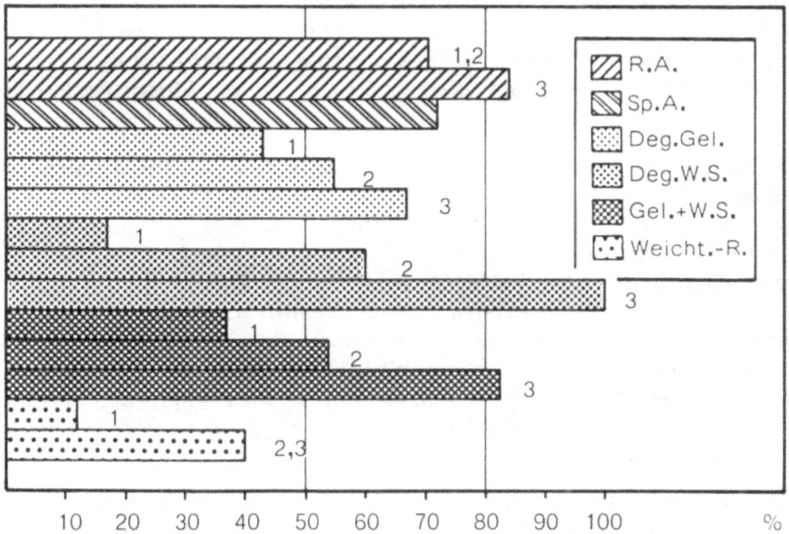

Abb. 93: Relative Häufigkeit von Einschränkungen der Erfüllung von Rollenverpflichtungen nach Krankheitsschwere

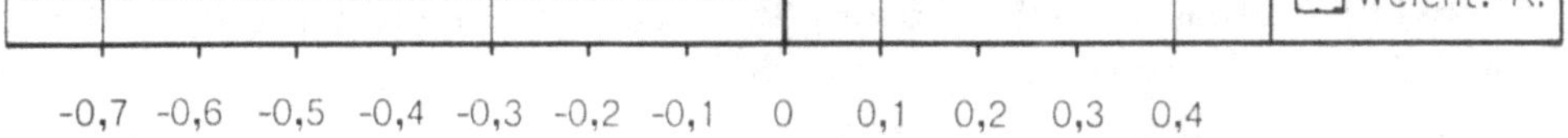

Abb. 94: Mittelwerte des Index 'Beeinträchtigung' nach Krankheitsgruppen

Vergleicht man die Abbildung 94 mit Abbildung 86, so fällt auf, daß die rheumatoide Arthritis in beiden Indices die gleichen Ausprägungen hat, die Einschätzungen von Patienten und Ärzten hier also besonders gut übereinstimmen. Dies gilt auch für degenerative Gelenkerkrankungen. Differenzen im Hinblick auf eine günstigere Einschätzung des körperlichen Zustandes der Patienten durch die Ärzte gegenüber deren eigener Einschätzung traten vor allem bei Patienten mit entzündlichen oder degenerativen Erkrankungen der Wirbelsäule und bei solchen mit Weichteilrheumatismus auf. Wir vermuten, daß die mit Erkrankungen der Wirbelsäule verbundenen Funktionsverluste im täglichen Leben den Ärzten möglicherweise weniger geläufig sind als die Folgen von Gelenkerkrankungen (68). Dagegen stehen die höheren Angaben der Patienten mit Weichteilrheuma in guter Übereinstimmung mit deren insgesamt festzustellender Tendenz, ihre Krankheit als gravierender darzustellen, als dies nach ärztlicher Einschätzung der Fall ist.

Hinsichtlich des Schweregrades der Krankheit hat die Hinzunahme der Beurteilung durch die behandelnden Ärzte die lineare Tendenz des Zusammenhangs verstärkt (r = 0,69; vgl. Abb. 95 mit 87). Insbesondere im Bereich leichterer Formen (bis etwa 11 Punkte) ergab sich ein breiteres Spektrum gegenüber der Patienteneinstufung. Bei der Beurteilung der Korrelation zwischen Schweregrad und Beeinträchtigung muß allerdings einschränkend in Rechnung gestellt werden, daß der Index 'Schweregrad' zu 1/3, der Index 'Beeinträchtigung' zu 1/6 aus der Ärzteeinschätzung über die Behinderung des Patienten besteht. Dies kann deshalb vernachlässigt werden, weil insgesamt nur 1/18 der gemeinsamen Varianz durch diese Tatsache erklärt wird.

Abbildung 96 sind die Mittelwerte des Index 'Beeinträchtigung' nach der Krankheitsschwere dargestellt. Gegenüber dem Index 'Hilfsbedürftigkeit' ist hier die Extremposition von schweren Formen der rheumatoiden Arthritis und von degenerativen Gelenkerkrankungen noch stärker betont. Bei den leichten Formen gibt es kaum Unterschiede in den Einschätzungen von Ärzten und Patienten, und für den Weichteilrheumatismus wird das oben (Abb. 94) Gesagte bestätigt.

Ein Vergleich nach dem Alter der Patienten (Abb. 97) zeigt, daß bei Einbeziehung des Ärzteurteils die schon bestehende positive lineare Tendenz noch verstärkt wird. Hinsichtlich der Beeinträchtigung haben Personen jüngeren und mittleren Alters (bis 54 Jahre) noch günstigere Werte als bei der Berücksichtigung der Hilfsbedürftigkeit allein. Danach kehrt sich das Verhältnis um; ältere Personen (55 bis 74 Jahre) werden in dem Ärzte-Patienten-Index etwas günstiger beurteilt. Identisch ist die Einschätzung bei Patienten über 74 Jahren.

Frauen werden als deutlich stärker beeinträchtigt gesehen (Abb. 98); dies entspricht auch ihrer Selbsteinschätzung und steht in Übereinstimmung mit geschlechtsspezifischen Differenzen der Diagnosen- und Altersstruktur. Vergleicht man die Mittelwerte der 'Beeinträchtigung' nach der sozialen Schicht, so wird wiederum die günstige Situation der Patienten aus oberer Mittelschicht und Oberschicht deutlich (Abb. 99).

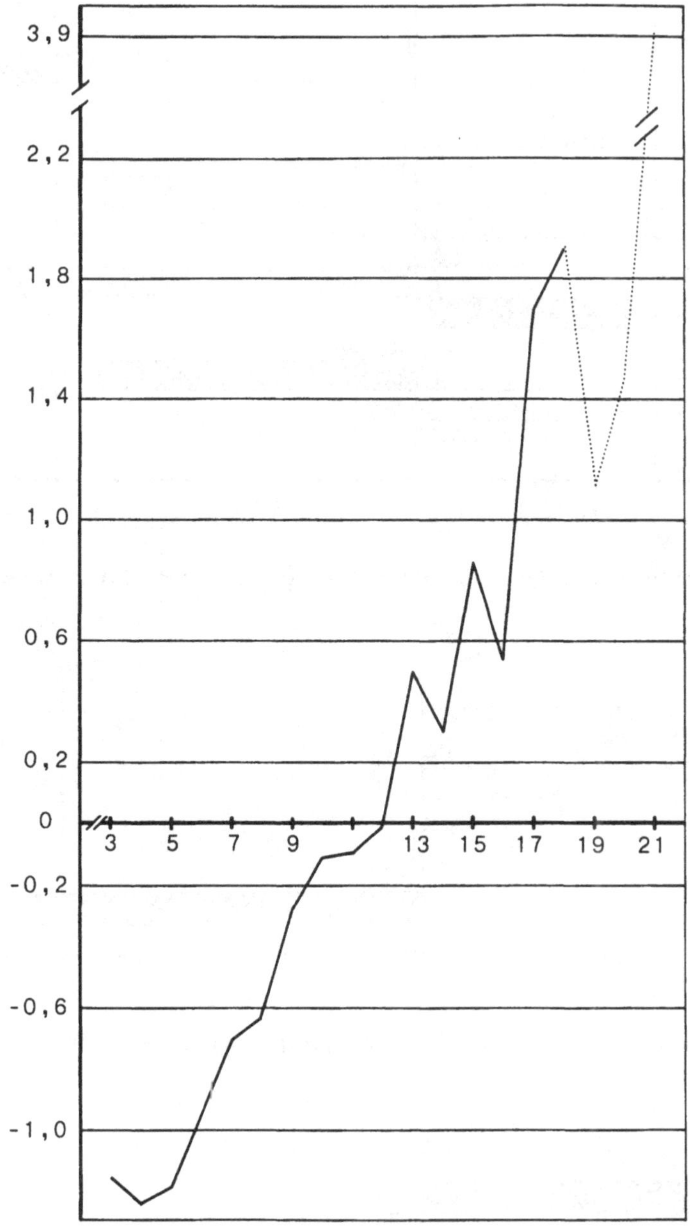

Abb. 95: Mittelwerte des Index 'Beeinträchtigung' nach dem Schweregrad (3 = leichteste, 21 = schwerste Formen)

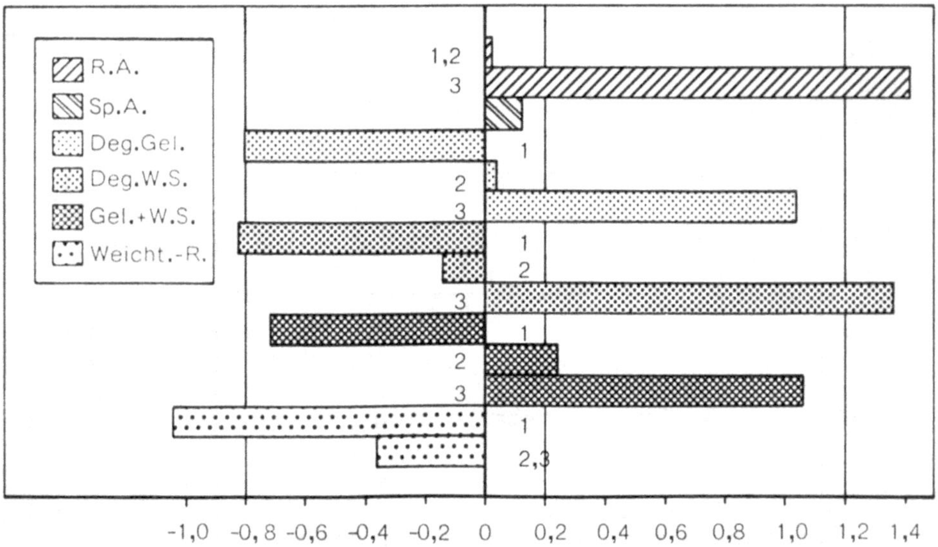

Abb. 96: Mittelwerte des Index 'Beeinträchtigung' nach Krankheitsschwere

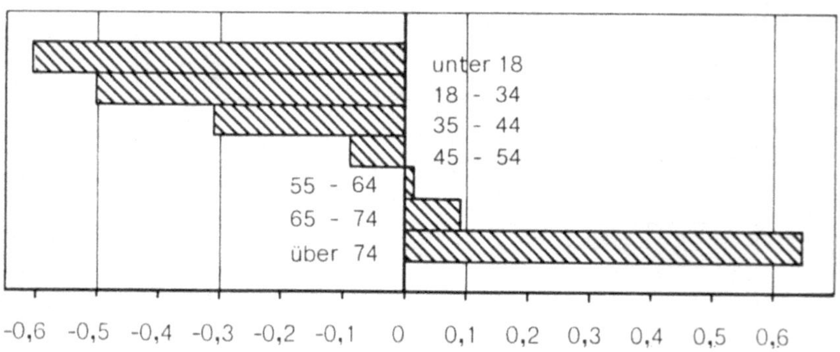

Abb. 97: Mittelwerte des Index 'Beeinträchtigung' nach Altersklassen

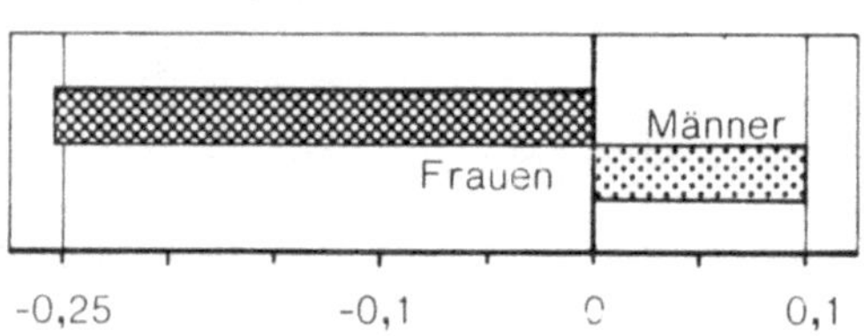

Abb. 98: Mittelwerte des Index 'Beeinträchtigung' nach dem Geschlecht der Probanden

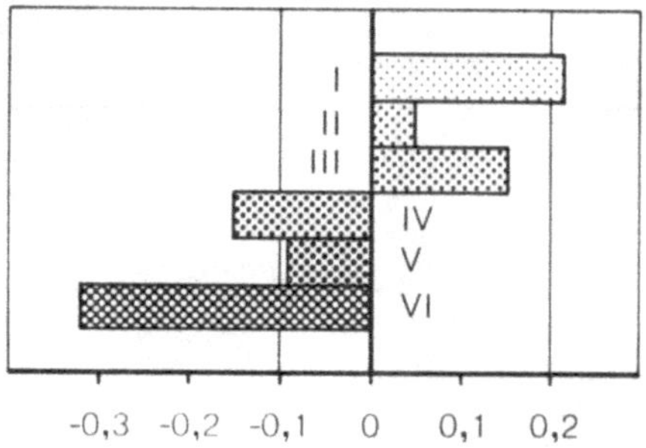

Abb. 99: Mittelwerte des Index 'Beeinträchtigung' nach der sozialen Schicht (I = unterste, VI = oberste Schicht)

In den Abbildungen 100 bis 104 wird der Index 'Behinderung I' vorgestellt. Er wurde je zur Hälfte aus dem Index 'Beeinträchtigung' und aus gewichteten Angaben zum Gebrauch von Hilfsmitteln und zu regelmäßig helfenden Personen gebildet (vgl. Abschnitt 8.4.1.). Die diagnosenspezifischen Differenzen der Mittelwerte dieses Index weichen kaum von denen der vorhergehenden Indices ab (Abb. 100); lediglich für Patienten mit Sp.A. scheint sich die körperliche Beeinträchtigung weniger stark in einer allgemeinen Behinderung (im Sinne des Index 'Behinderung I') niederzuschlagen. Dies mag mit ihrem jüngeren Alter, aber auch damit zusammenhängen, daß es sich zum großen Teil um verheiratete Männer handelte, die mit einer erheblichen Entlastung von Aufgaben des täglichen Lebens durch ihre Partnerinnen rechnen können.

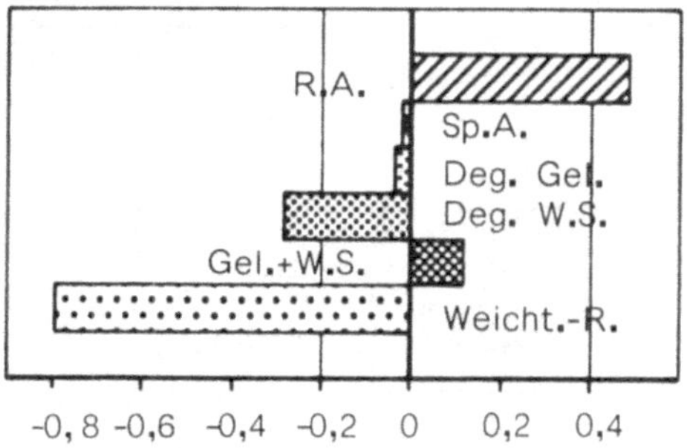

Abb. 100: Mittelwerte des Index 'Behinderung I' nach Krankheitsgruppen

Die Darstellung der Mittelwerte nach dem Schweregrad der Krankheit ergibt ein dem Index 'Beeinträchtigung' vergleichbares Bild (Abb. 101). Die Steigung der Kurve ist wiederum etwas größer geworden; d.h. je mehr unterschiedliche Dimensionen des Angewiesenseins auf fremde Hilfe und der Funktionseinschränkung in den Index eingehen, umso enger wird der Zusammenhang zwischen Schweregrad und Beeinträchtigung/Behinderung (r = 0,71). Dies bestätigt sich auch an der Beziehung zwischen Behinderung I

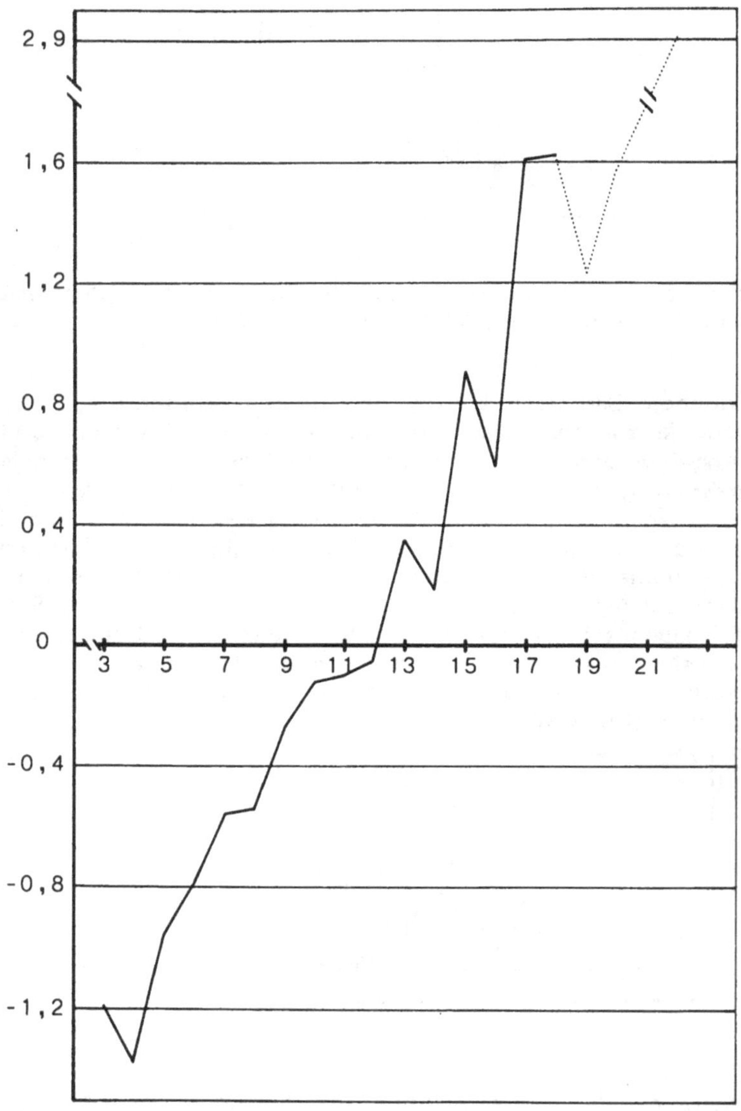

Abb. 101: Mittelwerte des Index 'Behinderung I' nach dem Schweregrad (3 = leichteste, 21 = 'schwerste Formen)

und Krankheitsschwere (Abb. 102). Die Abweichungen vom Mittelwert sind größer als beim Index 'Hilfsbedürftigkeit' und auch etwas größer als bei der 'Beeinträchtigung'. Die besondere Belastung der schweren Formen der R.A. und der degenerativen Wirbelsäulenerkrankungen bleibt bestehen; erstmals überschreitet der Wert der dritten Gruppe von degenerativen Wirbelsäulenerkrankungen den Wert der Gruppe 3 bei den R.A.-Patienten. Die Darstellung der altersspezifischen Mittelwerte des Index unterscheidet sich kaum von der für Hilfsbedürftigkeit und Beeinträchtigung; dies gilt im wesentlichen auch für die Auswertung nach sozialer Schicht (Abb. 103 und 104).

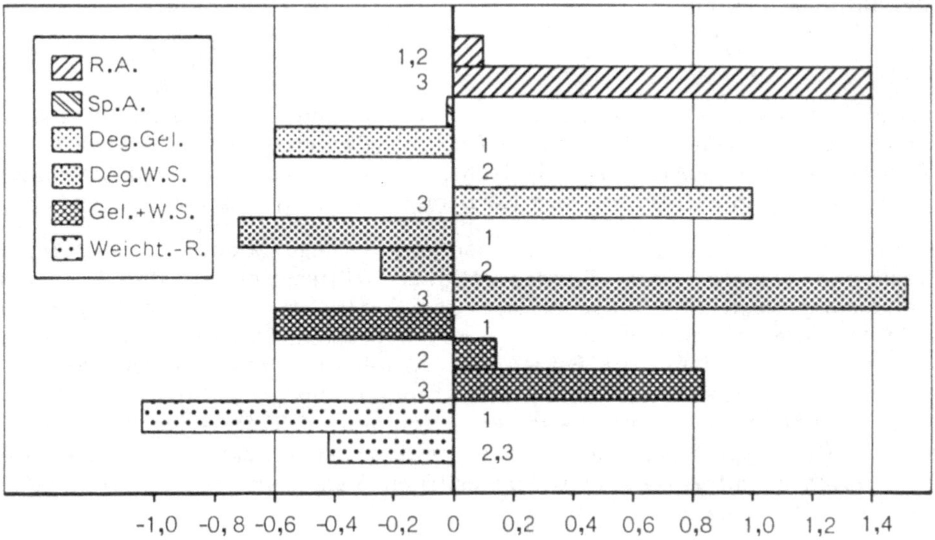

Abb. 102: Mittelwerte des Index 'Behinderung I' nach Krankheitsschwere

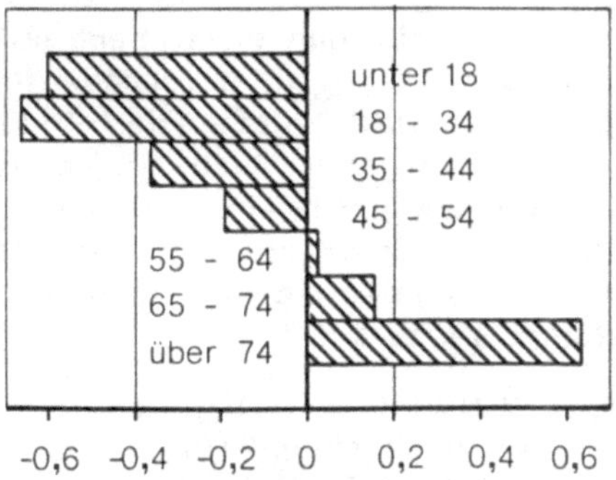

Abb. 103: Mittelwerte des Index 'Behinderung I' nach Altersklassen

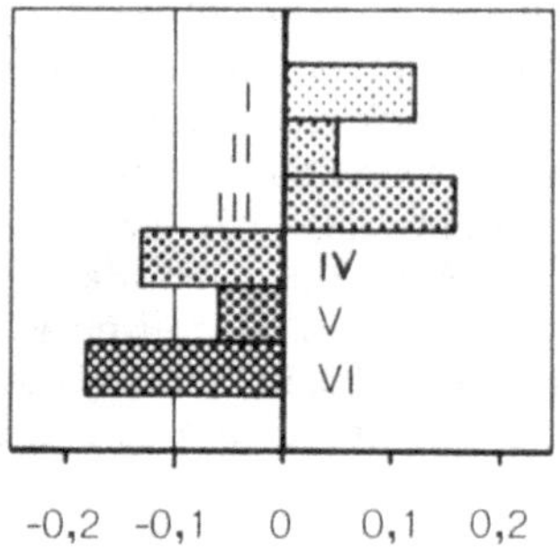

Abb. 104: Mittelwerte des Index 'Behinderung I' nach der sozialen Schicht (I = unterste, VI = oberste Schicht)

Bei der Entwicklung des Index 'Behinderung II' wurde versucht, möglichst weitgehend dem von BURY und WOOD vorgelegten globalen Konzept von 'handicap' als der Summe der physischen, psychischen und sozialen Folgen chronischer Beeinträchtigung von Körperfunktionen gerecht zu werden.

Wie beschrieben, umfaßt der Index sowohl die im Index 'Behinderung I' enthaltenen Angaben über Hilfsbedürftigkeit, Hilfsmittel und den Grad der Behinderung nach der Einschätzung der Ärzte als auch - mit gleichem Gewicht - die subjektiven Angaben der befragten Patienten über die im täglichen Leben erfahrenen Folgen der Krankheit: Umstellungen von Gewohnheiten, daraus resultierende Belastungen, Sorgen, Unsicherheit und Einschränkungen bei der Pflege von Kontakten, Folgen im beruflichen Bereich. Der Aspekt der psychischen und sozialen Folgen geht hier also gleichgewichtig mit Angaben zu körperlichen Begleitumständen der Krankheit ein.

Die Abbildungen 105 bis 109 unterscheiden sich auffallend wenig von den vorhergegangenen Darstellungen. Am schwersten 'behindert' sind auch nach der umfassenderen Definition Patienten mit entzündlich-rheumatischen Erkrankungen, besonders diejenigen mit R.A.. Dies war angesichts ihrer schweren Funktionseinschränkungen kaum anders zu erwarten. Die 'Behinderung' der Sp.A.-Patienten geht über ihren Wert auf dem Index 'Beeinträchtigung' hinaus, d.h. den weiteren, psychosozialen Folgen kommt bei ihnen besondere Bedeutung zu (vgl. hierzu den Index 'Soziale Folgen'). Die Position der Patienten mit degenerativen rheumatischen Erkrankungen auf dem Behinderungs-Index entspricht in etwa derjenigen, die sie auch bei Hilfsbedürftigkeit und Beeinträchtigung innegehabt hatten; lediglich Patienten mit degenerativen Erkrankungen der Gelenke und der Wirbelsäule wiesen nun etwas günstigere Werte auf (Abb. 105).

Die Darstellung des Index 'Behinderung II' nach der Schwere der Erkrankung (Abb. 106) weicht nur geringfügig (in den untersten und obersten Schweregraden) vom Index 'Beeinträchtigung' ab (r = 0,63). Dies ist ein weiterer Hinweis auf den engen Zusammenhang von physischen auf der einen und psychosozialen Folgen der Krankheit auf der anderen Seite.

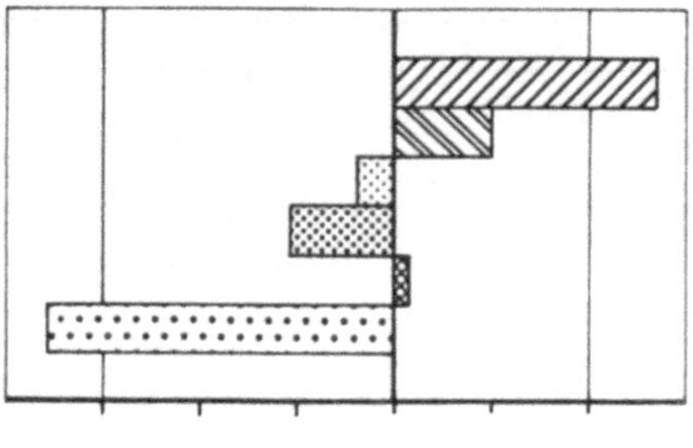

Abb. 105: Mittelwerte des Index 'Behinderung II' nach Krankheitsgruppen

Die Kombination von Diagnose und Schweregrad bestätigt das bisher Beschriebene: Weit überdurchschnittlich starke Behinderung in allen Diagnosengruppen bei den höchsten Schweregraden, außer in der Gruppe des Weichteilrheumatismus (Abb. 107).

Die beobachtete Altersdifferenz wird geringer, wenn man über die körperlichen Funktionsverluste hinaus weitere Folgen einbezieht (Abb. 108): Betrug beim Index 'Beeinträchtigung' die Differenz zwischen der untersten und der obersten Gruppe noch 1,25, so sind es hier nur noch gut 1,0. Dies weist auf den überproportionalen Anteil sozialer und beruflicher Nachteile in jüngeren Lebensabschnitten hin.

Hinsichtlich der sozialen Schicht bringt der Index 'Behinderung II' eine deutliche Zunahme des Werts mit sinkender Sozialschicht zum Ausdruck (Abb. 109). Bis auf die geringfügige Abweichung in der obersten Schicht läßt sich eine Rangfolge abnehmender Behinderung von Schicht I (unterste) nach Schicht VI feststellen, wobei die Trennlinie wiederum zwischen den drei unteren und den drei oberen Sozialschichten verläuft.

Wir haben bei der Interpretation des Index 'Behinderung II' mehrfach darauf hingewiesen, daß die verschiedenen Indices zur Messung von Funktionseinschränkungen und Beeinträchtigung zwar keine fundamentalen, aber doch charakteristische Veränderungen erfahren, wenn der Bereich der durch die Krankheit bewirkten sozialen Folgen explizit einbezogen wird. Diese sozialen Folgen sollen nun allein, also ohne die 'Beeinträchtigungs'-Anteile des Index 'Behinderung II' dargestellt werden. Sie drücken somit ihrerseits nur einen Teilaspekt der Behinderung aus, der der Beeinträchtigung komplementär ist.

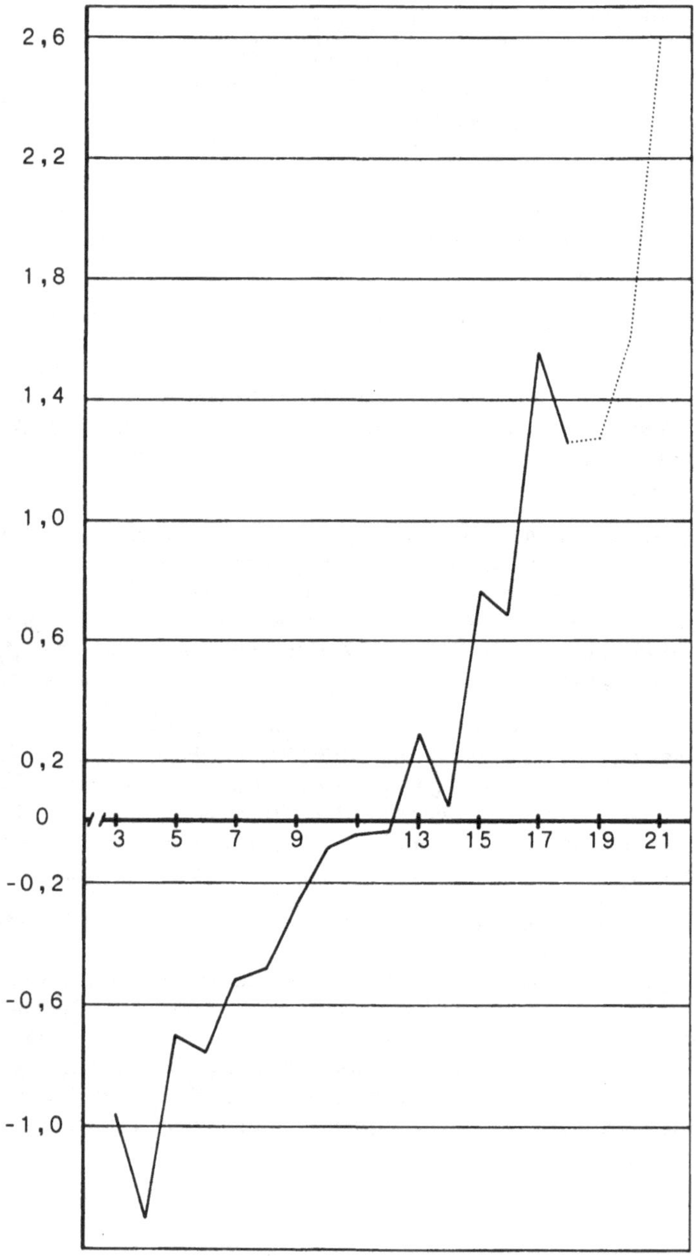

Abb. 106: Mittelwerte des Index 'Behinderung II' nach dem Schweregrad (3 = leichteste, 21 = schwerste Formen)

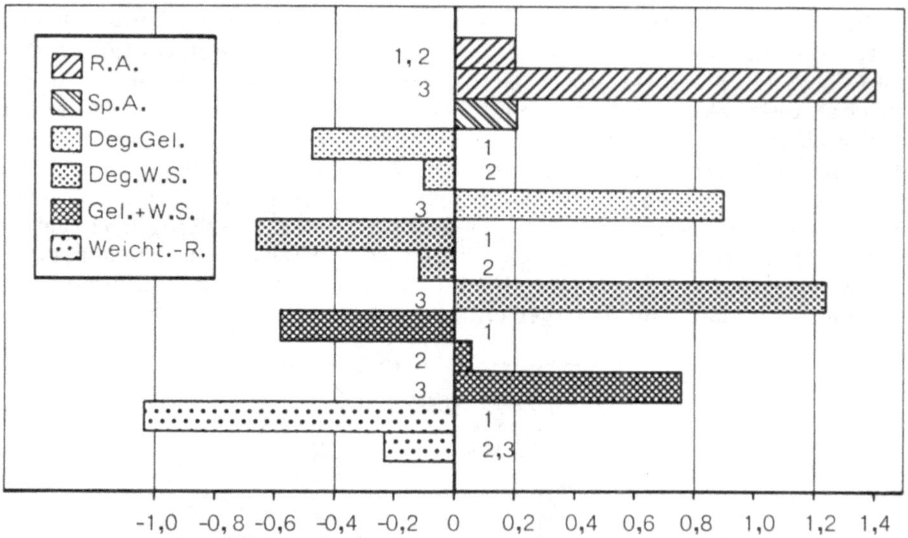

Abb. 107: Mittelwerte des Index 'Behinderung II' nach Krankheitsschwere

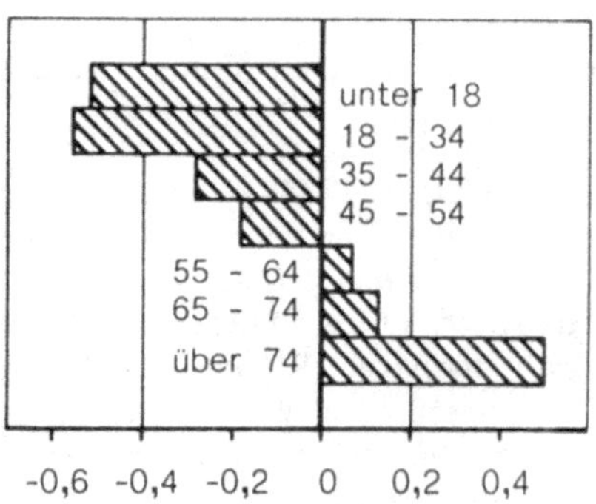

Abb. 108: Mittelwerte des Index 'Behinderung II' nach Altersklassen

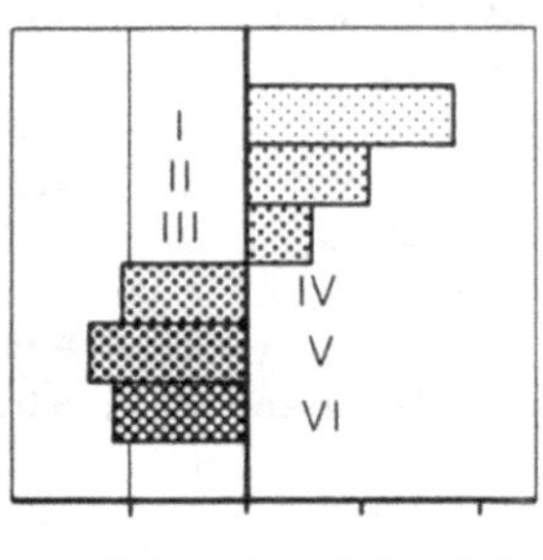

Abb. 109: Mittelwerte des Index 'Behinderung II' nach der sozialen Schicht (I = unterste, VI = oberste Schicht)

Hinsichtlich der sozialen Folgen (Abb. 110) rücken die beiden Formen entzündlich-rheumatischer Krankheiten näher zusammen; ihre Differenz beträgt nur noch etwa 0,1 Punkte auf dem Index ('Beeinträchtigung': 0,33 Punkte). Auch die Differenz zwischen den drei Gruppen degenerativ rheumatischer Erkrankungen wird relativ gering; sie liegen nun alle knapp unter dem Durchschnitt. Die geringe Belastung der Patienten mit Weichteilrheumatismus wird auch durch den Index 'Soziale Folgen' bestätigt; allerdings ist ihr Wert von - 0,43 höher als in allen anderen Indices. Die bereits beschriebene subjektive Komponente des Weichteilrheumatismus kommt hier erneut zum Ausdruck, indem im Verhältnis zu den 'objektiven' Funktionseinschränkungen und Beeinträchtigungen überproportional viele Nachteile im sozialen Bereich berichtet werden.

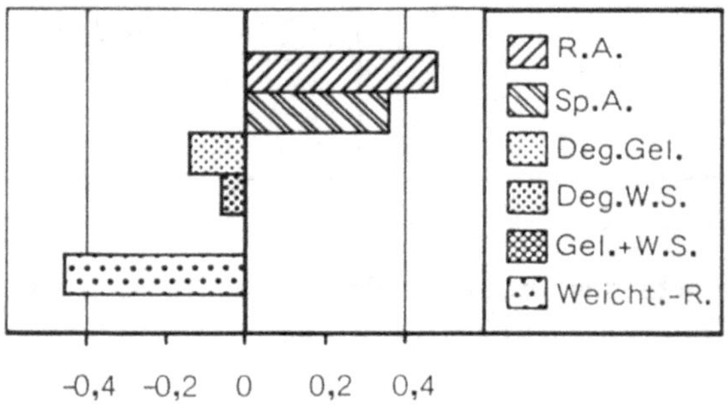

Abb. 110: Mittelwerte des Index 'Soziale Folgen' nach Krankheitsgruppen

In etwas geringerem Ausmaß als bei den Behinderungs-Indices, aber ebenfalls imponierend, korreliert die Schwere der Krankheit mit dem Ausmaß der sozialen Folgen (r = 0,46; Abb. 111). Dies macht auch die diagnosenspezifische Darstellung deutlich (Abb. 112). Die Unterschiede zwischen den Krankheitsgruppen mit den höchsten Schweregraden und den übrigen, insbesondere den beiden Gruppen von Weichteilrheumatismus, sind deutlich geringer als bei den Indices 'Beeinträchtigung' oder 'Behinderung I'. Die Trennschärfe dieses Index ist also geringer als diejenige von Indices, die ausschließlich auf Angaben zu körperlichen Beeinträchtigungen und Funktionseinschränkungen beruhen. Bemerkenswert erscheint jedoch eher der umgekehrte Befund: Das Ausmaß der sozialen Folgen ist je nach Diagnose und nach Ausprägung der Krankheit so erheblich different, wie aus den Abbildungen 110 bis 112 hervorgeht. Dieser Zusammenhang zwischen krankheitsbedingten Funktionseinschränkungen und Folgen für die Gestaltung des eigenen Lebens wird - unter anderen Gesichtspunkten - in den beiden folgenden Indices sowie unter der Fragestellung der Trennschärfe der einzelnen Indices mit Hilfe der Diskriminanzanalyse (Abschnitt 8.6.) weiter untersucht.

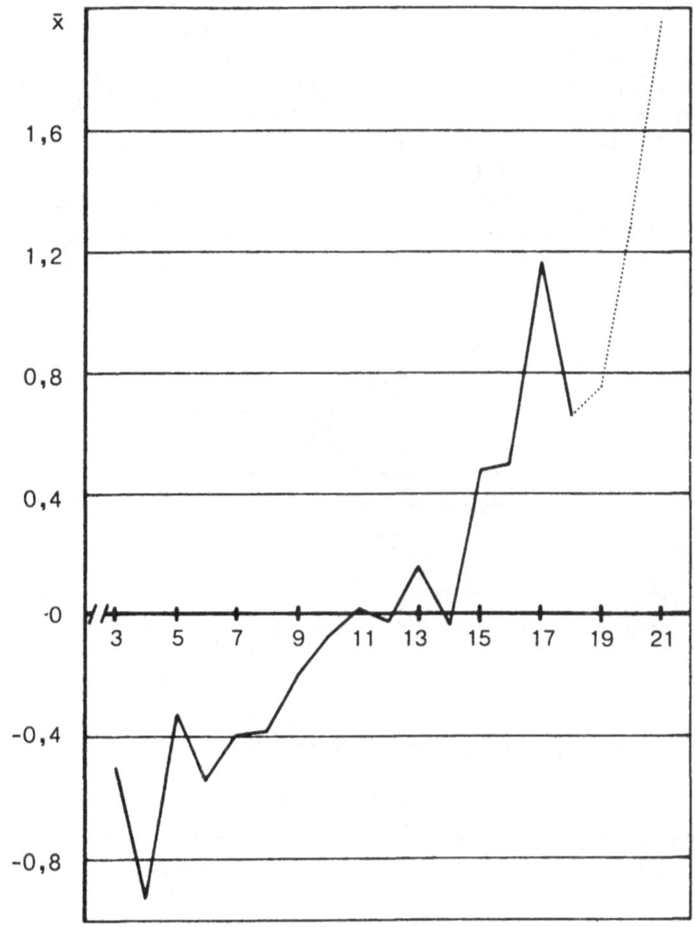

Abb. 111: Mittelwerte des Index 'Soziale Folgen' nach dem Schweregrad (3 = leichteste, 21 = schwerste Formen)

Die im Hinblick auf den Index 'Behinderung II' bereits beschriebene geringere Altersabhängigkeit der sozialen Folgen gegenüber den körperlichen Funktionsverlusten verdeutlicht Abbildung 113. Die wesentlichen Veränderungen im sozialen (und beruflichen) Bereich scheinen sich bereits in Altersgruppen zwischen 35 und 44 sowie zwischen 55 und 64 Jahren (z.B. vorzeitige Berentung) zu ergeben.

Die 'Sozialen Folgen' betonen in verstärktem Maße die ungünstige Situation der Patienten in den beiden unteren Sozialschichten (Abb. 114). Bereits ab Schichtgruppe III (etwa zu bezeichnen mit "untere Mittelschicht") liegen die angegebenen Veränderungen im sozialen Bereich deutlich unter dem

Durchschnitt. Demgegenüber sind die Werte der untersten Schicht (überwiegend un- und angelernte Arbeiter) hier höher als in allen anderen Indices, d.h. das Ausmaß der sozialen Folgen übersteigt in dieser Gruppe erheblich das der körperlichen. Dies gilt in gleicher Weise, auf niedrigerem Niveau, auch für Schicht II. Niedrigere Werte für soziale als für körperliche Folgen erhielten die Schichtgruppen III und V. In der Schichtgruppe IV (etwa "mittlere Mittelschicht") entsprechen sich die Werte der verschiedenen Indices weitgehend. Patienten der obersten Sozialschicht gaben wiederum überproportional viele soziale Folgen an, lagen jedoch wegen ihrer insgesamt sehr niedrigen Indexwerte auch hier deutlich unter dem Durchschnitt.

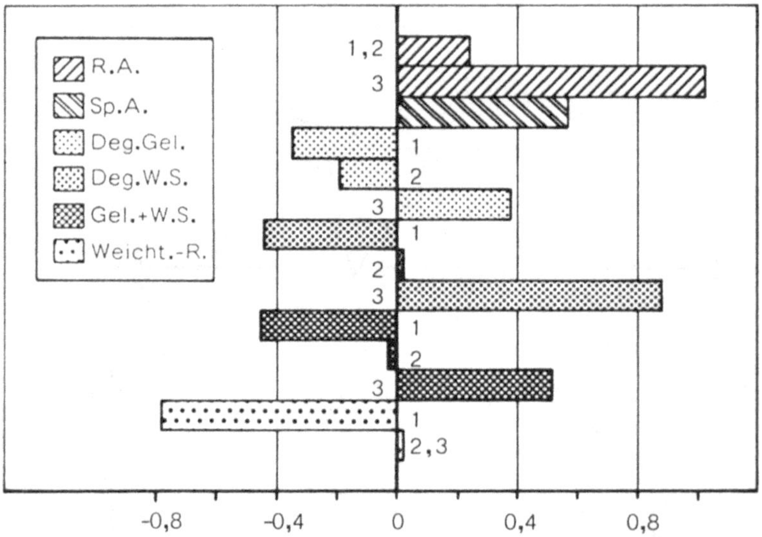

Abb. 112: Mittelwerte des Index 'Soziale Folgen' nach Krankheitsschwere

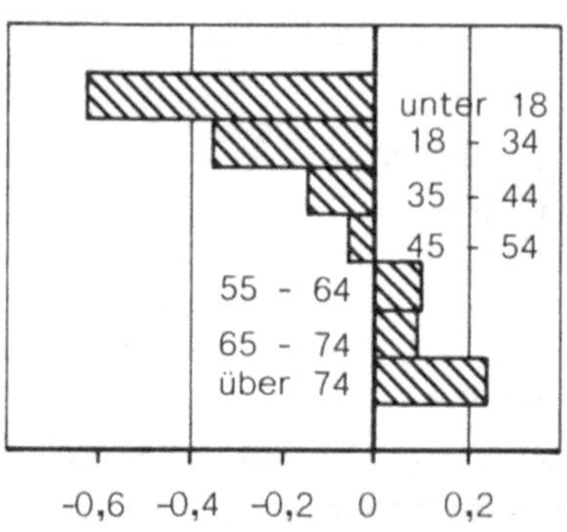

Abb. 113: Mittelwerte des Index 'Soziale Folgen' nach Altersklassen

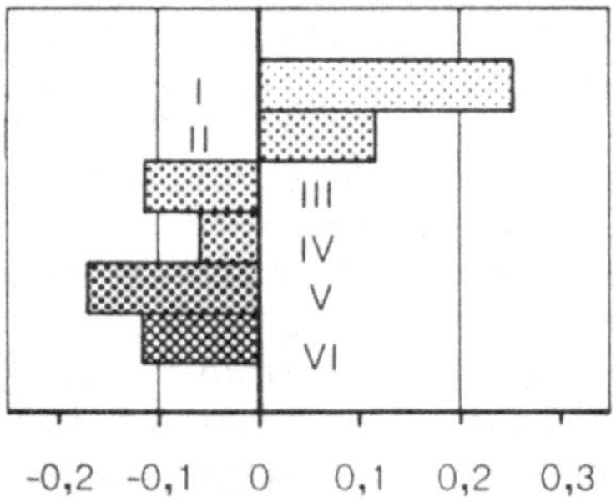

Abb. 114: Mittelwerte des Index 'Soziale Folgen' nach der sozialen Schicht (I = unterste, VI = oberste Schicht)

Es wurde an diesen Beispielen zu zeigen versucht, daß es zwar einen sehr engen, aber keineswegs einen linearen Zusammenhang zwischen der körperlichen Behinderung und den psychosozialen Folgen gibt. Diese in gewisser Weise banale Feststellung wurde in der Literatur unter verschiedenen Begriffen theoretisch zu fassen versucht: Im Zusammenhang mit der Analyse des Bewältigungsverhaltens (coping-Strategien) werden individuelle psychische Dispositionen untersucht, die zu größerer oder geringerer 'Resistenz' gegenüber den aus chronischer Krankheit folgenden Belastungen führen. Coping-Konzepte untersuchen also ganz allgemein Determinanten eines mehr oder weniger gelingenden "Lebens mit der Krankheit", d.h. auch alle diejenigen individuellen Strategien, die zur Verhinderung oder Verringerung der nicht unmittelbar krankheitsbezogenen Folgen beitragen (54, 98, 105, 122).

Diesen Aspekt gezielt zu untersuchen, war im Rahmen der vorliegenden Untersuchung deshalb nicht möglich, weil die Analyse von Coping-Strukturen ein anderes methodisches Vorgehen verlangt hätte: Coping-Verhalten läßt sich zureichend nur untersuchen vor dem Hintergrund der individuellen Biographie, sowohl hinsichtlich der in der Sozialisation vermittelten Bewältigungsmuster als auch hinsichtlich der aktuellen psychischen Ressourcen. Eine solche Analyse setzt u.E. analytisch orientierte Interviews durch hierfür ausgebildete Personen voraus. Ein solches Vorgehen lag weit außerhalb der methodischen Möglichkeiten und auch außerhalb der Zielrichtung des Vorhabens.

Im Zusammenhang mit der Diskussion um adäquates Coping-Verhalten ist jedoch auch zunehmend deutlicher geworden, daß "Bewältigung" nicht ausschließlich als im Individuum lokalisierter Prozeß gesehen werden darf, sondern daß der Interaktion mit der sozialen Umwelt entscheidende Bedeutung zukommt. Erfolgreiche Bewältigung von Belastungen hängt ganz wesentlich davon ab, in welchem Ausmaß Unterstützung duch nahe Bezugspersonen erwartet werden kann.

Unter dem Begriff des "social support" wird der großen Bedeutung des sozialen Umfelds für den Verlauf chronischer Krankheiten Rechnung getragen (Untersuchungen liegen v.a. zu Krebs und Herzinfarkt vor, z.B. 98, 110, 276). Bei der empirischen Erfassung 'Sozialer Unterstützung' treten dann nur geringe methodische Probleme auf, wenn man sich auf Aussagen der Betroffenen stützt uhd nicht den Anspruch erhebt, Unterstützung in vorgegebenen Situationen selbst zu beobachten. Dies erscheint neben dem großen methodischen Aufwand auch insofern nicht sinnvoll, als für den Patienten selbst ja weniger die konkrete Unterstützung im Einzelfall als vielmehr seine generellen Erwartungen hinsichtlich zukünftiger Unterstützung relevant sind. Diese allgemeinen Erwartungen können auch bei schriftlichen Befragungen erhoben werden.

Wie in Abschnitt 8.4.2. beschrieben, wurden zur Messung des Ausmaßes der "Einbettung" in ein soziales Umfeld die beiden Indices 'Soziale Integriertheit' und 'Soziale Unterstützung' gebildet. Dabei mißt der erste Index die eher formale - aber in ihren konkreten Auswirkungen bedeutsame - Art, Anzahl und Häufigkeit von Sozialkontakten, während sich 'Soziale Unterstützung' mit der inhaltlichen Qualität von Sozialbeziehungen beschäftigt.

Die Abbildungen 115 bis 121 stellen die Mittelwerte des Index 'Soziale Integriertheit' für die verschiedenen Teilkollektive dar. Positive Ausprägungen bedeuten Integriertheit unterschiedlichen Ausmaßes, negative weisen dagegen auf eine mehr oder weniger große Isolation hin.

Unter den Diagnosengruppen (Abb. 115) fallen die R.A.-Patienten durch sehr hohe Ausprägungen in Richtung Isolation auf; nur Patienten mit degenerativen Erkrankungen der Gelenke und der Wirbelsäule zugleich haben ebenfalls negative Werte. Hier wird ein sehr wesentlicher Unterschied zwischen den beiden Gruppen mit entzündlich-rheumatischen Erkrankungen deutlich: Waren sich R.A.- und Sp.A.-Patienten bei den Indices zur Messung von Beeinträchtigung und Behinderung noch relativ ähnlich (wenn auch mit deutlich geringeren Ausprägungen bei den Sp.A.-Patienten), so sind sie hier diametral verschieden. Die Möglichkeiten, Sozialbeziehungen aufrecht zu erhalten, scheinen bei Sp.A.-Patienten im Vergleich mit allen anderen am wenigsten reduziert zu sein. Auch hier ist der Hinweis angebracht, daß Sp.A.-Patienten überwiegend Männer und insgesamt jünger als die anderen Patienten waren. Ähnlich günstige Werte zeigen auch Patienten mit degenerativen Wirbelsäulenerkrankungen.

Die Beziehung zwischen 'Schweregrad' und 'Integriertheit' zeigt eine stark negative Tendenz; die Beziehung ist etwas weniger eng als bei früheren Indices (r = 0,32; Abb. 116).

Die oben beschriebene exponierte Stellung der R.A.-Patienten wird unterstrichen, wenn man Diagnosen und Schweregrad kombiniert (Abb. 117). Im Gegensatz zu allen anderen Patienten gibt es bei ihnen keinen Zusammenhang zwischen dem Indexmittelwert und der Schwere der Krankheit. Auch Patienten mit leichten Formen der rheumatoiden Arthritis (Gruppe 1/2) müssen schon das gleiche Ausmaß an sozialer Isoliertheit hinnehmen wie schwerer erkrankte. Ähnliche Werte finden sich sonst nur bei den Schweregrad-Gruppen 3 der degenerativen Erkrankungen der Gelenke und der Wirbelsäule. Dagegen sind auch schwerere Formen des Weichteilrheumatismus nur mit einem geringen Ausmaß an Isoliertheit verbunden.

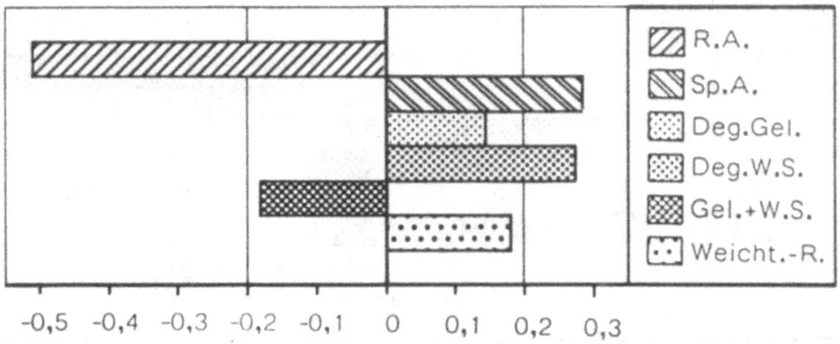

Abb. 115: Mittelwerte des Index 'Soziale Integriertheit' nach Krankheitsgruppen

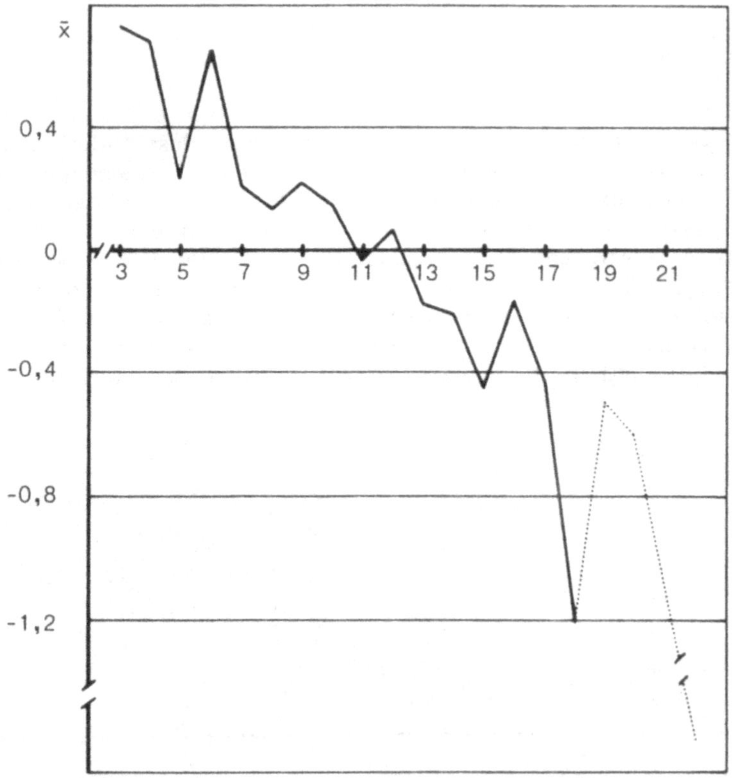

Abb. 116: Mittelwerte des Index 'Soziale Integriertheit' nach dem Schweregrad (3 = leichte, 21 = schwerste Formen)

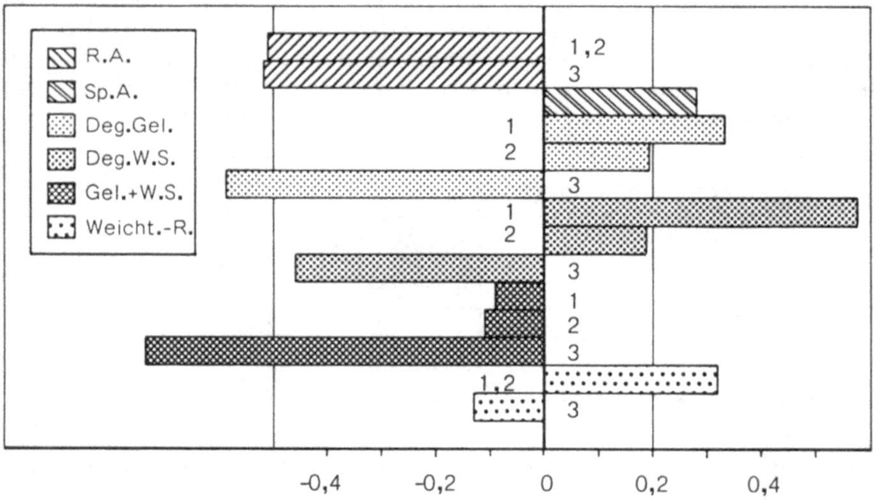

Abb. 117: Mittelwerte des Index 'Soziale Integriertheit' nach Krankheitsschwere

Hinsichtlich der altersspezifischen Ausprägungen des Index läßt sich festhalten, daß bis zum Alter von 44 Jahren keine Differenzen bestehen (Abb. 118). Die soziale Integriertheit scheint bis zu diesem Alter am höchsten zu sein, was insofern nicht weiter verwundert, als der Index ganz wesentlich durch Zahl und Intensität von Außenaktivitäten bestimmt wird. Allerdings wäre im Gegensatz hierzu auch denkbar, daß nach einer 'Familienphase' - vor allem bei Frauen - wieder eine stärkere Außenorientierung mit vermehrten Aktivitäten eintritt. Dies ist bei den befragten Patienten in ihrer Mehrheit ganz offensichtlich nicht der Fall. Die sozialen

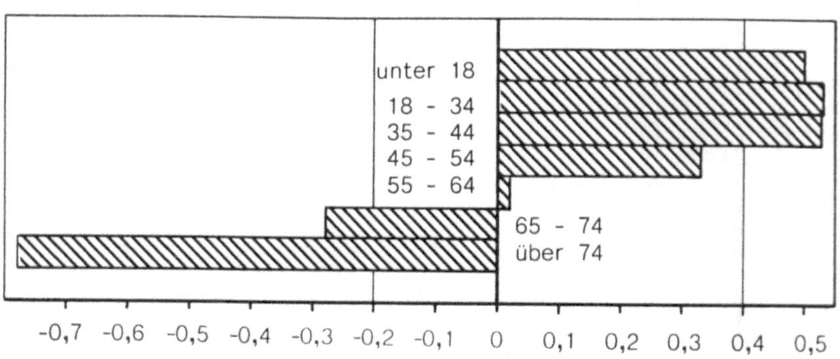

Abb. 118: Mittelwerte des Index 'Soziale Integriertheit' nach Altersklassen

Aktivitäten nehmen bereits nach dem 44. Lebensjahr ab; drastisch wird der Rückgang in der Gruppe der 55- bis 64jährigen. Die beiden höheren Altersklassen ragen in den Bereich, der mit sozialer Isoliertheit zu umschreiben wäre. Der Mittelwert trennt die Altersklassen, in denen üblicherweise Berufstätigkeit besteht, von denjenigen, die sich im Rentenalter befinden. Da ein erheblicher Teil der Patienten vorzeitig berentet werden mußte, ist auch in der Klasse der 55- bis 64jährigen mit einer großen Zahl von nicht mehr Berufstätigen zu rechnen. Geht man davon aus, daß ein hoher Prozentsatz der sozialen Beziehungen über den Beruf vermittelt wird, so kann die starke Abnahme der sozialen Integriertheit zwischen dem 54. und dem 74. Lebensjahr hiermit teilweise erklärt werden. Der nochmalige drastische Rückgang bei Personen über 74 Jahren bedarf allerdings einer anderen Erklärung. Es liegt nahe, ihn mit einer allgemein im Alter zu beobachtenden Vereinsamung zu begründen. In dieser Altersklasse waren fast ausschließlich Frauen vertreten (Mittelwert für Frauen: -0,18, für Männer: 0,45). Sie waren zudem sehr häufig verwitwet (Abb. 119). Berücksichtigt man, daß in der Generation der um die Jahrhundertwende geborenen Frauen eine eigene, längerfristig aufrechterhaltene Berufstätigkeit selten und Sozialbeziehungen weitgehend über den Ehemann vermittelt waren, daß Drei-Generationen-Haushalte in Berlin (West) eine extreme Ausnahme sind und daß die bezirklichen Angebote der Freizeitgestaltung für behinderte alte Menschen äußerst gering sind, so kann sich eigentlich niemand über die ausgeprägte soziale Isoliertheit der befragten Rheumapatienten wundern. Eine umfangreiche Studie in Berlin (West) (45) ergab, daß die soziale Isoliertheit bei älteren Menschen, die der sozialen Unterschicht angehören, sehr hoch ist. Da keine Vergleichszahlen mit "gesunden" (d.h. hier: nicht wegen rheumatischer Krankheiten klinisch behandelten) Gleichaltrigen vorliegen, läßt sich der allein altersspezifische nur schwer vom krankheitsspezifischen Einfluß abtrennen.

Es gibt darüber hinaus einen überraschend klaren Zusammenhang zwischen der sozialen Schicht der Patienten und ihrer 'Integriertheit' (Abb. 120). Ähnlich wie bereits bei den Beeinträchtigungs-/Behinderungs-Indices trennt der Mittelwert die drei unteren von den drei oberen Sozialschichten. Aber im Gegensatz zu früheren Indices weisen die beiden obersten Sozialschichten - mit großem Abstand zu allen anderen - die weitaus günstigsten Werte aus. Große soziale Isoliertheit findet sich bei Patienten, die der untersten Sozialschicht angehören.

Dieses Ergebnis kann nicht unabhängig von der altersspezifischen Differenz der Zugehörigkeit zu Sozialschichten diskutiert werden. Höhere Bildungs- und Ausbildungabschlüsse, Einkommen aus Berufstätigkeit statt aus Renten, führen dazu, daß jüngere Altersklassen eher höhere Werte auf dem Index der sozialen Schicht erhielten. Abbildung 121 gibt den Zusammenhang zwischen Alter, Sozialschicht und sozialer Integriertheit wieder. Die Tendenz mit dem Alter zunehmender sozialer Isolation läßt sich hier noch einmal verfolgen, allerdings ist der Verlauf schichtenspezifisch geprägt. Bei den jungen Patienten (unter 35 Jahren) wurden zwar generell

Werte über dem Durchschnitt angegeben, hohe Ausprägungen bleiben jedoch auf die beiden oberen Schichten beschränkt. Mit zunehmendem Alter vergrößert sich der Abstand zwischen den Sozialschichten; besonders deutlich ist er in der Altersklasse 55 bis 64 Jahre. Der Zusammenhang mit vorzeitiger Berentung, die bei Arbeitern wesentlich häufiger und früher eintritt als bei Angestellten oder Beamten (148), läßt sich hier u.E. nicht von der Hand weisen. Auch in höherem Alter (über 74 Jahre) ist die dann allgemein eingetretene soziale Isoliertheit noch schichtenspezifisch überformt: Die Werte der beiden untersten Sozialschichten sind noch weit ungünstiger als diejenigen, die für die übrigen Patienten ausgewiesen werden.

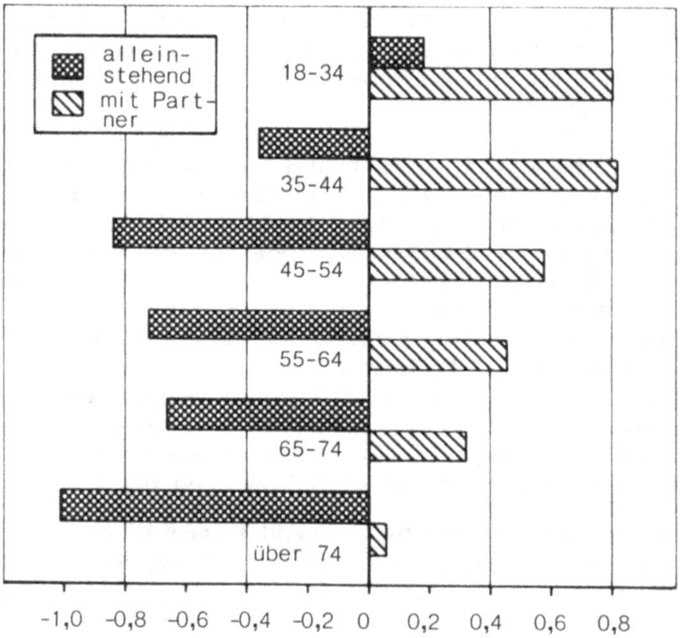

Abb. 119: Mittelwerte des Index 'Soziale Integriertheit' nach Altersgruppen und Familienstand

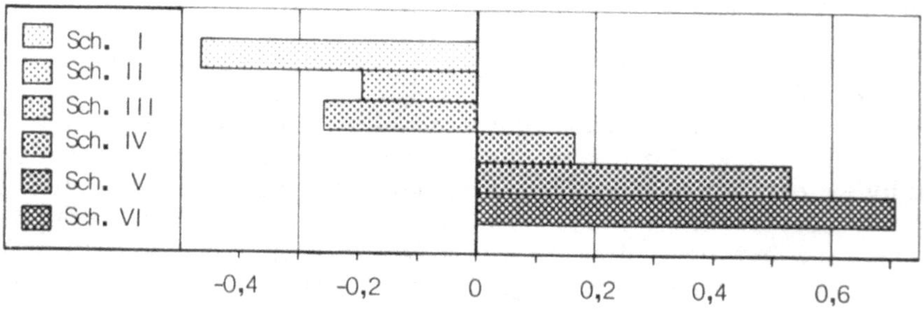

Abb. 120: Mittelwerte des Index 'Soziale Integriertheit' nach der sozialen Schicht (I = unterste, VI = oberste Schicht

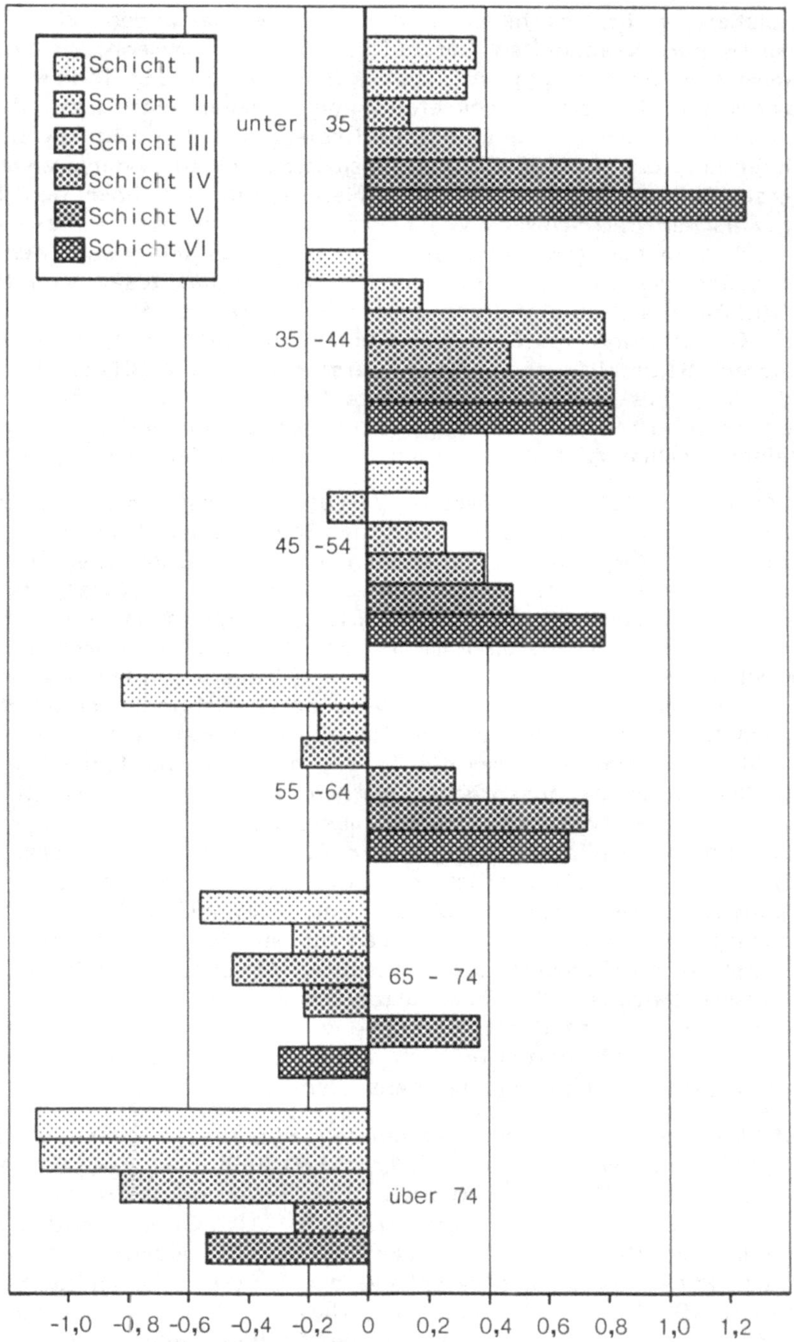

Abb. 121: Mittelwerte des Index 'Soziale Integriertheit' nach Alter und Sozialschicht (I = unterste, VI = oberste Schicht)

Die bisherigen Indices haben sich mit Begleitumständen oder Folgen der rheumatischen Krankheiten beschäftigt. Der Zusammenhang zwischen der Schwere der Erkrankung und den Ausprägungen der Indices war daher plausibel und in seiner konkreten Höhe zuweilen eindrucksvoll. Der nun folgende Index berührt ein anderes Gebiet: das der möglicherweise intervenierenden, das Ausmaß der psychosozialen Folgen moderierenden sozialen Unterstützung. Es gibt keine plausiblen Hypothesen über den Zusammenhang zwischen der Schwere von Erkrankungen und dem Umfang der durch das soziale Umfeld gewährten Unterstützung. Es ist sowohl denkbar, daß Hilfsbedürftigkeit und Behinderung in der Familie zusätzliche Ressourcen der Hilfsbereitschaft aktivieren (wie dies unter den Stichworten der stärkeren Orientierung am Subsidiaritätsprinzip und der 'Reaktivierung' der familiären Selbsthilfe neuerdings verstärkt in die Diskussion gebracht worden ist), als auch der umgekehrte Fall, daß die familiären Ressourcen soweit erschöpft bzw. überhaupt nicht vorhanden sind, daß Behinderung mit einem Verlust an Unterstützung durch das soziale Umfeld einhergeht.

Die Abbildung 122 weist bereits darauf hin, daß soziale Unterstützung durch andere als diagnosenspezifische Bedingungen beeinflußt wird. Besonders hohe Werte weisen Patienten mit entzündlichen oder mit degenerativen Erkrankungen der Wirbelsäule auf, während alle Gelenkerkrankungen unterhalb des Durchschnitts liegen. Die günstigen Werte der Wirbelsäulen-Patienten stehen in Übereinstimmung mit den höheren Durchschnittswerten männlicher Patienten auf diesem Index (Frauen: -0,05; Männer: 0,15). Besonders wenig in ein Netz positiver Sozialbeziehungen einbezogen fühlen sich Patienten mit Weichteilrheumatismus. Der Index enthält, wie beschrieben, als ein wichtiges Item die Frage, mit wem die Patienten sich über persönliche Probleme aussprechen können. Hier gaben Patienten mit Weichteilrheumatismus besonders häufig ausschließlich den Partner und nur selten andere Familienangehörige oder Freunde an (vgl. hierzu Abschnitt 6.3.; Abb. 33). Die wiederholt zum Ausdruck gekommene psychosomatische Komponente dieses Krankheitsbildes (vgl. Abschnitt 8.2.) findet hier ihre Ergänzung in einem Befund, den man als ein "sich nicht verstanden fühlen" der Weichteilrheumatismus-Patienten umschreiben könnte. Aus der Diskrepanz zwischen der Einschätzung der Ärzte und der Patienten hinsichtlich der Schwere der Erkrankung wurde bereits deutlich, daß Patienten mit Weichteilrheumatismus sich wesentlich stärker "krank" fühlen, als sie es nach der Auffassung der behandelnden Ärzte sind.

Hinsichtlich der beiden oben erwähnten Hypothesen über den Zusammenhang zwischen der Schwere der Krankheit und dem Ausmaß der sozialen Unterstützung läßt sich festhalten, daß es keine erkennbare Beziehung zwischen beiden Variablen gibt (Abb. 123). Ohne sichtbare Tendenz schwankt der Mittelwert des Index um das Gesamtmittel. Allenfalls ließe sich ein kurvilinearer Zusammenhang mit höheren Werten im Mittelbereich vermuten. Damit unterscheidet sich dieser Index fundamental von allen vorhergehenden. Bei der diagnosespezifischen Betrachtung (Abb. 124) wird dies noch einmal deutlich. Geringe soziale Unterstützung wurde von

Patienten mit degenerativen Gelenkerkrankungen der Schweregrade 1 und 3, von Patienten mit degenerativen Wirbelsäulenerkrankungen, sowie von solchen mit beiden Formen degenerativer rheumatischer Erkrankungen bei Schweregrad 3 und insbesondere von Patienten mit Weichteilrheumatismus in der leichtesten Form angeben. Dieser letzte Befund, daß insbesondere Personen mit leichten weichteilrheumatischen Erkrankungen, die in der Regel ihre Beschwerden kaum durch pathologisch-anatomisch oder röntgenologisch nachweisbare Befunde "objektivieren" können, der Meinung sind, hinsichtlich ihrer Beschwerden und anderer Probleme kaum mit Verständnis und Unterstützung rechnen zu können, rundet das Bild vom leidenden, aber in seinem Leiden wenig ernstgenommenen, "unverstandenen" Weichteilrheumapatienten ab.

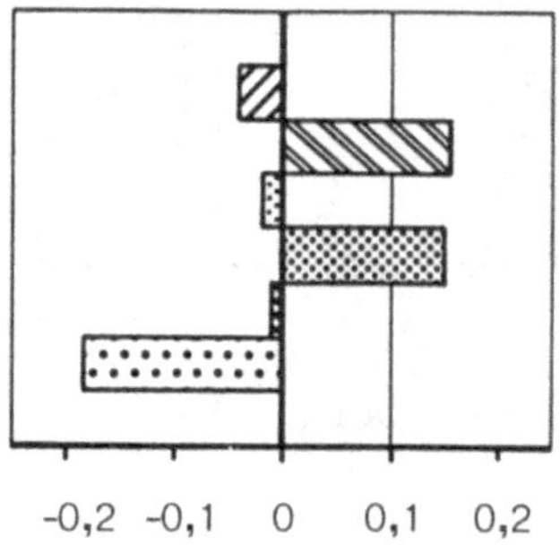

Abb. 122: Mittelwerte des Index 'Soziale Unterstützung' nach Krankheitsgruppen

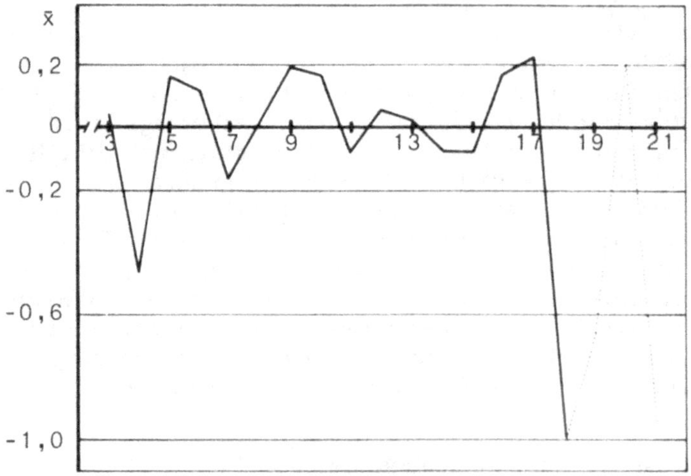

Abb. 123: Mittelwerte des Index 'Soziale Unterstützung' nach dem Schweregrad (3 = leichteste, 21 = schwerste Formen)

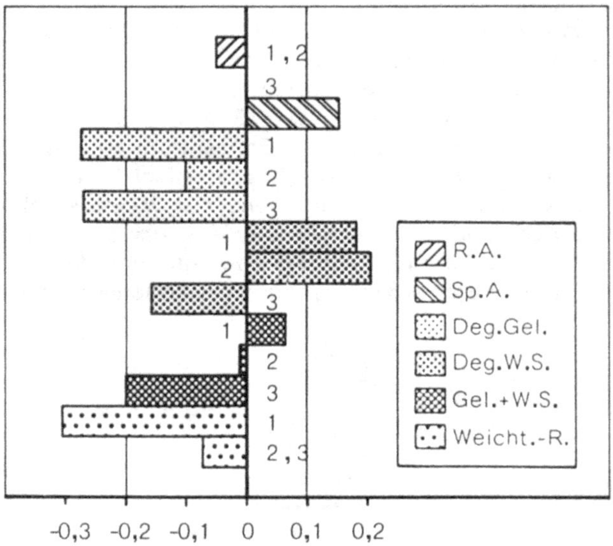

Abb. 124: Mittelwerte des Index 'Soziale Unterstützung' nach der Krankheitsschwere

Vergleicht man die beiden Indices 'Integriertheit' und 'Unterstützung' hinsichtlich der 'Krankheitsschwere' (Abb. 117 und 124), so wird deutlich, daß der zweite Index wesentlich geringere Streuung aufweist. Gleichzeitg ist nur in wenigen Fällen (bei Sp.A. und bei den schweren Formen degenerativer Erkrankungen) ein innerer Zusammenhang zwischen fehlender formaler Integriertheit und einem geringen Ausmaß erlebter Unterstützung festzustellen. Bei R.A.-Patienten scheinen in der Regel doch Sozialbeziehungen vorhanden zu sein, die die im Index 'Integriertheit' zum Ausdruck gekommene Isolation möglicherweise relativieren. Allerdings entspricht ihr in etwa im Durchschnitt liegender Wert für 'Unterstützung' sicherlich nicht dem, was aufgrund der Schwere ihrer Krankheit und ihrer großen Isoliertheit erforderlich und wünschenswert wäre. Umgekehrt sind die Verhältnisse beim Weichteilrheumatismus, vor allem in der leichtesten Gruppe: Waren diese Patienten nach formalen Kriterien der Teilhabe am gesellschaftlichen Leben relativ gut integriert (+ 0,33 Punkte), so hat dies offenbar keine Bedeutung für die von ihnen von der Umwelt erfahrene Unterstützung. Die Diskrepanz zwischen "objektiven" und "subjektiven" Einschätzungen in dieser Patientengruppe wird bei einer solchen Gegenüberstellung noch einmal deutlich.

Demgegenüber entspricht die Verteilung der Mittelwerte des Index 'Soziale Unterstützung' nach dem Alter dem aus den vorhergegangenen Indices gewohnten Bild (Abb. 125). Läßt man die relativ kleine Gruppe der unter-18jährigen außer Betracht, die sich in der Regel sowohl auf ihre Eltern als auch auf einen Freundeskreis stützen können, so gibt es einen Einschnitt bei der Gruppe der 55- bis 64jährigen. Ähnlich wie bei der 'sozialen Integriertheit' nehmen die Werte für die beiden oberen Altersklassen weiter stark ab, so daß Patienten in der Altersklasse ab 75 Jahren nicht nur mit einem hohen Maß an Isoliertheit und Einsamkeit zu tun haben, sondern auch wenig Möglichkeiten haben, Probleme mit nahen Bezugspersonen zu besprechen. Hier ist der Zusammenhang zwischen formaler Desintegration und inhaltlicher Vereinsamung nicht zu übersehen.

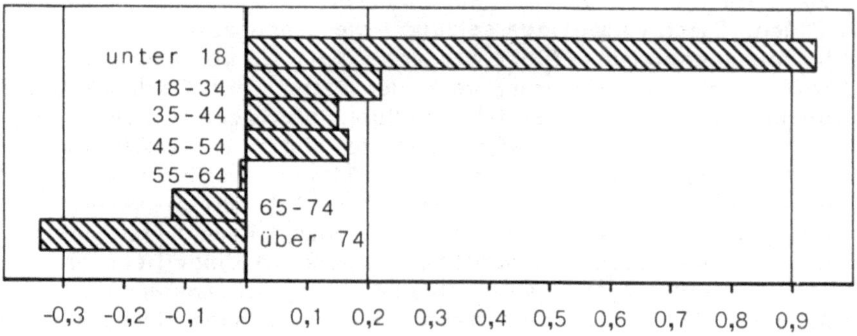

Abb. 125: Mittelwerte des Index 'Soziale Unterstützung' nach Altersklassen

Patienten der unteren Sozialschichten können mit besonders wenig sozialer Unterstützung rechnen (Abb. 126); am günstigsten ist hier die Situation der Patienten in Schichtgruppe V. Angehörige der obersten Sozialschicht erleben - trotz ihrer hohen sozialen Integriertheit, vgl. Abb. 120 - wenig Verständnis und Unterstützung aus dem sozialen Umfeld.

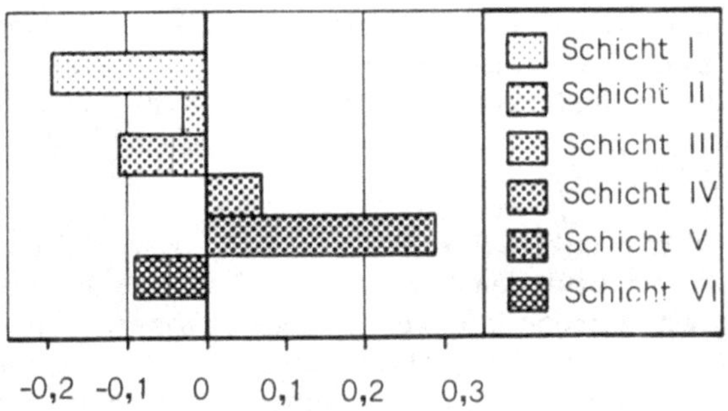

Abb. 126: Mittelwerte des Index 'Soziale Unterstützung' nach der sozialen Schicht (I = unterste, VI = oberste Schicht)

8.5. INDICES ZUR ERFASSUNG VON INFORMIERTHEIT UND INFORMATIONSBEDÜRFNISSEN IM HINBLICK AUF DIE KRANKHEIT

8.5.1. Zur Konstruktion der Indices

Chronische Krankheit bedeutet für den Betroffenen nicht zuletzt, sich immer wieder auch mit ihrer medizinischen Dimension, also dem Gesamtkomplex der konservativen oder invasiv-operativen Diagnostik und Therapie, der Dauermedikation sowie der sekundären und tertiären Prävention zu beschäftigen. Diese Auseinandersetzung, die sehr häufig anläßlich weitreichender Entscheidungen geführt werden muß (z.B. vor operativen Eingriffen), wird erheblich erschwert, wenn der Patient den Eindruck hat, nicht hinreichend über Krankheit und Behandlung informiert zu sein. Demgegenüber kann eine umfassende Information des Patienten sowohl der oft beklagten Non-Compliance, also der Nichtbefolgung ärztlicher Anordnungen, entgegenwirken, als auch die Arzt-Patienten-Interaktion verbessern. Ein informierter Patient wird allerdings in mancher Hinsicht der unbequemere sein: Er wird diagnostische Maßnahmen, operative Eingriffe oder die Verordnung von Medikamenten nicht mehr in uneingeschränktem Vertrauen auf die Kompetenz des Arztes hinnehmen, sondern Fragen hinsichtlich möglicher Risiken oder unerwünschter Wirkungen stellen.

Wir gingen in der Untersuchung von der Hypothese aus, daß Patienten mit rheumatischen Krankheiten sich in Abhängigkeit von der Dauer und der Schwere ihrer Krankheit tendenziell vom eher 'unmündigen', hinnehmenden, zum 'kritischen', nachfragenden Patienten entwickeln. Diese Hypothese stützt sich auf die Überlegung, daß ein jahrelanges Leben mit einer stark beeinträchtigenden chronischen Krankheit nahezu zwangsläufig dazu führt, daß man sich Gedanken über mögliche Ursachen, über Behandlungsmöglichkeiten und über die allgemeine Prognose macht und hierzu Quellen unterschiedlichster Art, auch aus dem außer- und paramedizinischen Bereich, heranzieht. Art und Zahl der zusätzlich herangezogenen Informationsquellen können daher Indikatoren des Informationsbedürfnisses und zugleich der Intensität der Auseinandersetzung mit der Krankheit - allerdings natürlich auch der insgesamt vorhandenen Möglichkeiten, sich Informationen zu beschaffen - sein.

Selbstverständlich muß die subjektive Einschätzung der Patienten, ausreichend über ihre Krankheit und damit zusammenhängende Fragen informiert zu sein, nicht mit dem tatsächlich vorhandenen Wissen übereinstimmen. Eine positive Antwort auf diese Frage läßt jedoch zumindest darauf schließen, daß die Arzt-Patienten-Interaktion nicht durch Konflikte, die aus einem vermeintlichen oder tatsächlichen Informationsdefizit entstehen, belastet ist.

Nach der generellen Einschätzung, wie gut sie sich über ihre Krankheit informiert fühlten, wurden die Patienten gefragt, wer ihnen die meisten

Informationen über ihre Krankheit gegeben habe. Als Vorgaben standen Ärzte verschiedener Fachrichtungen, paramedizinisches Personal, Personen aus dem Laiensystem (Familie, Freunde, Mitpatienten) sowie die Rheuma-Liga als krankheitsspezifische Selbsthilfeeinrichtung zu Auswahl.

Die Zusammenhänge zwischen den verschiedenen Antwortmöglichkeiten wurden wiederum mit multidimensionaler Skalierung und Clusteranalyse untersucht (Abb. 127). Es ließen sich zwei getrennte Cluster identifizieren: Wie es allgemeiner Erwartung und dem Selbstverständnis der Hausärzte entspricht, wurden sie von den Patienten in Beziehung gesetzt zu den Familienangehörigen und auch dem Sozialarbeiter. Beide Angaben waren allerdings ausgesprochen selten, während "Hausarzt" von knapp 30 % aller Patienten genannt wurde. Dem "Arzt im Krankenhaus" (von etwa 40 % aller Patienten angegeben) wurden das außerfamiliale Laiensystem (Freunde, Mitpatienten) sowie paramedizinische Professionen (Krankengymnastin, Apotheker) und die Rheuma-Liga zugeordnet. In diesem Cluster finden sich vor allem Erfahrungen aus dem stationären Bereich. Keinem Cluster zugeordnet blieb der Facharzt. Er wurde am häufigsten als Informationsquelle genannt (72 %).

Bemerkenswert ist die Lokalisation der drei Arzttypen in unterschiedlichen Extrembereichen der Darstellung. Obwohl in 40 % der Fälle mehrere Ärzte zugleich genannt wurden, gibt es offensichtlich keine vorherrschenden Kombinationen, da die Entfernung zwischen den Arzttypen jeweils etwa gleich ist. Entsprechend der vermutlichen Qualität der Information über die Krankheit wurden bei der Bildung des Index 'Informiertheit' die drei Typen von Ärzten am höchsten gewichtet - eine interne Differenzierung ließ sich aufgrund der multivariaten Darstellung nicht begründen. Mit zwei Punkten folgen in der Gewichtung paramedizinische oder auf Selbsthilfe basierende Einrichtungen, während der engere Bereich des Laiensystems mit je einem Punkt gewichtet wurde.

Durch Medien und Literatur stehen weitere Informationsquellen zur Verfügung, die nicht an personale Vermittlung gebunden sind. Auch hier gibt es spezifische und weniger spezifische Quellen (Abb. 128). Die multivariate Analyse ergab einen engen Zusammenhang zwischen Zeitschriften und Massenmedien, sowie einen weniger engen Bezug zwischen Beipackzetteln von Medikamenten und Schriften der Rheuma-Liga. Eine eher 'exklusive' d.h. andere Quellen eher ausschließende Angabe sind "Bücher".

Betrachtet man beide Items zu Informationsquellen gemeinsam (Abb. 129), so ergeben sich vier Cluster: Zwei Cluster enthalten ausschließlich Angaben zu personalen Informationsquellen; dies sind Hausarzt/Familienangehörige/Sozialarbeiter und Freunde/Mitpatienten. Demgegenüber werden dem Krankenhausarzt die Rheuma-Liga sowie ihre schriftlichen Informationen und "Bücher" zugeordnet. Diese Konstellation der Angaben läßt auf relativ gezielte Orientierung, aber sicher auch auf spezifische Informationsbedürfnisse unterschiedlicher Gruppen schließen.

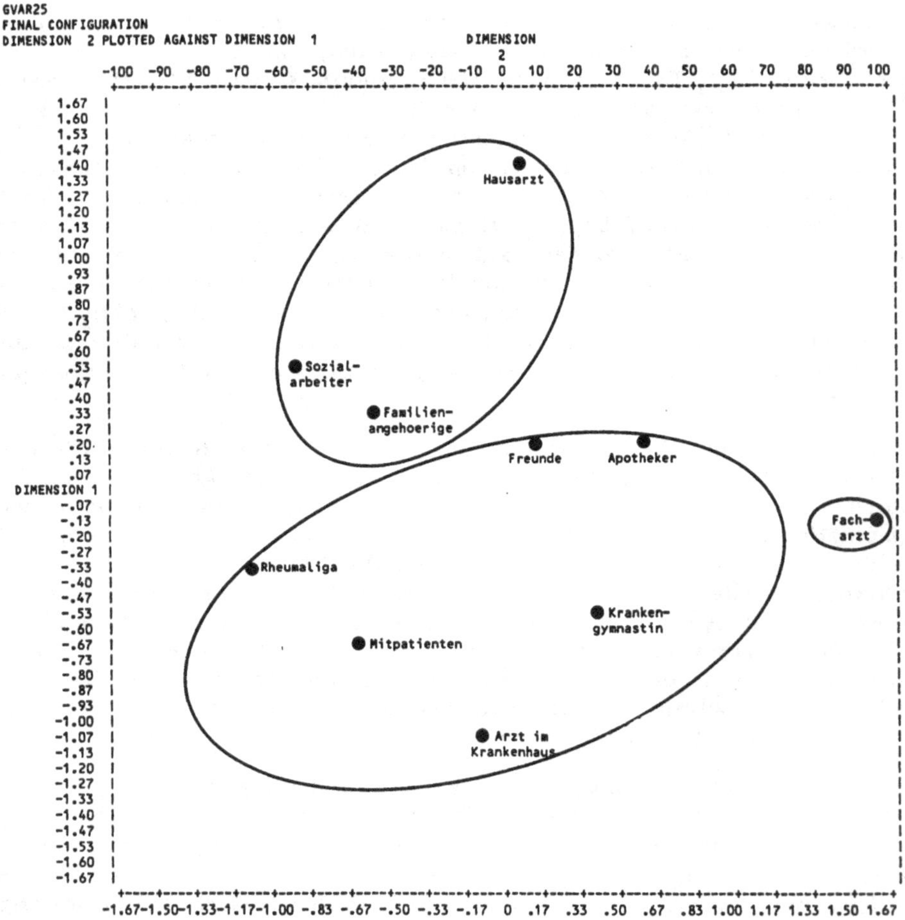

Abb. 127: Zusammenhänge zwischen verschiedenen Personen, von denen die Patienten Informationen erhalten hatten (MDS-Modell, Streß = 17,6 %; eingezeichnet: Ergebnisse der Clusteranalyse)

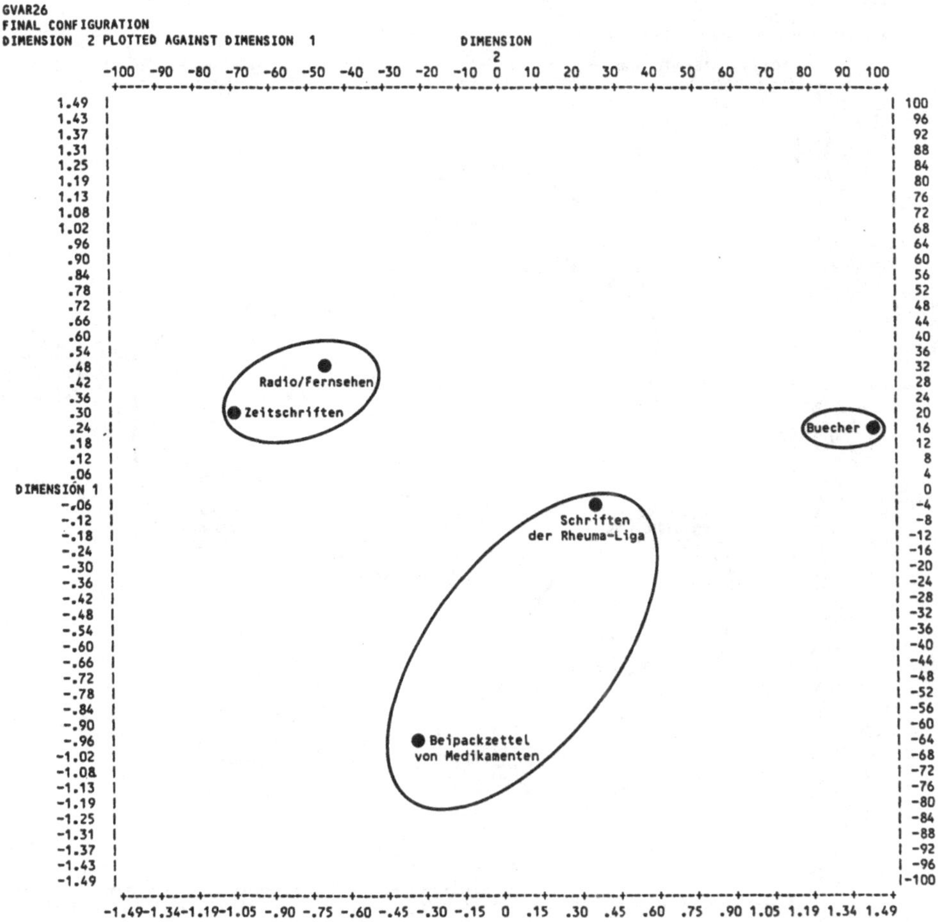

Abb. 128: Zusammenhänge zwischen weiteren Informationsquellen (MDS-Modell, Streß = 0,0 %; eingezeichnet: Ergebnisse der Clusteranalyse)

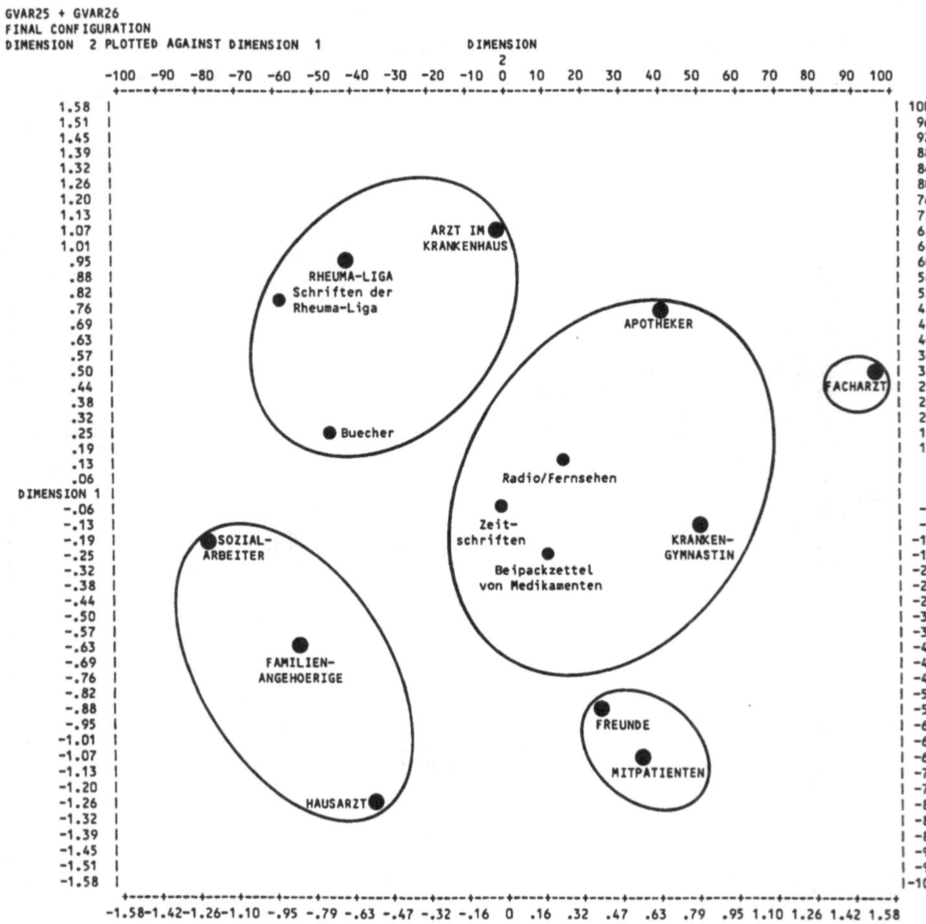

Abb. 129: Zusammenhänge zwischen informierenden Personen und weiteren Informationsquellen (MDS-Modell, Streß = 19,5 %; eingezeichnet: Ergebnisse der Clusteranalyse)

Ein großes, zentrales Cluster umfaßt nichtärztliche medizinische Professionen (Apotheker, Krankengymnastin) sowie allgemein zugängliche Informationsquellen (Medien, Zeitschriften, Beipackzettel von Medikamenten). Hier sind die weniger spezifischen, vermutlich auch eher unverbindlich bleibenden Informationsquellen zusammengestellt. Erneut isoliert, d.h. mit wenigen anderen Informationsquellen genannt, bleibt der Facharzt.

Die spezifischeren nichtpersonalen Informationsquellen (Bücher, Schriften der Rheuma-Liga) wurden aufgrund der Anordnung im MDS-Modell bei der Erstellung des Index 'Informiertheit' höher gewichtet als Massenmedien oder Medikamenten-Beipackzettel.

Ein weiterer Index betraf Informationsbedürfnisse und von den Patienten festgestellte Informationsdefizite (Abb. 130). Die einzelnen Items der Frage "In welchen Bereichen würden Sie gern mehr wissen?" wurden aufgrund von MDS und Clusteranalyse zwei Clustern zugeordnet. Isoliert blieben "Verlauf/ Prognose" und "Ursachen" der Krankheit. Beide Angaben spiegeln die allgemeine Problematik angemessener Information bei rheumatischen Krankheiten wider: Verbindliche Angaben lassen sich zum Verlauf oftmals nicht, zu den Ursachen in aller Regel nicht machen. Hier drückt sich ein Informationsdefizit aus, das die Patienten in vieler Hinsicht mit ihren Ärzten teilen. In besonderer Weise gilt dies für die Frage nach den Ursachen.

Demgegenüber sind in den beiden im Zentrum der Darstellung liegenden Clustern Fragen betroffen, über die eine zureichende Information in der Regel möglich ist. Insbesondere trifft dies auf Wirkungsweise und Nebenwirkungen von Medikamenten sowie Behandlungsmethoden, aber auch die weitergehenden Fragen nach richtiger Ernährung, Gymnastik und allgemeinen Verhaltensmaßregeln zu. Informationswünsche in diesen Bereichen lassen auf eine unzureichende Vermittlung von im Prinzip verfügbarem Wissen an die Patienten schließen.

Die sehr fundamentalen, andere Angaben ausschließenden, Fragen nach Verlauf oder Ursachen der Krankheit wurden im Index 'Informationsbedürfnisse' am höchsten gewichtet. Je zwei Punkte wurden für die Angaben, mehr über Wirkungsweise oder Nebenwirkungen von Medikamenten und über Behandlungsmethoden wissen zu wollen, vergeben, da hier grundsätzliche Probleme mit der Therapie zu vermuten sind. Mit je einem Punkt wurden die eher allgemeinen Fragen nach Ernährung, Gymnastik oder Verhaltensweisen gewichtet, da Defizite in diesen Bereichen vermutlich die Krankheitsbewältigung weniger tangieren.

Gerade bei einer chronischen, stark das tägliche Leben bestimmenden und in der Bevölkerung verbreiteten Krankheit sehen sich die Patienten oft den unterschiedlichsten Meinungen und Ratschlägen ausgesetzt. Dies kann zu einer erheblichen Verunsicherung führen, die sicherlich nicht ohne Einfluß auf krankheitsbezogene Entscheidungen und Verhaltensweisen bleibt.

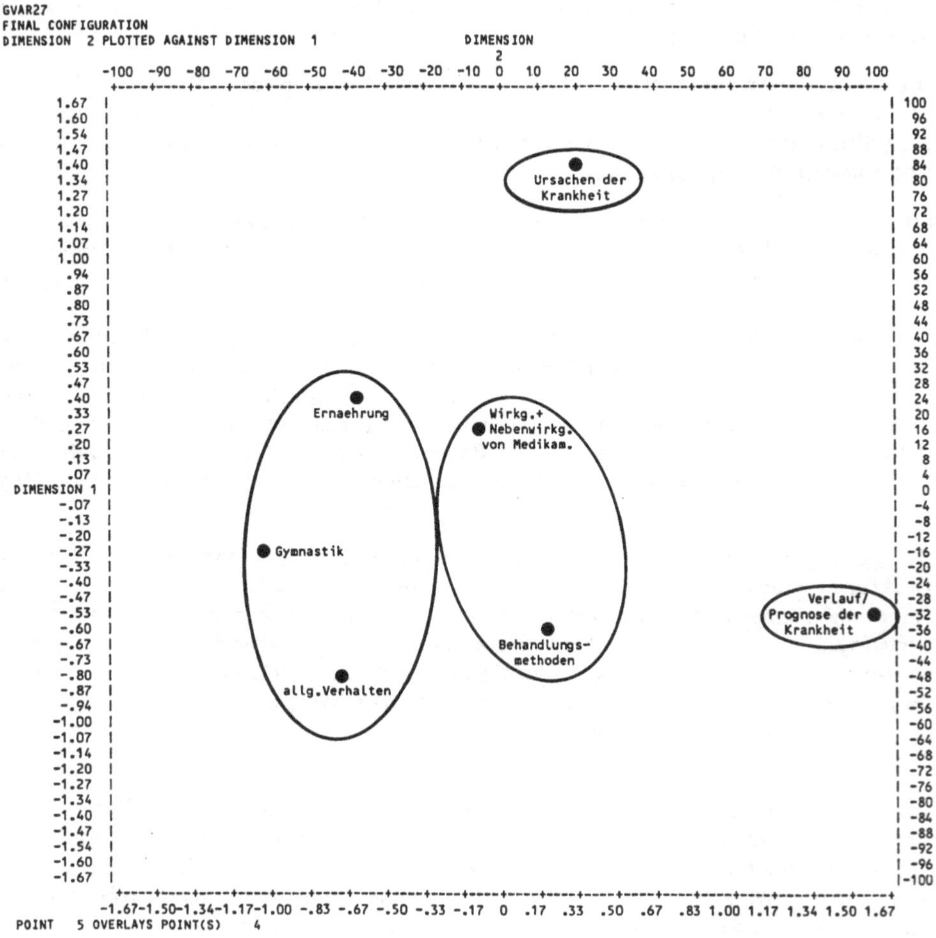

Abb. 130: Zusammenhänge zwischen verschiedenen Bereichen, in denen die Patienten mehr Informationen wünschten (MDS-Modell, Streß = 9,0 %; eingezeichnet: Ergebnisse der Clusteranalyse)

Abbildung 131 zeigt den Zusammenhang der verschiedenen Bereiche, in denen widersprüchliche, verunsichernde Ratschläge erteilt worden waren. Jeweils isoliert blieben "Medikamente" und "Operationen". Wie in Abschnitt 6.4. ausgeführt, waren von Verunsicherungen hinsichtlich Medikamenten v.a. Patienten mit entzündlich-rheumatischen Krankheiten betroffen, während Probleme im Zusammenhang mit Operationen von den übrigen Patienten angegeben wurden. Es war dort festgestellt worden, daß diese Verteilung der Angaben in guter Übereinstimmung mit den jeweils typischen Therapieformen steht. Die nunmehr vorgenommene multivariate Darstellung zeigt, daß Probleme im Bereich der Medikation in der Regel alternativ waren zu Problemen hinsichtlich operativer Eingriffe. Möglicherweise reproduziert sich hier die innermedizinische Kontroverse zwischen einer eher konservativen und einer eher operativen therapeutischen Vorgehensweise bei bestimmten Krankheitsbildern oder in verschiedenen Verlaufsphasen. In den anderen von Verunsicherungen betroffenen Bereichen kamen - logisch zusammenhängende - Mehrfachnennungen vor.

Die multivariate Darstellung legt es nahe, Problemen mit operativen Eingriffen den höchsten, mit Medikamenten den zweithöchsten Stellenwert bei der Beurteilung des Ausmaßes der Verunsicherung durch widersprüchliche Ratschläge zuzuerkennen. In den Index 'Verunsicherung' gingen sie deshalb mit dreifachem bzw. zweifachem Gewicht ein. Die übrigen Items wurden gleichgewichtig einbezogen.

8.5.2. Ergebnisse der Indices zur Erfassung von Informiertheit und Informationsbedürfnissen

Die krankheitsgruppenspezifische Darstellung des standardisierten Index 'Informiertheit' trennt sehr deutlich entzündliche von nicht-entzündlichen Formen rheumatischer Krankheiten (Abb. 132). Patienten mit rheumatoider Arthritis oder Spondylitis ankylosans hatten weit überdurchschnittliche Werte auf einem Index, der sich aus subjektiven (sich informiert fühlen) und objektiven Parametern (Informationsquellen) zusammensetzt. Die geringsten Werte erhielten Patienten mit Weichteilrheumatismus. Dies hängt vor allem mit ihren wenig spezifischen Informationsquellen zusammen (vgl. Abschnitt 6.4., Abb. 35).

Eine Aufgliederung der Diagnosengruppen nach dem Schweregrad hebt die Differenzen zwischen leichteren und schwereren Formen hervor (Abb. 133). Mit Ausnahme der Gruppen mit degenerativen Gelenkerkrankungen gilt, daß bei gravierenderen Krankheitsbildern auch die Aktivitäten zur Eröffnung weiterer Informationsquellen zunehmen. Besonders deutlich ist dies bei degenerativen Wirbelsäulenerkrankungen und beim Weichteilrheumatismus. Patienten mit Erkrankungen der weichen Gewebe in einem frühen Stadium fühlten sich schlecht informiert und hatten noch wenige unterschiedliche Informationsquellen genutzt.

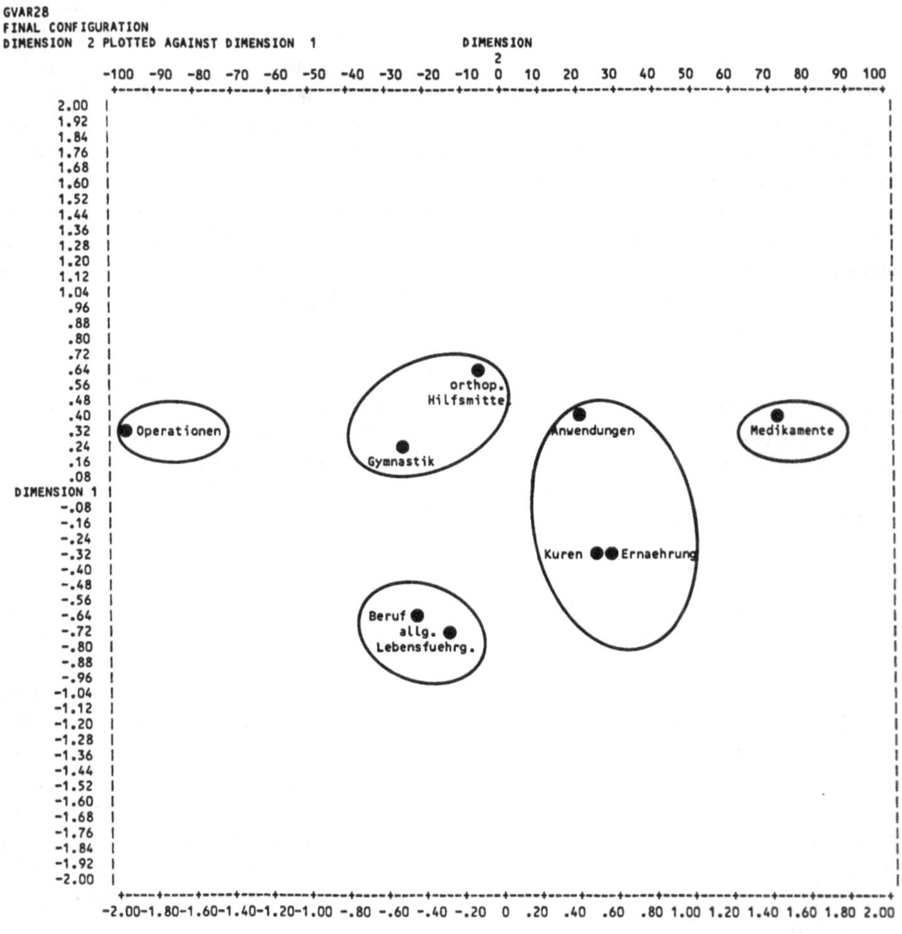

Abb. 131: Zusammenhänge zwischen verschiedenen Bereichen, die von verunsichernden Ratschlägen betroffen waren (MDS-Modell, Streß = 7,4 %; eingezeichnet: Ergebnisse der Clusteranalyse)

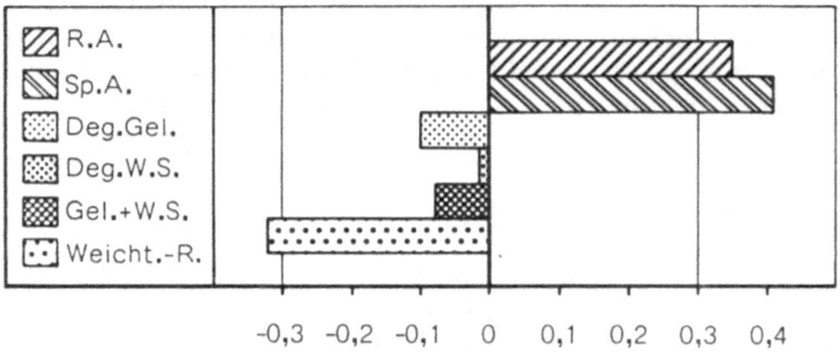

Abb. 132: Mittelwerte des Index 'Informiertheit' nach Krankheitsgruppen

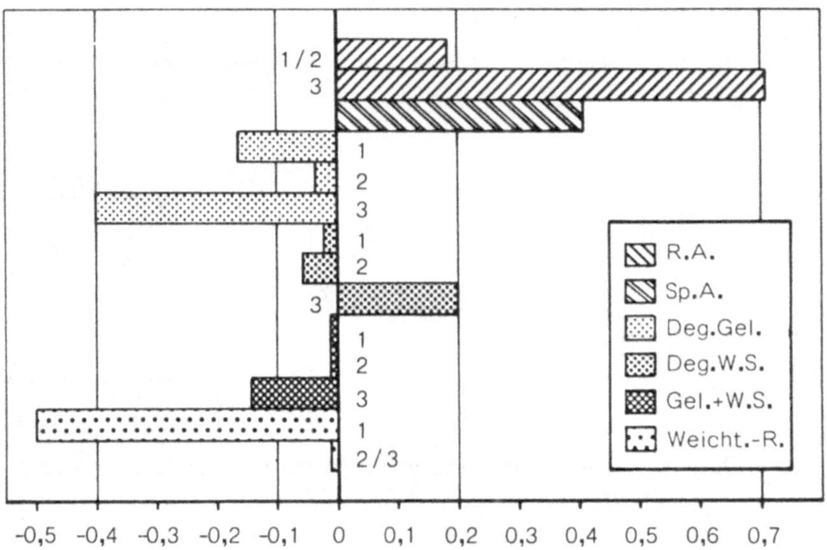

Abb. 133: Mittelwerte des Index 'Informiertheit' nach der Krankheitsschwere

Der Index 'Informiertheit' ist kaum altersabhängig, dagegen spielt die soziale Schicht eine nicht unerhebliche Rolle (Abb. 134). Patienten der beiden oberen Sozialschichten hatten - trotz ihrer leichteren Krankheitsformen - mehr und differenziertere Informationen erhalten oder sich beschafft.

Der ergänzend gebildete Index 'Informationsbedürfnis' versucht, die von den Patienten geäußerten Wünsche nach weiteren krankheitsbezogenen Informationen zusammenzufassen. Die in Abschnitt 6.4. festgestellten großen und vielfältigen Informationsbedürfnisse der Patienten mit entzündlich-rheumatischen Krankheiten werden hier bestätigt (Abb. 135). Die hohen Werte dieser Gruppen gehen vor allem auf Wissensdefizite hinsichtlich Ursachen und Prognose der Krankheit sowie Wirkungsweise und Nebenwirkungen von Medikamenten zurück.

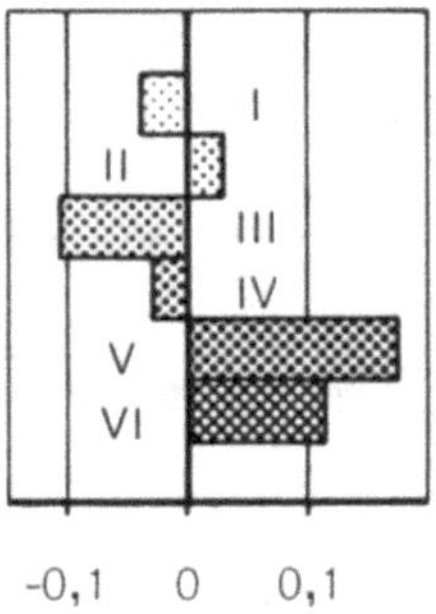

Abb. 134: Mittelwerte des Index 'Informiertheit' nach der sozialen Schicht

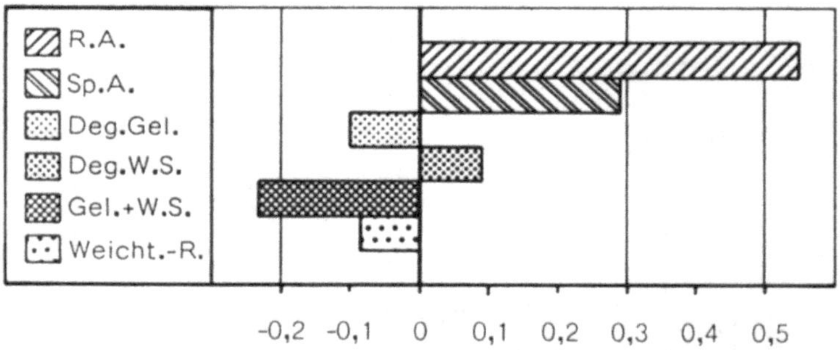

Abb. 135: Mittelwerte des Index 'Informationsbedürfnis' nach Krankheitsgruppen

Einen erkennbaren Zusammenhang zwischen dem Schweregrad der Krankheit - der in der Regel auch die Dauer ausdrückt - und den Informationsbedürfnissen gibt es nicht (r = 0,05). Bei der kombinierten Variablen 'Krankheitsschwere' wird der unterschiedliche Einfluß des Schweregrades auf das Informationsbedürfnis deutlich (Abb. 136): Während bei Patienten mit leichteren (frühen) Formen der rheumatoiden Arthritis der Wunsch nach weiterer Information sehr groß ist, nimmt er bei den schwereren Formen ab; vermutlich wegen einer bereits abgeschlossenen Phase intensiver Informationssuche. Umgekehrt ist es beim Weichteilrheumatismus, wo das Informationsbedürfnis mit zunehmender Schwere steigt. Die Schwankungen in den anderen Gruppen zeigen keine einheitliche Tendenz.

Es gibt demgegenüber einen deutlichen Zusammenhang zwischen steigendem Alter und sinkendem Informationsbedürfnis (r = 0,20; Abb. 137). Dieser

Zusammenhang ist nicht überraschend, ist doch zu erwarten, daß mit steigendem Alter und längerer Dauer der Krankheit ein gewisses 'Arrangement' gefunden wird, d.h. daß die Patienten wissen, was die Krankheit für sie bedeutet, und sie nicht mehr mit wesentlichen Änderungen oder grundsätzlich neuen Informationen rechnen.

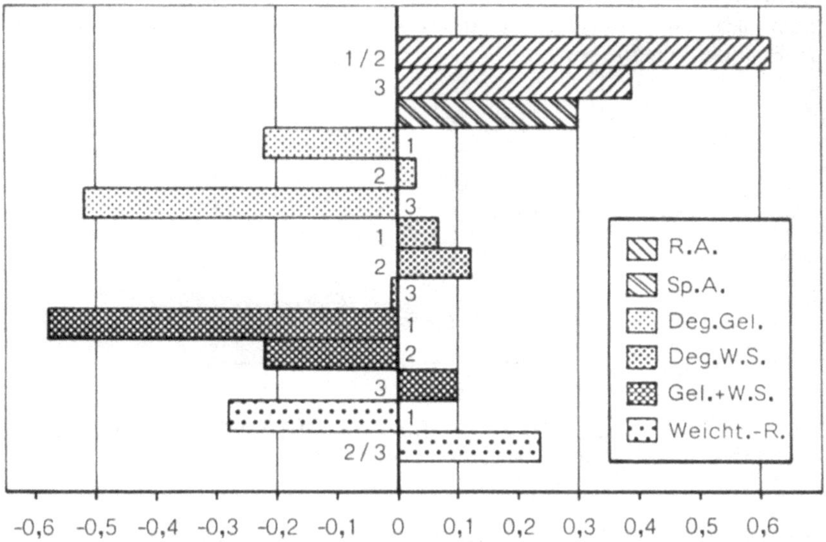

Abb. 136: Mittelwerte des Index 'Informationsbedürfnis' nach der Krankheitsschwere

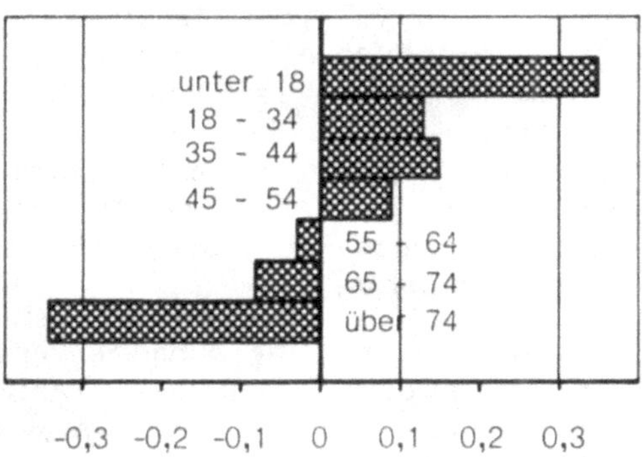

Abb. 137: Mittelwerte des Index 'Informationsbedürfnis' nach dem Alter der Patienten

Obwohl Patienten, die der sozialen Mittel- oder Oberschicht angehörten, insgesamt über mehr und spezifischere Informationen zu ihrer Krankheit verfügten, war ihr Wunsch nach weiterer Aufklärung überproportional hoch (Abb. 138). Die Darstellung macht deutlich, daß das Informationsbedürfnis nicht einfach Ausdruck fehlenden Wissens oder mangelnder Gelegenheit ist, sondern ebenso gut auch Ergebnis einer längeren und intensiveren Beschäftigung mit der Krankheit sein kann. Das Bedürfnis, mehr zu wissen, setzt demnach ein gewisses Grundwissen voraus, das erst das Stellen weiterer Fragen ermöglicht.

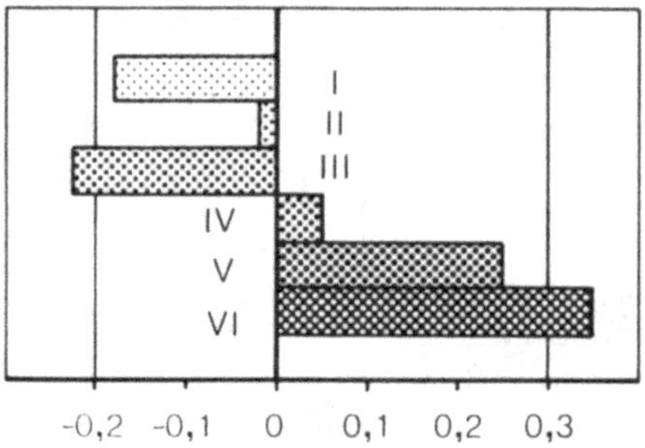

Abb. 138: Mittelwerte des Index 'Informationsbedürfnis' nach der sozialen Schicht (I = unterste, VI = oberste Schicht)

Als Indikator eines einigermaßen stabilen Krankheitsverständnisses und -verhaltens sollte die Frage dienen, wie oft die Patienten sich durch einander widersprechende Ratschläge verunsichert gefühlt hatten. Offensichtlich herrschen in der Bevölkerung besonders im Hinblick auf degenerative Wirbelsäulenerkrankungen geteilte Auffassungen. Patienten dieser Gruppe waren besonders stark von verunsichernden Ratschlägen betroffen (Abb. 139). Die Ergebnisse einer im ambulanten Bereich bei Patienten mit degenerativen Wirbelsäulenerkrankungen durchgeführten Befragung (68) bestätigen dies insofern, als eine große Zahl laienmedizinischer und naturheilkundlicher, zuweilen auch okkulter, Ratschläge und Bräuche berichtet wurden. Demgegenüber waren Patienten mit entzündlichen Wirbelsäulenerkrankungen und diejenigen, die sowohl Gelenk- als auch Wirbelsäulenveränderungen hatten, kaum mit solchen Ratschlägen konfrontiert worden oder erinnerten sich zumindest nicht daran.

In den meisten Krankheitsgruppen ist eine Zunahme verunsichernder Ratschläge mit wachsendem Schweregrad festzustellen (Abb. 140). Dies gilt vor allem für die bereits erwähnte Gruppe der Patienten mit degenerativen Wirbelsäulenerkrankungen und für Patienten mit rheumatoider Arthritis, aber auch für diejenigen mit degenerativen Gelenkerkrankungen.

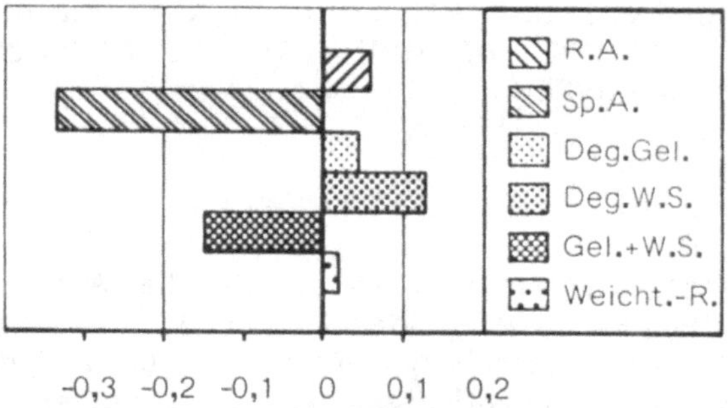

Abb. 139: Mittelwerte des Index 'Verunsicherung' nach Krankheitsgruppen

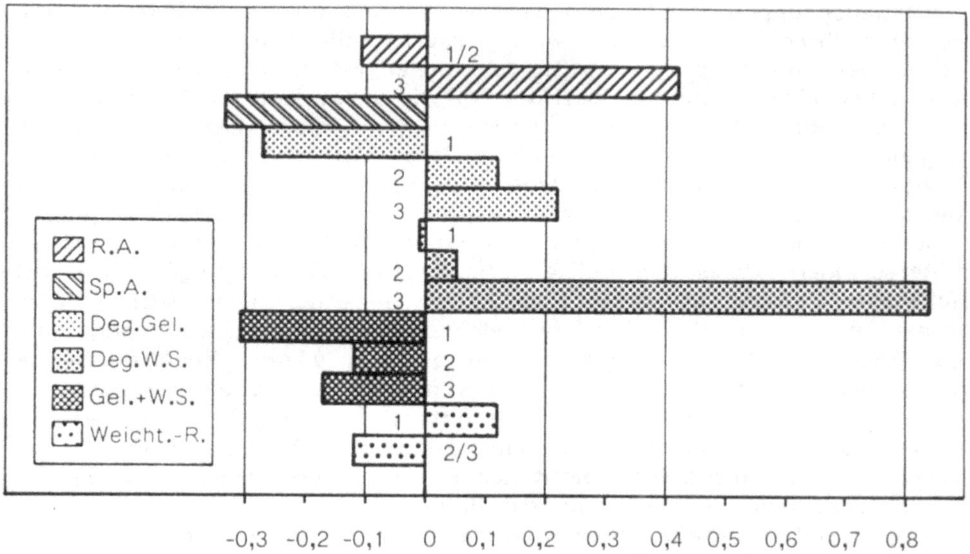

Abb. 140: Mittelwerte des Index 'Verunsicherung' nach der Krankheitsschwere

8.6. VERGLEICHENDE UNTERSUCHUNG DER VERSCHIEDENEN INDICES IM HINBLICK AUF IHRE TRENNSCHÄRFE ZWISCHEN DEN DIAGNOSENGRUPPEN

8.6.1. Vorbemerkung

Zum Abschluß der multivariaten Analyse, die die Aufdeckung latenter Strukturen im vorhandenen Datenmaterial und die Systematisierung wesentlicher Dimensionen der chronischen Krankheit zum Ziel hat, sollen nun die für den Vergleich von Patientengruppen gebildeten Indices selbst vergleichend untersucht werden.

Es ist bereits in den Abschnitten 8.2. bis 8.5. deutlich geworden, daß einige der Indices sehr stark differierende Ergebnisse hinsichtlich der Krankheitsgruppen und insbesondere im Hinblick auf die 'Krankheitsschwere' erbrachten. Im folgenden wird versucht, die Trennschärfe der verschiedenen Indices zu bestimmen, um diejenigen Indices zu extrahieren, von denen eine besondere Spezifität für die verschiedenen Diagnosengruppen oder für unterschiedlich schwere Formen rheumatischer Krankheiten angenommen werden kann. Dabei handelt es sich stets um einen internen Vergleich, d.h. es wird untersucht, wie gut die Indices in der Lage sind, beispielsweise Patienten mit rheumatoider Arthritis von denjenigen mit Weichteilrheumatismus oder mit degenerativen Wirbelsäulenerkrankungen zu unterscheiden. Diejenigen Indices, die in ihren Ausprägungen kaum zwischen den Gruppen variierten (hier ist vor allem der Index 'soziale Unterstützung' zu nennen), spielen nur eine untergeordnete Rolle - ungeachtet der Tatsache, daß sie möglicherweise geeignet wären, Rheuma-Patienten von anderen chronisch Kranken oder von Gesunden zu unterscheiden. Da in der Studie keine Vergleichsgruppe untersucht wurde, kann diese Frage nicht beantwortet werden. Das Ziel des Vergleichs, die Spezifität der verschiedenen Indices (und damit der ihnen zugrundeliegenden Items) für die Beschreibung der Situation von Patienten je nach ihrer medizinischen Diagnose und innerhalb dieser nach der Schwere des Zustands zu bestimmen, wird mit Hilfe der Methode der Diskriminanzanalyse verfolgt. Es wird der Versuch unternommen, die Zuordnung der Patienten zu ärztlichen Diagnosen allein aufgrund der Kenntnis der Ausprägungen der jeweils einbezogenen Indices zu reproduzieren. Je genauer die von uns aufgrund der ärztlichen Diagnosen vorgenommene Klassifikation erzielt wird, umso spezifischer sind die Indices im Hinblick auf die Unterscheidung der Diagnosengruppen.

8.6.2. Zur Methode der Diskriminanzanalyse

Die Methode der Diskriminanzanalyse dient dem Ziel, auf statistischem Wege zwischen zwei oder mehr Gruppen von Individuen zu unterscheiden. Wir haben als Zielgrößen der Klassifikation vergleichend die sechs Krankheitsgruppen oder die 14 nach Schweregrad eingeteilten Diagnosen gewählt.

Zu Beginn einer Diskriminanzanalyse wählt man aus dem Datensatz diejenigen Variablen aus, von denen man annimmt, daß sie zwischen den vorab definierten Gruppen unterscheiden. Nach den Ergebnissen der vorhergehenden Abschnitte ist dies von praktisch allen Indices zu erwarten, ferner von Alter, Sozialschicht und Geschlecht. Die Variable Geschlecht kann nicht einbezogen werden, weil sie die meßtheoretisch notwendige Intervallskalierung nicht aufweist. Dieses Skalenniveau muß erfüllt sein, da die Diskriminanzanalyse auf Linearkombinationen der diskriminierenden Variablen basiert (249).

Mit Hilfe der Diskriminanzanalyse können zwei Ziele verfolgt werden: Analyse und Klassifikation (162). Der Analyse-Aspekt betrifft das Ziel, die einbezogenen Variablen bzw. Indices daraufhin zu überprüfen, wie gut sie zwischen den Gruppen von Individuen unterscheiden, um die optimale Zahl einzubeziehender Variablen festzulegen. Man kann diesen Schritt der Analyse vergleichen mit dem Iterationsprozeß innerhalb der MDS, bei dem die Zahl der Dimensionen bis zu einem Wert reduziert wird, unterhalb dessen die "Fehler" in der räumlichen Anordnung unakzeptabel groß werden. Ähnlich wie man bei Faktorenanalyse oder MDS "Hauptachsen" oder "-dimensionen" bestimmt, dient die Diskriminanzfunktion dazu, die Variablen mit dem größten Beitrag zur Differenzierung zu identifizieren.

Das zweite Ziel, die Klassifikation, kommt hier nicht zur Anwendung. Sie ermöglicht es, nach Erhalt eines optimalen Sets diskriminierender Variablen weitere Fälle, deren Gruppenzugehörigkeit unbekannt ist, einer vorhandenen Gruppe zuzuordnen. Für unsere Fragestellung ist also der Aspekt der Analyse von Bedeutung. Hinsichtlich einer möglichen Anwendung eines solchen Instrumentariums in einer Bevölkerungsstudie (entsprechend einem der ursprünglichen Ziele der Studie) gewinnt der Klassifikationsaspekt allerdings an Interesse.

Eine Diskriminanzanalyse kann "schrittweise" oder "direkt" durchgeführt werden. Beim schrittweisen Vorgehen wird der Beitrag jeder einzelnen Variablen zum Gesamtergebnis angegeben, ansonsten bestehen keine Unterschiede. In jedem Fall wird zunächst derjenige Index in die Analyse einbezogen, der die in sich homogensten und voneinander am stärksten getrennten Gruppen erbringt. Im zweiten Schritt folgt der Index (die Variable), der das Ergebnis des ersten Index am stärksten verbessert usf. Der Prozeß stoppt, wenn die Einbeziehung neuer Variablen keine Verbesserung der Gruppentrennung mehr erbringt. Unter den schrittweisen Analyseverfahren stehen mehrere Methoden zur Auswahl. Wir haben uns für die Methode "Wilks" entschieden, weil sie am ausgewogensten sowohl die Homogenität der Gruppen in sich als auch die Unterschiede zwischen den Gruppen berücksichtigt.

Zur Beurteilung der Trennschärfe einer diskriminierenden Variablen stehen verschiedene Maße zur Verfügung. Wir verwenden die univariaten F-Werte, deren absolute Größe angibt, welchen Beitrag die einzelnen Variablen zur Gruppentrennung leisten. Dem gleichen Ziel dient "Wilks' Lambda", das Werte zwischen null und eins annehmen kann und somit eine standardisierte Prüfgröße ist. Die methodischen Voraussetzungen für die Interpretation von Wilks' Lambda sind jedoch so anspruchsvoll, daß auf dieses Maß verzichtet wurde. Ohnehin ist die Rangfolge der ausgewählten Indices bei Betrachtung der F-Werte und von Wilks' Lambda gleich.

Zum Abschluß einer jeden Diskriminanzanalyse erhält man eine Mehrfeldertafel, die angibt, welcher Prozentsatz von Fällen durch das Verfahren jeweils den Ausgangsgruppen zugeordnet wurde. Je höher dieser Prozentsatz, umso geeigneter sind die gewählten Merkmale zur "Vorhersage" der Gruppenzugehörigkeit. Gleichzeitig läßt sich aus dieser Tafel ablesen, für die Vorhersage welcher Gruppen die gewählte Variablenkombination besonders geeignet ist und welchen anderen Gruppen die falsch zugeordneten Fälle typischerweise zugerechnet wurden.

Im Rahmen der diskriminanzanalytischen Auswertung wurden zunächst alle Indices aus einem Bereich (z.B. dem medizinischen, dem Arbeitsbereich) einem Vergleich unterzogen. Die Ergebnisse dieser Klassifikationen werden getrennt berichtet. Anschließend wurden die "besten" Indices aus jedem Bereich einander gegenübergestellt, um zu einer Kombination von optimal trennscharfen Indices zu kommen und diese hinsichtlich ihrer Aussagerichtung vergleichen zu können.

8.6.3. Ergebnisse des Vergleichs von Indices mit ähnlicher Aussagerichtung mit Hilfe der Diskriminanzanalyse

8.6.3.1. Indices aus dem medizinischen Bereich

Von den Indices aus dem medizinischen Bereich wurden fünf einer gemeinsamen, schrittweisen Diskriminanzanalyse unterzogen. Wendet man die von KLECKA (162) beschriebenen Kriterien an, so sind als "gut" diskriminierende Indices 'Intensität der Gelenkbeschwerden' und 'Intensität der Wirbelsäulenbeschwerden' anzusehen. Auch der Index 'ambulante Versorgungsintensität' trägt noch wesentlich zur Trennung der Gruppen bei. Der Index 'stationäre Versorgungsintensität' ist nicht mehr unerläßlich, ebenso der Index 'Intensität weichteilrheumatischer Beschwerden'. Diese beiden Indices wurden in die abschließende Analyse nicht mehr einbezogen.

Insgesamt wurden 47 % der Patienten aufgrund der drei genannten Indices zutreffend einer der sechs Krankheitsgruppen zugeordnet. Die Wahrscheinlichkeit zufällig richtiger Zuordnungen beträgt bei sechs Gruppen insgesamt und in jeder Gruppe 16,7 % (ein Sechstel von hundert). Sehr gute Zuordnungen ergaben sich für Patienten mit entzündlich-rheumatischen Krankheiten: 77 % der Patienten mit R.A. und 75 % derer mit Sp.A. wurden korrekt zugeordnet. Demgegenüber gelang dies nur bei 27 % der Patienten mit Weichteilrheumatismus und 23 % derer mit degenerativen Erkrankungen der Gelenke und der Wirbelsäule, aber bei jeweils 54 % der Patienten mit degenerativen Erkrankungen der Gelenke oder der Wirbelsäule.

Die Indices sind also relativ spezifisch für entzündliche Formen rheumatischer Krankheiten und für degenerative Formen, in denen der krankheitsbedingte Umbauprozeß vermutlich noch "aktiv" ist, was sowohl eine erhöhte Schmerz- als auch eine erhöhte Behandlungsinzidenz bedingen kann.

Dies wird bestätigt, wenn man die Krankheitsgruppen zusätzlich nach dem Schweregrad einteilt. Die Rangfolge der einbezogenen Indices bleibt unverändert; bei einem Erwartungswert von 7,1 % zufällig richtiger Zuordnungen wurden 24,5 % der Fälle korrekt zugeordnet. Besonders gute Ergebnisse wurden für Sp.A., für schwere Formen der R.A. sowie für leichtere degenerative Wirbelsäulenveränderungen erzielt (jeweils 65 bis 80 %). In die weiteren Analysen werden wir nur die beiden Indices zur Intensität von Beschwerden der Gelenke und der Wirbelsäule einbeziehen, da der Index 'ambulante Versorgungsintensität' aufgrund vieler fehlender Angaben nur für knapp zwei Drittel der Patienten berechnet werden konnte. Kombiniert man einen Index, auf dem nur ein Teil der Befragten gültige (d.h. vorhandene) Werte hat, mit anderen, vollständiger beantworteten Indices, so werden in die Analyse nur die Fälle einbezogen, die in allen verwendeten Indices gültige Werte aufweisen. Dies reduziert die Möglichkeiten der Kombination von Indices wie dem oben genannten beträchtlich. Wählt man aus dem Bereich der medizinischen Indices nur 'Intensität der Gelenkbeschwerden' und 'Intensität der Wirbelsäulenbeschwerden' aus, so gilt diese Einschränkung nicht, da hier für jeweils mehr als 90 % aller Patienten vollständige Angaben vorliegen.

8.6.3.2. Indices aus dem beruflichen Bereich

Die globale "Vorhersagegenauigkeit" ist bei den Indices zur Erfassung von Arbeitsbelastungen und Arbeitszufriedenheit im Hinblick auf die Diagnosengruppen relativ gering (24 %). Dies liegt vor allem an dem sehr niedrigen Prozentsatz, zu dem Patienten mit degenerativen Erkrankungen der Gelenke und der Wirbelsäule aufgrund des Verfahrens korrekt zugeordnet wurden (nur 6 %, d.h. unter dem Erwartungswert). Diese Gruppe wurde zu insgesamt 40 % den Diagnosen "degenerative Gelenkerkrankungen" oder "degenerative Wirbelsäulenerkrankungen" zugeordnet - eine Klassifikation, die zumindest medizinisch nicht falsch ist. Zu weiteren 22 % wurden die Patienten der Gruppe der weichteilrheumatischen Erkrankungen zugeordnet.

Faßt man die degenerativen Erkrankungen zusammen, so wurden von den R.A.-Patienten 45 %, von denjenigen mit Sp.A. 59 %, von den Patienten mit degenerativen Erkrankungen 44 % und von denen mit Weichteilrheumatismus 33 % zutreffend klassifiziert. Die arbeitsbezogenen Indices sind also vor allem geeignet, zwischen den auch hinsichtlich ihrer Genese systematisch verschiedenen Gruppen der entzündlichen und der degenerativen rheumatischen Erkrankungen zu unterscheiden. Dies ist deshalb einleuchtend, weil ein pathogenetischer Zusammenhang mit Belastungen am Arbeitsplatz ohnehin ganz überwiegend für degenerative und - teilweise - für weichteilrheumatische Erkrankungen diskutiert wird.

Vergleicht man die einzelnen Arbeitsplatz-Indices untereinander, so wird bei der schrittweisen Auswahl zunächst der Index 'Streß' extrahiert; d.h. er weist unter allen Arbeitsplatzvariablen die größte Trennschärfe auf. An zweiter Stelle folgt der Index 'Nacht- und Schichtarbeit'. 'Arbeitszufriedenheit' wird in einem dritten Schritt einbezogen, gefolgt von 'Belastung'. Die Hinzuziehung des Index 'Akkordarbeit' bedeutet keinen Gewinn an Information mehr; er bleibt daher aus der Analyse ausgeschlossen. Die Nichteinbeziehung dieses Index mag darauf zurückzuführen sein, daß sein Inhalt (Arbeit unter starken körperlichen und mentalen Belastungen) bereits in den Indices 'Streß', 'Nacht- und Schichtarbeit' und 'Belastung' enthalten ist. Diese Annahme wird unterstützt durch den Befund einer hohen Korrelation zwischen den vier Belastungsindices, die bedeutet, daß "belastete" Arbeitsplätze fast immer solche mit Mehrfachbelastungen waren (vgl. Abschnitt 8.3.1.).

Wählt man als Zielgruppen der Analyse die nach dem Schweregrad gewichteten Krankheitsgruppen, so wird als am besten trennender Index 'Arbeitszufriedenheit' vor 'Nacht- und Schichtarbeit', 'Streß' und 'Belastung' ausgewiesen. Im Vergleich zur Klassifikation nach Krankheitsgruppen haben also 'Streß' und 'Arbeitszufriedenheit' ihre Plätze getauscht, die Ränge der anderen Indices bleiben unverändert. Vergegenwärtigt man sich die Items, aus denen die Indices 'Streß' und 'Arbeitszufriedenheit' gebildet wurden (vgl. Übersicht im Anhang), so ist die "Austauschbarkeit" der beiden Indices nicht überraschend. In einer Reihe von Dimensionen (z.B. Möglichkeiten zur Entspannung/Erholung oder positive/negative Einstellung zur eigenen Tätigkeit) sind die beiden Indices komplementär zueinander. Dennoch können sie sich gegenseitig nicht vollständig ersetzen, was aus der Tatsache geschlossen werden kann, daß jeder von ihnen in beiden Klassifikationsverfahren mit relativ hohen F-Werten in die Analyse einbezogen wurde.

Insgesamt wurden aufgrund der Arbeitsplatz-Indices nur 11 % der Patienten korrekt einer der 14 Gruppen der 'Krankheitsschwere' zugeordnet. Sehr gut geeignet waren die Indices zur Differenzierung der Patienten mit schweren degenerativen Wirbelsäulenerkrankungen (59 %) und mit Sp.A. (38 %). Dies steht in Übereinstimmung mit Ausführungen, die in Abschnitt 8.3.1. im Hinblick auf die Einzelindices gemacht wurden.

8.6.3.3. Indices zu Behinderung und sozialen Folgen der Krankheit

Die Indices zur Erfassung von Hilfsbedürftigkeit, Beeinträchtigung, Behinderung und sozialen Folgen stimmen in ihrem Variablenkatalog teilweise überein (vgl. Abschnitt 8.4. und Übersicht im Anhang). Sie eignen sich daher in besonderer Weise für einen methodischen Vergleich.

Im Hinblick auf die sechs Krankheitsgruppen konnten mit Hilfe der fünf Indices aus dem Bereich der Behinderung/Beeinträchtigung 32 % der Patienten korrekt klassifiziert werden. Unterschied man nur nach "entzündlich", "degenerativ" und "weichteilrheumatisch", so war die Rate richtiger Zuordnungen 59, 39 und 82 % (bei einer a-priori-Wahrscheinlichkeit von 33 %). Besonders gut getrennt wurden also entzündliche Formen und der Weichteilrheumatismus. Dieser Befund verweist erneut auf den strukturellen Mangel aller derzeit verfügbaren Instrumente zur Messung von Beeinträchtigung und Behinderung: die U-förmige Verteilung ihrer Spezifität. Damit ist die hohe Präzision in Extrembereichen und die geringe Genauigkeit im "Mittelfeld" gemeint. Es gelingt mit Hilfe praktisch aller verfügbaren Indices recht gut, Personen mit schweren körperlichen Funktionseinschränkungen zu identifizieren (vgl. hierzu die Ausführungen in Abschnitt 8.4.1.). Ebenso ist es ein geringes methodisches Problem, Personen herauszufinden, die in ihrer Aktionsfähigkeit nicht oder nur geringfügig eingeschränkt sind. Für diese beiden Extreme stehen in unserer Untersuchung die Patienten mit entzündlichen Erkrankungen (insbesondere mit rheumatoider Arthritis) auf der einen und diejenigen mit Weichteilrheumatismus auf der anderen Seite. Der große Bereich partieller Funktionseinschränkungen (z.B. beim Gehen, aber nicht bei allen Tätigkeiten, die die Hände betreffen, wie sie für Patienten mit Hüft- oder Kniegelenksarthrosen typisch sind) ist mit den vorhandenen Indices kaum adäquat abzubilden. Will man zu analytischen Zwecken ohne Kenntnis der Diagnose auch die degenerativ-rheumatischen Krankheiten untereinander präziser trennen, so müssen weitere Indices herangezogen werden.

Als bester Index erwies sich innerhalb der Indices zu Funktionseinschränkungen der Index 'Behinderung I', an zweiter Stelle standen 'soziale Folgen'. Der aus Hilfsbedürftigkeit, Ärztebeurteilung über Behinderung und helfenden Personen gebildete Index 'Behinderung I' war damit den reinen Funktionseinschränkungs-Indices überlegen. Fast ebenso spezifisch war das Ausmaß der aus der Krankheit resultierenden Nachteile im sozialen Bereich ('soziale Folgen').

Zur Überprüfung des Zusammenhangs der Indices mit dem 'Schweregrad' der Erkrankung wurde eine multiple Regressionsanalyse aller Indices zu Behinderung und sozialen Folgen mit der abhängigen Variablen 'Schweregrad' durchgeführt. Den weitaus direktesten Zusammenhang mit dem Schweregrad zeigte der Index 'Hilfsbedürftigkeit', gefolgt von 'soziale Integriertheit' und 'soziale Folgen'. Überraschend hieran ist, daß diejenigen Indices, die aufgrund ihrer Konstruktion (Ärzte-Einschätzung) eine engere Beziehung zu 'Schweregrad' vermuten ließen (der zu einem Drittel aus der identischen Ärzteeinschätzung gebildet wurde, vgl. Übersicht im Anhang), weit weniger direkte Zusammenhänge aufwiesen. Es ist dies vor allem der Index 'Beeinträchtigung', aber in geringem Umfang betrifft es auch 'Behinderung I' und 'Behinderung II'. Daraus kann eine besondere Spezifität der in die Indices 'Hilfsbedürftigkeit', 'soziale Integriertheit' und 'soziale' Folgen für die Schwere der rheumatischen Krankheit geschlossen werden. Bei der Verwendung der Variablen 'Krankheitsschwere' als Zielgröße der Diskriminanzanalyse sind daher erhebliche Verschiebungen gegenüber dem oben für die Krankheitsgruppen allein referierten Ergebnis zu erwarten.

Tatsächlich steht hier an erster Stelle der Index 'Hilfsbedürftigkeit', also derjenige Index, der Funktionseinschränkungen allein aufgrund von Patientenangaben erfaßt. Es folgen 'Behinderung I', 'soziale Integriertheit' und 'soziale Folgen'. Gegenüber einer ausschließlichen Betrachtung der Diagnosengruppe gewinnt bei Einschluß des Schweregrades die 'soziale Integriertheit' an Bedeutung gegenüber den sonstigen sozialen Folgen. Dies geht auf die große Bedeutung zurück, die soziale Isoliertheit bei Patienten mit schweren Formen rheumatischer Krankheiten besitzt. Der Index 'soziale Integriertheit' allein trennt hochgradig zwischen leichten und schweren Formen, dagegen kaum zwischen den verschiedenen Diagnosen. Die früher in der Arbeit aufgestellte These, daß bei aller Unterschiedlichkeit der Diagnosen sich im Ergebnis die Lebensverhältnisse von Patienten mit schweren Formen rheumatischer Krankheiten - entzündlicher oder degenerativer Genese - einander annähern, wird durch diesen Befund bestätigt.

Sehr wenig spezifisch in diesem Zusammenhang ist der Index 'soziale Unterstützung'. Wie schon in Abschnitt 8.4. gezeigt wurde, gibt es keinen erkennbaren Zusammenhang zwischen Art und Schwere der Krankheit und dem Ausmaß der Unterstützung durch das soziale Umfeld. Die Korrelation mit allen anderen Indices aus diesem Bereich liegt bei null. Es wurde schon in der Einleitung zu diesem Abschnitt darauf hingewiesen, daß wir eine generelle "rheumaspezifische" Ausprägung von sozialer Unterstützung nicht identifizieren können, weil eine Vergleichsgruppe fehlt. Ob das Ausmaß sozialer Unterstützung bei Rheuma-Patienten systematisch von der Durchschnittsbevölkerung abweicht, ist daher nicht zu klären. Es ist jedoch anzunehmen, daß soziale Unterstützung Ausdruck anderer als krankheitsspezifischer Parameter ist (z.B. der sozialen Schicht oder des Alters, wie in Abschnitt 8.4. gezeigt), so daß ein dominierender Einfluß dieser chronischen Krankheit eher unwahrscheinlich ist.

8.6.3.4. Indices zu Informiertheit und Informationsbedürfnissen

Unter den drei verglichenen Indices hat hinsichtlich der sechs Diagnosengruppen der Index 'Informationsbedürfnis' den größten Erklärungswert, gefolgt von 'Informiertheit'. Der Index 'Verunsicherung' wies keinen wesentlichen Beitrag mehr auf und wurde aus der Analyse ausgeschlossen.

Wie erwähnt, drücken die beiden erstgenannten Indices Sachverhalte aus, die auf unterschiedlichen Dimensionen liegen. Es wäre eine negative Korrelation zu erwarten gewesen: je höher die Informiertheit, desto geringer das Informationsbedürfnis. Daß dies nicht der Fall ist (r = - 0,03), wurde bereits in Abschnitt 8.5. dargestellt und interpretiert. Dort wurde darauf hingewiesen, daß über viele Informationen zu verfügen keineswegs bedeutet, weniger Fragen im Zusammenhang mit der Krankheit zu haben. Die Bereiche, in denen weitere Informationen gewünscht werden, betreffen allerdings bei Personen mit vielen bereits erhaltenen Informationen differenziertere und kompliziertere Fragen als bei den übrigen Patienten, also vor allem Fragen nach den Ursachen und der Prognose. Mit Hilfe der beiden Indices konnten 22 % der Patienten den richtigen Diagnosengruppen zugeordnet werden. Das relativ schlechte Gesamtergebnis resultiert aus den geringen Zuordnungen in den beiden großen Gruppen der degenerativen Gelenk- und der degenerativen Wirbelsäulenerkrankungen (jeweils nur 8 %). Hingegen wurden Patienten mit rheumatoider Arthritis zu 42 %, diejenigen mit Weichteilrheumatismus zu 48 % und die mit Sp.A. zu 54 % korrekt zugeordnet. Es handelte sich ganz offensichtlich um einen Problembereich, der spezifische Fragen von Patienten mit nicht-degenerativen Erkrankungen berührt.

Ein Zusammenhang mit dem Schweregrad der Krankheit war aufgrund einer Regressionsanalyse nicht nachzuweisen. Die Variable 'Krankheitsschwere' brachte folgerichtig keine von den oben geschilderten abweichenden Ergebnisse. Hinsichtlich der Auseinandersetzung mit der Krankheit, ihren medizinischen Determinanten (Ursachen, Medikation, Operationen) und ihren Folgen ist also die Art der Diagnose, nicht die Schwere der jeweiligen Erkrankung, ausschlaggebend. Die Dramatik von Beginn und Verlauf entzündlich-rheumatischer Krankheiten ebenso wie die geringe Objektivierbarkeit weichteilrheumatischer Beschwerden führen offensichtlich dazu, daß die Patienten sich sehr intensiv mit der Krankheit beschäftigen. Dies unterscheidet sie deutlich von Patienten mit degenerativen Gelenk- oder Wirbelsäulenerkrankungen, die ihre Krankheit häufig als Ausdruck von "Alterserscheinungen" und damit eines mehr oder minder natürlichen Verschleißes sehen.

8.6.3.5. Gießen - Test

Zum Abschluß der Betrachtung homogener Gruppen von Indices wurden die sechs Standardskalen des Gießen-Tests einer Diskriminanzanalyse unterzogen.

Bei einer Unterscheidung nach den sechs Krankheitsgruppen waren drei der sechs Gießen-Test-Skalen in der Lage, eine signifikante Trennung der Gruppen zu bewirken: an erster Stelle stand 'Soziale Potenz', gefolgt von 'Stimmung' und 'Dominanz'. Allein aufgrund dieser drei Skalen wurden 30 % der Patienten mit R.A., 38 % derer mit Sp.A., 21 % derjenigen mit degenerativen Gelenkveränderungen und jeweils 33 % derer mit degenerativen Wirbelsäulenveränderungen oder mit Weichteilrheumatismus korrekt zugeordnet. Für die Gruppe mit beiden Formen degenerativ-rheumatischer Erkrankungen scheint der Gießen-Test hingegen überhaupt nicht spezifisch zu sein: mit 3 % korrekten Zuordnungen wurde nicht einmal der Wert erreicht, der bei zufälliger Zuordnung zu erwarten gewesen wäre. Allerdings wurden diese Patienten zu insgesamt 55 % einer der beiden anderen Gruppen mit degenerativen Erkrankungen zugeordnet, was medizinisch nicht falsch ist. Es kann daraus geschlossen werden, daß die Belastung mit beiden Formen degenerativ-rheumatischer Krankheiten keine anderen Ausprägungen in den genannten Gießen-Test-Skalen erbringt als sie für jede der beiden Gruppen allein zu erwarten sind.

Eine Berücksichtigung des Schweregrades, also die Klassifikation nach der 'Krankheitsschwere', erbrachte keine Verbesserung des Klassifikationsergebnisses. Insgesamt wurden nur 12 % der Fälle zutreffend eingeordnet, wobei keine Spezifität für bestimmte Gruppen festzustellen war. Die in die Analyse einbezogenen Skalen waren hier 'Soziale Resonanz' (Attraktvität vs. Unbeliebtheit), 'Stimmung' (depressive vs. hypomanische Gestimmtheit) und 'Dominanz'. Die im ersten Verfahren ausgewählte 'Soziale Potenz' wurde hier durch 'Soziale Resonanz' ersetzt, ein Hinweis darauf, daß Fragen der äußeren Attraktivität (die durch die Krankheit subjektiv und objektiv stark eingeschränkt sein kann) für schwerer erkrankte Patienten im Vordergrund stehen. Es ist eine schwache negative Korrelation zwischen dem Schweregrad und den Ausprägungen der Skala 'Soziale Resonanz' festzustellen (r = - 0,25), d.h., je schwerer die Erkrankung, umso weniger attraktiv und beliebt fühlen sich die Patienten. Von allen Gießen-Test-Skalen weist 'Soziale Resonanz' den engsten Zusammenhang mit dem Schweregrad auf.

In die weiteren Auswertungen beziehen wir alle Skalen ein, die in einem der beiden Verfahren ausgewählt wurden, es werden also lediglich die Skalen 'Kontrolle' und 'Durchlässigkeit' nicht berücksichtigt.

8.6.4. Vergleich von Indices aus unterschiedlichen Bereichen

Im folgenden soll versucht werden, durch Kombination der jeweils "besten" Indices aus den verschiedenen Bereichen die Vorhersagegenauigkeit zu steigern und zu einem "optimalen" Setting von Indices zu kommen, das gleichzeitig Aussagen über die Relevanz einzelner Teilbereiche für die Beschreibung der Situation von Patienten mit chronisch-rheumatischen Krankheiten zuläßt. Das Verfahren der Diskriminanzanalyse ermöglicht es, den Beitrag jedes einzelnen Index zur Klassifikation anzugeben und zu beobachten, wie sich seine Bedeutung verschiebt, wenn weitere Dimensionen hinzukommen. Es werden unterschiedliche Kombinationen von Indices vorgestellt, die in den vorangegangenen Analysen bezogen auf den jeweiligen Bereich besonders hohe Erklärungswerte hatten. Zusätzlich hierzu werden die Variablen Alter, Sozialschicht und - im Falle der Einteilung nach Krankheitsgruppen - Schweregrad einbezogen. Hinsichtlich der Zuordnung zu den sechs Krankheitsgruppen wurde das beste Ergebnis erzielt mit der Kombination: Alter, Schweregrad, Intensität der Gelenk- und Wirbelsäulenbeschwerden, 'Streß' und 'Belastung' am Arbeitsplatz, sowie 'Behinderung I'. Demgegenüber trugen die ebenfalls in die Analyse einbezogenen vier Gießen-Test-Skalen sowie 'Informiertheit', 'Informationsbedürfnis', 'Arbeitszufriedenheit', Sozialschicht und 'soziale Folgen' nicht wesentlich zur Verbesserung des Ergebnisses bei (Abb. 141). Die Rate korrekter Zuordnungen betrug aufgrund der sechs oben genannten Indices 85 % für rheumatoide Arthritis, 87 % für Sp.A., 34 % für degenerative Gelenkerkrankungen, 53 % für degenerative Wirbelsäulenerkrankungen, 38 % für beide Formen degenerativ-rheumatischer Krankheiten und 72 % für den Weichteilrheumatismus. Die Zuordnung ist also für alle nicht-degenerativen Krankheiten nahezu perfekt.

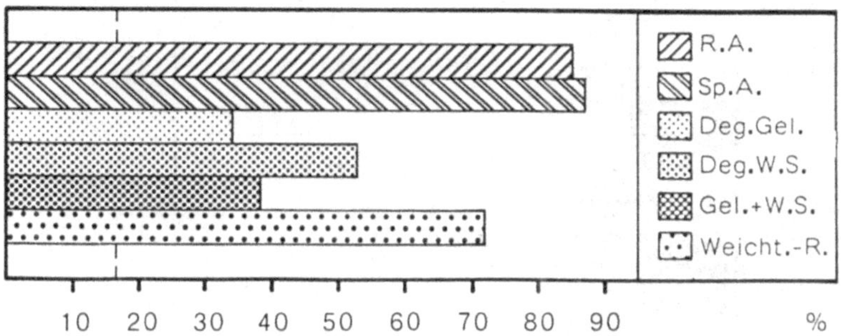

Abb. 141: Güte der Vorhersage der Zielvariablen 'Krankheitsgruppe' mit Hilfe von Alter, Sozialschicht, der Indices 'Intensität von Gelenk- und Wirbelsäulenbeschwerden', 'Streß' und 'Belastung' am Arbeitsplatz, 'Behinderung I', 'Soziale Folgen', 'Informiertheit', 'Informationsbedürfnis' sowie der Gießen-Skalen 'Stimmung' und 'Soziale Potenz'

Um nicht nur entzündliche und weichteilrheumatische Krankheiten aufgrund von Indices beschreiben zu können, sondern auch die Gruppe der degenerativen rheumatischen Krankheiten, die sich in allen bisherigen Analysen als weit weniger homogen erwiesen hat, wurde der Versuch unternommen, durch Einbeziehung des Schweregrades zu in sich geschlosseneren Gruppen zu kommen, die bessere Möglichkeiten der "Vorhersage" eröffnen. "Vorhersage" ist hier synonym mit der Spezifität der Instrumente für die jeweiligen Gruppen. Da bei 14 möglichen Gruppen die a-priori-Wahrscheinlichkeit nur noch 7 % beträgt, sind allerdings geringere Prozentsätze korrekter Zuordnungen zu erwarten.

In Abbildung 142 ist das Ergebnis der Klassifikation aufgrund von Alter, Intensität von Gelenk- und Wirbelsäulenbeschwerden, Behinderung I und sozialen Folgen dargestellt. Den höchsten Erklärungsanteil haben die beiden Indices zu Gelenk- und Wirbelsäulenbeschwerden, es folgen Behinderung I, Alter und soziale Folgen. Nicht zur Klassifikation herangezogen wurden die Indices zur Beschreibung der Arbeitssituation sowie Sozialschicht. Diese Kombination orientiert also sehr stark in Richtung medizinisch-biologisch faßbarer Parameter, die mit der Krankheit einhergehen. Wie aus der Abbildung zu entnehmen ist, ist die Kombination in besonderer Weise spezifisch für Patienten mit schweren Formen der R.A., was aufgrund des hohen Stellenwerts des Index 'Gelenkbeschwerden' nicht eben verwunderlich ist.

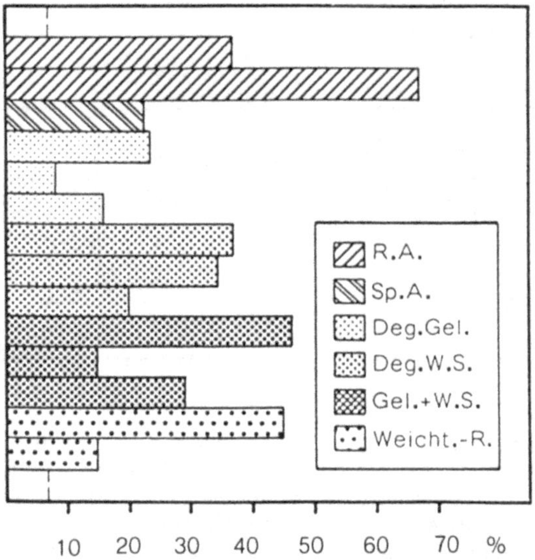

Abb. 142: Güte der Vorhersage der Variablen 'Krankheitsschwere' aufgrund des Alters und der Indices 'Intensität der Gelenk- und Wirbelsäulenbeschwerden', 'Behinderung I' und 'Soziale Folgen'

Ein zweiter Klassifikationsversuch wurde mit den Indices 'Behinderung I', 'Soziale Folgen', 'Informiertheit', 'Informationsbedürfnis' sowie den Gießen-Test-Skalen Soziale Potenz, Soziale Resonanz und Stimmung unternommen (Abb. 143). Hier wurde auf physische Parameter wie Alter oder Beschwerdeintensität gänzlich verzichtet zugunsten von Indices, die den psychosozialen Bereich abbilden. Bei einem Erwartungswert von 7 % konnten 26 % aller Patienten korrekt zugeordnet werden, wobei sich keine klare Tendenz hinsichtlich der Gruppen ergab. Der beste Index in diesem Zusammenhang war 'Behinderung I'; an den nächsten Positionen standen 'Informationsbedürfnis', 'Informiertheit', 'Stimmung' und 'Soziale Reso-

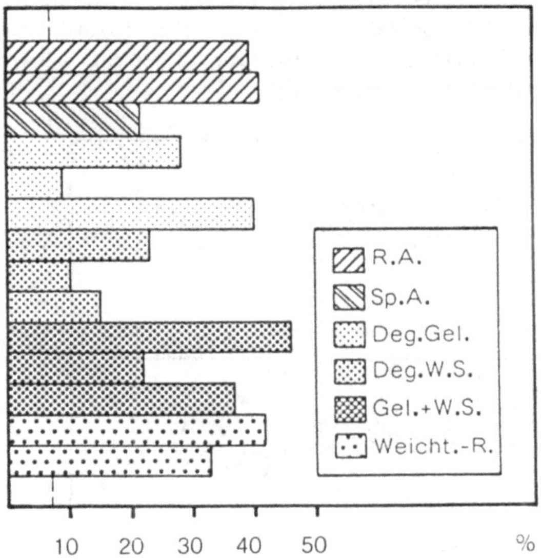

Abb. 143: Güte der Vorhersage der Variablen 'Krankheitsschwere' aufgrund der Indices 'Behinderung I', 'Soziale Folgen', 'Informiertheit', 'Informationsbedürfnis' und 'Stimmung' (Gießen-Test)

nanz', während die Inhalte der Indices 'Soziale Potenz' und 'soziale Folgen' bereits in den anderen weitgehend enthalten zu sein scheinen, da diese Indices nicht zur Klassifikation herangezogen wurden. Insbesondere für die Beschreibung der Situation von Patienten mit degenerativ-rheumatischen Krankheiten scheint diese Kombination nicht ausreichend zu sein. Besonders wenig präzise war die Zuordnung in den mittleren Schweregrad-Gruppen dieser Diagnosen. Die Rate korrekter Zuordnungen lag bei entzündlich-rheumatischen Krankheiten und beim Weichteilrheumatismus jeweils kanpp unter 40 %, was - angesichts der Tatsache, daß keinerlei auf die Krankheit bezogene Parameter eingeschlossen waren - als recht gutes Ergebnis für die Spezifität dieser Indices angesehen werden kann. Das sehr uneinheitliche und insgesamt ungünstige Klassifikationsergebnis für die Gruppen der Patienten mit degenerativen Erkrankungen macht es jedoch unerläßlich, Parameter aus dem Bereich der von den Patienten geschilderten Beschwerden in die Analyse einzubeziehen.

Ein weiterer Versuch betrifft daher die Kombination von Skalen aus dem medizinischen Bereich mit solchen zu Belastungen am Arbeitsplatz sowie zu Informiertheit und Informationsbedürfnissen (Abb. 144). Der Bereich von Behinderung/ Beeinträchtigung wird hier ausgespart.

Die beste Trennung erbrachten die beiden Beschwerden-Indices, weitere Indices mit nennenswerten Beiträgen zur Klassifikation waren 'Informationsbedürfnis' und 'Streß'. Insgesamt spielten die Indices zur Beschreibung des Arbeitsplatzes in diesem Zusammenhang nur eine untergeordnete Rolle, ebenso wie 'Informiertheit'. Es fällt auf, daß die Kombination aus Beschwerden, Streß und Informationsbedürfnis vor allem die schweren Formen rheumatischer Erkrankungen gut vorhersagt.

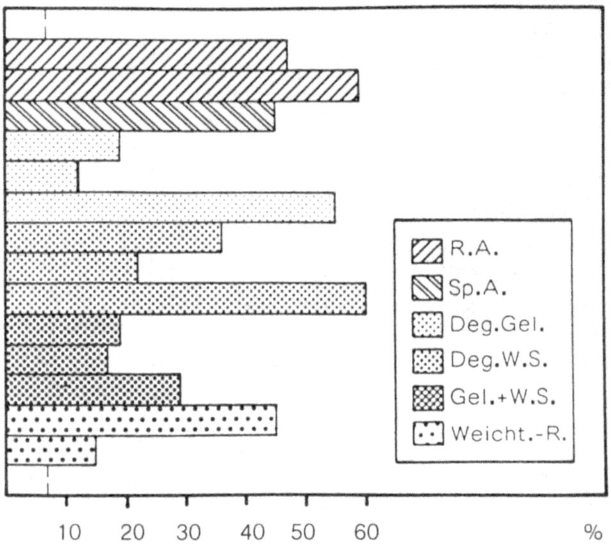

Abb. 144: Güte der Vorhersage der Zielvariablen 'Krankheitsschwere' aufgrund der Indices 'Intensität der Gelenk- und Wirbelsäulenbeschwerden', 'Streß', 'Arbeitszufriedenheit', 'Belastung', 'Informiertheit' und 'Informationsbedürfnis'

Schließlich wurde eine große Zahl von Indices aus allen untersuchten Bereichen einbezogen und verglichen (Abb. 145).

Nach den beiden Beschwerden-Indices wurden 'Hilfsbedürftigkeit', 'soziale Folgen', 'Stimmung', 'Informationsbedürfnis' und Alter einbezogen, während die Indices zur Beschreibung der Arbeitssituation, soziale Schicht und 'Informiertheit' kaum eine Verbesserung des Ergebnisses erbrachten und nicht zur Klassifikation herangezogen wurden. Die Rate korrekter Zuordnungen beträgt global 42 %, sie ist in einzelnen Gruppen jedoch bedeutend höher. Fehlzuweisungen kamen vor allem innerhalb der Gruppen mit degenerativen Erkrankungen vor und betrafen in der Regel "benachbarte" Gruppen (d.h., es wurde eine Person in die Schweregradgruppe 3 bei degenerativen Gelenkerkrankungen eingeordnet, die eigentlich in Gruppe 2 gehörte, oder in Gruppe 3 der degenerativen Wirbelsäulenerkrankungen statt in Gruppe 3 der degenerativen Erkrankungen der Gelenke und der Wirbelsäule). Berücksichtigt man diese wenig "gravierenden" Fehlklassifikationen, so kann die Qualität der Vorhersage durchaus als hoch eingeschätzt werden. Bei Einbeziehung "geringfügiger" Fehlklassifikationen steigt der Anteil von korrekten Zuordnungen auf über 70 %. Die ver-

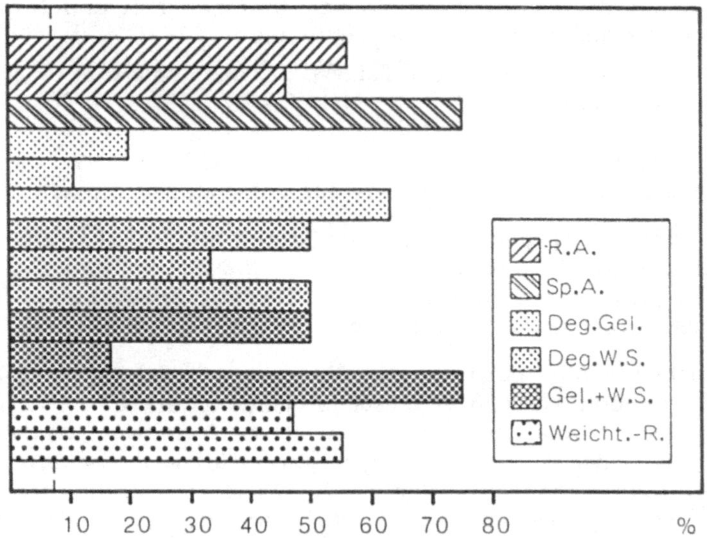

Abb. 145: Güte der Vorhersage der Variablen 'Krankheitsschwere' aufgrund von Alter, Sozialschicht und der Indices 'Intensität der Gelenk- und Wirbelsäulenbeschwerden', 'Behinderung I', 'Soziale Folgen', 'Informiertheit', 'Informationsbedürfnis' sowie der Gießen-Test-Skalen 'Stimmung' und 'Soziale Potenz'

bleibenden fehlerhaften Gruppierungen betreffen fast ausschließlich die Gruppen der degenerativen Erkrankungen, die untereinander schlechter zu trennen waren als gegenüber entzündlichen Formen oder dem Weichteilrheumatismus. Rheumatoide Arthritis, Sp.A. und Weichteilrheumatismus konnten mit sehr hoher Wahrscheinlichkeit richtig zugeordnet werden; die Klassifikation als "entzündlich", "degenerativ" oder "weichteilrheumatisch" erfolgte zu über 80 % zutreffend. Trotz der teilweise widersprüchlichen, wechselnden Rangfolgen "bester" Indices haben sich als Resumée der Diskriminanzanalyse folgende Indices als besonders geeignet erwiesen, die Krankheitsgruppen (und innerhalb dieser unterschiedlich schwere Formen) zu trennen:

- Aus dem medizinischen Bereich die beiden Indices, in die die Patientenangaben zu Gelenk- und Wirbelsäulenbeschwerden eingegangen waren,
- aus dem Bereich des Arbeitsplatzes die Indices 'Streß', 'Arbeitszufriedenheit' und 'Nacht- und Schichtarbeit', (hinsichtlich degenerativer Wirbelsäulenerkrankungen auch 'Belastung'),
- von den Indices zur Erfassung von Beeinträchtigung, Behinderung und sozialen Folgen die Kombinationen 'Hilfsbedürftigkeit' und 'soziale Folgen' oder 'Behinderung I' und 'soziale Folgen', sowie 'soziale Folgen',

- o von den Indices zur Erfassung von Informiertheit und Informationsdefiziten der Index 'Informationsbedürfnis'
- o sowie von den Gießen-Test-Skalen 'Soziale Resonanz', 'Soziale Potenz' und 'Stimmung'.

Weiterhin trug - naheliegenderweise - die Variable Alter zur Verbesserung des Ergebnisses bei, ohne allerdings ausschlaggebend zu sein.

Optimale Vorhersageergebnisse können durch Kombination aller genannten Indices erzielt werden, aber auch bereits die Betrachtung von Teilbereichen, z.B. Beschwerdenintensität oder Behinderung/soziale Folgen trennt die Gruppen in charakteristischer Weise.

Ausgesprochen wenig spezifisch für Diagnose und Schweregrad sind hingegen ambulante und stationäre Versorgungsintensität, Beschwerden in Muskeln oder Nerven, die Zahl psychovegetativer Symptome, das Arbeitsplatzmerkmal 'Akkordarbeit' sowie 'soziale Unterstützung' und 'Verunsicherung hinsichtlich der Krankheit'. Der ausführliche Vergleich unterschiedlicher "Settings" von Indices hat gezeigt, daß nach den unmittelbar krankheitsbezogenen Beschwerdenindices (deren hohe Spezifität erwartet werden konnte) vor allem die Indices zu Behinderung und sozialen Folgen der Krankheit deutlich zwischen den Krankheitsgruppen differenzieren. Der u.E. erstaunlichste Befund hierbei ist, daß der Erklärungswert des Index 'soziale Folgen', der ohne krankheitsbezogene Items konstruiert wurde, ebenso hoch ist wie derjenige der Indices 'Hilfsbedürftigkeit' oder 'Behinderung I', wo krankheitsbedingte Einschränkungen konstitutiv für die Indices waren und die Abhängigkeit von Art und Schwere der Krankheit auf der Hand liegt.

Als Konsequenz hieraus kann festgehalten werden, daß sich als die offensichtlich bedeutsamsten Problembereiche im Zusammenhang mit rheumatischen Krankheiten - neben den körperlichen Beschwerden - der gesamte Bereich der Einschränkungen im täglichen Leben, der sozialen Folgen und die Fragen der noch sehr unterschiedlichen Patienteninformation herausgestellt haben. In diesen Bereichen sind auch erhebliche Differenzen je nach der Art der rheumatologischen Diagnose und je nach der Schwere der Krankheit festzustellen.

Die vorgestellten Ergebnisse erlauben eine Einschätzung von Problemdimensionen und ihrer Bedeutung für verschiedene Gruppen von chronisch rheumatisch Kranken. Sie bedürfen der Ergänzung und ggf. Modifikation durch qualitative epidemiologische und sozialpsychologische Untersuchungen, die sich - intensiver als dies mit einem standardisierten Instrumentarium möglich war - den Fragen der psychischen Verarbeitung der chronischen Krankheit und Behinderung, ihrer Folgen für Selbstwertgefühl und Selbstwahrnehmung, der Auswirkungen auf die familiäre Interaktion, der Entwicklung des Arzt-Patienten-Verhältnisses im Verlauf der Krankheit und der Möglichkeiten externer Hilfen (Selbsthilfegruppen, institutionelle Angebote) widmen.

Literatur

1. AAKSTER, C. W.: Psycho-social stress and health disturbances. Soc. Sci. Med. 8: 77-90 (1974)
2. ACHESON, R. M. and A. B. COLLART: New Haven survey of joint diseases. Ann. rheum. Dis. 34: 379-387 (1975)
3. ACHESON, R. M., G. YICK-KWONG and M. PAYNE: New Haven survey of joint diseases. The interrelation between morning stiffness, nocturnal pain and swelling of the joints. J. chron. Dis. 21: 533-542 (1969)
4. AHRENS, H. -J.: Multidimensionale Skalierung. Weinheim (Beltz) 1974
5. ALEXANDER, F.: Psychosomatische Medizin. Berlin, 1971
6. AL RAWI, Z. S. et al.: Rheumatoid arthritis in Iraq. Rheumatol. Rehab. 16: 128-132 (1977)
7. ALTUS, R. W., P. LINDAU und K. SEIDEL: Entwicklung und Aufgaben der Rheumadispensaires in der Deutschen Demokratischen Republik. Dtsch. Gesundheitswes. 34 (49): 1947-1951 (1979)
8. ANDERSON, J. A.: Occupation as a modifying factor in the diagnosis and treatment of rheumatic diseases. Curr. Med. Res. Opinion 2 (9): 521-528 (1974)
9. - ders.: Low back pain - cause and prevention of longterm handicap (a critical review). Int. Rehab. Med. 3 (2): 89-93 (1981)
10. ANDERSON, J. L.: Patient's recall of information and its relation to the nature of the consultation. In: OSBORNE, D., M. GRÜNEBERG and I. EISER (Eds.): Research in Psychology. London, 1979, S. 238-246
11. ANDREWS, G. et al.: Life event stress, social support, coping style, and risk of psychological impairment. J. Nerv. Ment. Dis. 166: 307-316 (1978)
12. ANGERMEYER, M. C. und H. FREYBERGER (Hg.): Chronisch kranke Erwachsene in der Familie. Stuttgart (Enke) 1982
13. ANSELL, M.: Psyche and Rheuma. J. Int. Med. Res. 4 (Supplement 2): 50-53 (1976)
14. ANTONOVSKY, A.: Conceptual and methodological problems in the study of resistance resources and stressful life events. In: DOHRENWEND, B. S. and B. P. DOHRENWEND (Eds.): Stressful life events, a. a. O., S. 245-258
15. ARNAUDOVA, P. G.: Risk factors at rheumatoid arthritis. Manuskript zu einer Poster-Präsentation auf dem 9. Europ. Kongreß für Rheumatologie, Wiesbaden, 2. -8. 9. 1979
16. BADURA, B. (Hg.): Soziale Unterstützung und chronische Krankheit. Frankfurt (Suhrkamp) 1981

17. BAILLIE, L. and W. DICK: Personal points of view: The need for expansion of medical social work facilities and personnel in rheumatology. Health Bulletin 32 (2): 78-79 (1974)

18. BALOGH, Z.: Organization of the Rheumatological Network in Hungary. Hungarian Rheumatol. Supplementum, Budapest 1979

19. BANDIILLA , K. et al.: Zur Situation der Patienten mit Erkrankungen des rheumatischen Formenkreises in der Bundesrepublik Deutschland. RKI-Berichte, Berlin (Reimer) 1978

20. BARCHILON, J.: Analysis of a woman with incipient rheumatoid arthritis. Int. J. Psycho-Analysis 44: 163-177 (1963)

21. BARLOW, J. S.: Comparative geography of rheumatic fever and rheumatic heart disease, multiple sklerosis and rheumatoid arthritis. J. Chron. Dis. 21: 265-279 (1968)

22. BAXTER, R. F. and O. R. CUNNINGHAM: Compliance revisited: Further notes on the problem of nonadherence to medical regimens. Virginia Medical 106: 29-32 (1979)

23. BECHTHOLD, W.: Zur Frage von Überlastungsschäden der Wirbelsäule bei Bandscheibendegeneration. Z. Orthop. 106: 5-32 (1969)

24. BECK, D.: Die Persönlichkeitsstruktur bei psychosomatischen Schmerzzuständen am Bewegungsapparat. In: WEINTRAUB, A. et al. (Hrsg.): Psychsomatische Schmerzsyndrome des Bewegungsapparats. Basel (Schwabe & Co.) 1975, S. 180-186

25. BECKMANN, D. und H.-E. RICHTER: Gießen-Test. Ein Test für Individual- und Gruppendiagnostik. Bern (Huber) 1972

26. BEHREND, T.: Epidemiologische Untersuchungen über chronisch-entzündliche Rheumatismusfolgen in der Bevölkerung und in Arthritiker-Familien. Z. Rheumaforsch. 22: 379-398 (1963)

27. - dies.: Epidemiologische Vorbemerkungen. In: MATHIES, H. (Hrsg.): Aktuelle Rheumaprobleme, Bd. 6, 1976, S. 16-21

28. - dies.: Können aus epidemiologischen Erhebungen Rückschlüsse auf ätiologische Faktoren gezogen werden? In: Verh. d. dt. Ges. f. Rheum. Bd. 3, Z. Rheumatol. 33 (3): 6-9 (1974)

29. - dies.: Epidemiologie der Erkrankungen des rheumatischen Formenkreises. Vortrag auf der Informationstagung "Rheuma und Gesundheit" der Bundesvereinigung für Gesundheitserziehung e. V. am 19. 10. 1979, Bad Nenndorf

30. BEHREND, T. und H. BEHREND: Untersuchungen über Ätiologie und Pathogenese von Erkrankungen des rheumatischen Formenkreises bei Arbeitnehmern. Arbeitsmed.,Sozialmed., Arbeitshygiene 8: 192-196 (1971)

31. - dies.: Anlage, Standardisierung und Auswertung einer epidemiologischen Studie über rheumatische Erkrankungen. In: FRITZE, E. und G. WAGNER (Hrsg): Dokumentation des Krankheitsverlaufs, S. 173, Stuttgart (Schattauer) 1969

32. BEHREND, T. und J. S. LAWRENCE: Epidemiologie der rheumatischen Erkrankungen. In: BLOHMKE, M. et al.: Handbuch der Sozialmedizin, S. 103-133, Stuttgart, 1977

33. BEHREND, T. et al.: Eine longitudinale Studie im Hinblick auf rheumatische Erkrankungen in der ländlichen Bevölkerung von Oberhörlen in Hessen. Z. Rheumaforsch. 31: 153-167 (1972)

34. BEIGHTON, P. et al.: Rheumatoid arthritis in a rural South African Negro population. Ann. rheum. Dis. 34: 136-141 (1975)

35. BELLOC, N. B., L. BRESLOW and J. R. HOCHSTIM: Measurement of physical health in a general polulation survey. Amer. J. Epidemiol. 93 (5): 328-336 (1971)

36. BENDER, J. A., H. M. KAPLAN an J. K. PIERSON: Relation between measured muscular force and success in selected tasks in physically handicapped patients. Arch. phys. Med. 45: 30-40 (1964)

37. BENNETT, P. H. and T. A. BURCH: The epidemiology of rheumatoid arthritis. Med. Clin. NorthAmer. 52 (3): 479-490 (1968)

38. BERKMAN, L. F. and S. L. SYME: Social networks, host resistance, and mortality: A nine-year-follow-up study of Alameda County residents. Am. J. Epidemiol. 109 (2): 186-204 (1979)

39. BIEFANG, S.: Interview und Anamnese. Zur Anwendung standardisierter Interviewtechniken in der medizinischen Anamnese. Diss., Göttingen, 1975

40. BIEFANG, S. (Hrsg): Evaluationsforschung in der Psychiatrie: Fragestellungen und Methoden. Stuttgart (Enke) 1980

41. BIEFANG, S. und H. POHLMEIER: Gesundheitsindikatoren - Ein Versuch, Gesundheit zu messen. Medizin, Mensch, Gesellschaft 4: 22-27 (1979)

42. BIRABEN, J. -N.: Zur Chronik der cP. Ciba revue 8: (1978)

43. BJELLE, A., M. HAGBERG and G. MICHAELSSON: Occupational and individual factors in acute shoulder-neck disorders among industrial workers. Brit. J. Industr. Med. 38 (4): 356-63 (1981)

44. BLECOURT, J. J. de: Epidemiologische und Erblichkeitsuntersuchungen bei rheumatischen Erkrankungen, insbesondere rheumatoider Arthritis (R. A.) und Spondylitis ankylopoetica (Sp. A.). Z. Rheumaforsch. 22 (11/ 12): 413-423 (1963)

45. BLUMENSTOCK, J.: Gesundheitslage älterer Menschen. Epidemiologische Daten im Umweltvergleich. Berichte aus der Studie "Ökologische Bedingungen der Gesundheitserhaltung älterer Menschen in einer Großstadt". Berlin (Eigendruck) 1983

46. BRÄHLER, E., A. KÖHLER und H.-R. LADEMANN: Aspekte des Krankheitsverhaltens in der Bundesrepublik Deutschland. Med. Welt 30 (19): 723-726 (1979)

47. BRÄUTIGAM, W. und P. CHRISTIAN: Rheumatische Erkrankungen. In: BRÄUTIGAM, W. und P. CHRISTIAN: Psychosomatische Medizin, S. 288-289, Stuttgart, 1975

48. BRANCH, L. G. and A. M. JETTE: The Framingham Disability Study: 1. Social disability among the aging. Am. J. Public Health 71 (11): 1202-1210 (1981)

49. BRATTSTRÖM, M.: Teamwork in the rehabilitation of patients with chronic rheumatic disease. Ann. Clin. Res. 7: 230-236 (1975)

50. BRAUTBAR, C. et al.: HLA-B27 and ankylosing spondylitis in the Israel population. J. Rheumatol. 4 (3): 24-32 (1977)

51. BRESLOW, L.: A quantitative approach to the World Health Organization definition of health: physical, mental and social well-being. Int. J. Epidemiol. 1 (4): 347-355 (1972)

52. BROOKS, P. M. and C. BRIDGES-WEBB: The Australian general practice morbidity and prescribing survey, 1969 to 1974. 5. Aspects of morbidity: diseases of the musculoskeletal system. Med. J. Aust. 2, Special suppl. 22: 2. Oct. 1976

53. BROWN, G. W.: Meaning, measurement, and stress of life events. In: DOHRENWEND, B. S. and B. P. DOHRENWEND (Eds): Stressful life events, a. a. O. S. 217-244

54. BROWN, G. W. and T. HARRIS: Social origins of depression. London (Tavistock) 1978

55. BRUSIS, J. und S. BIEFANG: Lebensqualität als Maßstab für Therapie-Evaluation. Medizin, Mensch, Gesellschaft 5: 10-16 (1980)

56. BUNDESMINISTER FÜR JUGEND, FAMILIE UND GESUNDHEIT: Öffentliche Bekanntmachung über die Förderung von Therapiestudien im Bereich der rheumatischen Erkrankungen. Akt. Rheumatol. 4 (4): (1979)

57. BUNDESMINISTER FÜR JUGEND, FAMILIE UND GESUNDHEIT (Hrsg.): Soziologische Aspekte zur juvenilen rheumatoiden Arthritis. Schriftenreihe des Bundesministers für Jugend, Familie und Gesundheit, Bd. 69, Stuttgart (Kohlhammer) 1979

58. BUNDESZENTRALE FÜR GESUNDHEITLICHE AUFKLÄRUNG: Dokumentation zum Expertengespräch "Gesundheit und Arbeitsleben - arbeitsbedingte Belastungen des Bewegungsapparates und daraus entstehende Gesundheitsschäden" am 7./8. 12. 1981 in Köln. Köln, 1982

59. BURRY, H. C. and G. ZAPHIROPOULOS: Depression in rheumatoid arthritis. In: ANSELL, B. (Ed.): Rheumatism and the Psyche. S. 20-24, Bern (Huber) 1976

60. BURY, M. R.: Disablement in society: towards an integrated perspective. Int. J. Rehab. Res. 2 (1): 33-40 1979

61. BURY, M. R. and P. H. WOOD: Sociological perspectives in research on disablement. Int. Rehab. Med. 1: 24-32 (1978)

62. - dies.: Problems of communication in chronic illness. Int. Rehab. Med. 1: 130-134 (1979)

63. CALIN, A. et al.: HLA-B27 and sacroiliitis in Pima Indians. J. Rheumatol. 4 (Suppl.) 3: 44-48 (1977)

64. CARRIERE, B.: Über psychosomatische Zusammenhänge, auch beim Rheumatismus. Med. Monatsschr. 31 (3): 124-127 (1977)

65. - ders.: Depression in der Rheumatologie. Akt. Rheumatol. 6: 5-10 (1981)

66. CASEY, R. L., M. MASUDA and T. H. HOLMES: Quantitative study of recall of life events. J. Psychosom. Res. 11: 239-247 (1976)

67. CHEN, M. K. and B. E. BRYANT: The measurement of health - a critical and selective overview. Int. J. Epidemiol. 4 (4): 257-264 (1975)

68. CHRISTEN, H. -J., U. GUNDELACH, J. KEGEL, R. SCHLITTGEN und C. ZINK: Versorgungsfunktionen am Beispiel von Erkrankungen des rheumatischen Formenkreises. Abschlußbericht für den BMFT und den Senator für Gesundheit und Umweltschutz Berlin. Berlin (GSD) 1982, Bd. 1 und 2

69. CLAUSSEN, F.: Beiträge der Zwillingsforschung zum Rheumaproblem. Z. Rheumaforsch. 14: 147-152 (1955)

70. COBB, S.: Contained hostility in rheumatoid arthritis. Arthritis Rheum. 2: 419-425 (1959)

71. - ders.: The epidemiology of rheumatoid arthritis. Arthritis Rheum. 8 (1): 76-79 (1965)

72. - ders.: Social Support as a Moderator of Life Stress. Psychosom. Med. 38 (5): 300-314 (1976)

73. COBB, S. et al.: The intrafamilial transmission of rheumatoid arthritis. J. Chron. Dis. 22: 195-202, 203-215, 279-293, 295-296 (1969)

74. COBB, S. and S. V. KASL: Epidemiologic contributions to the etiology of rheumatoid arthritis with special attention to psychological and social factors. In: BENNETT, P. H. and P. H. WOOD (Ed.): Population studies of rheumatic diseases. Amsterdam (Excerpta Medica Foundation) 1968, S. 75-82

75. COBB, S., M. MILLER and M. WIELAND: On the relationship between divorce and rheumatic arthritis. Arthritis Rheum. 2: 414-418 (1959)

76. COCHRANE, N.: The role of aggression in the psychogenesis of depressive illness. Br. J. Psychol. 48: 113-130 (1975)

77. COCHRANE, R. and A. ROBERTSON. The life events inventory: a measure of the relative severity of psycho-social stressors. J. Psychosom. Res. 17: 135-139 (1973)

78. CROWN, J. M. and S. CROWN: Personality in early rheumatoid disease. J. Psychosom. Res. 17: 189-196 (1973)

79. CROWN, S.: Psychological aspects of low back pain. Rheumatol. Rehab. 17: 115-124 (1978)

80. DEUTSCHER BUNDESTAG: Bericht über Maßnahmen zur Rheumabekämpfung. Unterrichtung durch die Bundesregierung. Drucks. 8/3625, 30. 01. 80

81. - ders.: Beschlußempfehlung und Bericht des Ausschusses für Arbeit und Sozialordnung (11. Ausschuß). Bericht über Maßnahmen zur Rheumabekämpfung. Drucks. 8/4298, 25. 6. 80

82. DIEVAITIENE, J.: Epidemiologische Untersuchungen über das Vorkommen der Polyarthritis chronica progressiva und anderer rheumatischer Krankheitsbilder in der Stadt Kaunas. Z. Gesamte Inn. Med. 26 (11): 367-369 (1971)

83. DILLER, W. F.: Wirbelsäulenerkrankungen und berufliche Belastbarkeit aus werksärztlicher Sicht. Zbl. Arbeitsmed. 29 (3): 76-77 (1979)

84. DOHRENWEND, B. S. and B. P. DOHRENWEND (Eds.): Stressful life events. New York (Wiley) 1974

85. DONALD, C. A. et al.: Conceptualization and measurement of health for adults in the health insurance study: Vol. IV, Social health. Santa Monica, Ca. (Rand R1987/4-HEW, August 1978)

86. DUCKWORTH, D.: The measurement of disability by means of summed ADL indices. Int. Rehab. Med. 2 (4): 194-198 (1980)

87. EHLEN, W.: Epidemiologische Studie zur rheumatologischen Krankenversorgung. Med. Fak. Diss., Mainz, 1979

88. ...: Die epidemische Polyarthritis (Seapal-Nachrichten). Eular-Bulletin 8 (6): 192 (1979)

89. FALCK, I.: Die Bedeutung der rheumatischen Arthritis in der Geriatrie. Veröff. Dtsch. Ges. Gerontol. 3: 179-182 (1970)

90. FASSBENDER, H. G.: Pathology of rheumatic diseases. Berlin (Springer) 1975

91. FLIEDNER, T. M. et al. (Hrsg): Erhebungen zum Forschungsbedarf im Bereich der chronischen Polyarthritis (rheumatoide Arthritis). Forschungsbericht, 1977

92. ...: Fördert der Leistungssport die Arthrose? Selecta 31: 2706-2709 (1978)

93. FORTIN, F. and S. KEROUAC: Validation of questionnaires on physical function. Nursing Res. 26 (2): 128-135 (1977)

94. FRANKE, M. et al.: Stadieneinteilung der rheumatoiden Arthritis in einem Aktivitätsindex. Verh. Dtsch. Ges. Inn. Med. 84: 1496-1500 (1978)

95. FRANKL, R.: Aktivitäten der Berliner Rheuma-Liga. Referat auf der Arbeitstagung des EULAR-Arbeitskomitees für Ausbildung und Unterricht. Bad Abbach, 8. -12. 9. 1979

96. FRICKE, M. und E. KROKOWSKI: Prädisponierte Altersveränderungen der Wirbelsäule. Wien. Med. Wochenschr. 12 (11): 151-156 (1976)

97. FRIEDMANN, H.: Aspects psychosomatiques de la polyarthrite chronique évolutive (PCE) ou polyarthrite rhumatoide. Revue de la littérature. Acta Psychatr. Belg. 72: 117-141 (1972)

98. FRIEDRICH, H., T. KLEINSPEHN und G. ZIEGELER: Verläufe von chronischen Krankheiten in Abhängigkeit von Folgeerscheinungen in der psychosozialen Umwelt. Am Beispiel von Herzinfarkt und Diabetes. Universität Göttingen (Eigendruck der Abteilung für Medizinische Soziologie) 1980, Band 1 und 2

99. FRIEDRICHS, J.: Methoden empirischer Sozialforschung. Reinbek (Rowohlt) 1973

100. FRITZE, E. et al.: Zur Bedeutung in der Berufsarbeit gelegener Einflüsse für Ätiologie und Pathogenese entzündlich - rheumatischer Krankheiten. Arbeitsmed. Sozmed. Arbeitshyg. 8 (6): 197-204 (1971)

101. GARRAD, J. and A. E. BENNETT: A validated interview schedule for use in population surveys of chronic disease anddisability. Br. J. Prev. Soc. Med. 25: 97-104 (1971)

102. GARRITY, Th. F., M. B. MARX and G. W. SOMES: The relationship of recent life changes to seriousness of later illness. J. Psychosom. Res. 22: 7-12 (1978)

103. GEKELER, J.: Arthrose durch Leistungssport? Therapiewoche 29: 4167-4171 (1979)

104. ...: Genese und Klinik der Arthrosen. Selecta 30: 2658-2660 (1978)

105. GERHARD; U.: Coping and social action. Theoretical reconstruction of the life-event approach. Sociol. Health Illness 1 (2): (1979)

106. GOLDING, D. N. und H. SÜDHOF: Rheumatische Erkrankungen. Stuttgart (Thieme) 1971

107. GREEN, S. et al.: Evaluation of a postal screening questionnaire to identify the physically disabled. Int. Rehab. Med. 2 (4): 189-193 (1980)

108. GREENFIELD, S. et al.: Development of outcome criteria and standards to assess the quality of care for patients with osteoarthrosis. J. Chron. Dis. 31: 375-388 (1978)

109. GREENGROSS, W.: Sex und Arthritis. Therapiewoche 29: 555-556 (1979)

110. GROSSARTH-MATICEK, R.: Krankheit als Biographie. Köln (Kiepenheuer und Witsch) 1979

111. GUNDELACH, U., J. KEGEL, Hj. MEYER, R. SCHLITTGEN, A. ZINK und C. ZINK: Versorgungsfunktionen am Beispiel der Erkrankungen des rheumatischen Formenkreises. Zwischenbericht für den BMFT und den Senator für Gesundheit und Umweltschutz Berlin. Berlin (GSD) 1980

112. HALLWACHS, H.: Quer- und Längsschnittanalyse von Persönlichkeitsmerkmalen bei Rheumatikern mit und ohne Rehabilitationsmaßnahmen in Form von Heilverfahren. Phil. Fak. Diss., Bonn, 1975

113. HALLWACHS, H. und U. STOCKSMEIER: Ergebnisse einer medizinischen, leistungs- und persönlichkeitspsychologischen Langzeituntersuchung an Patienten des rheumatischen Formenkreises. Dtsch. Rentenvers. 4: 97-109 (1972)

114. HAMILTON, A.: Sexual problems in arthritis and allied conditions. Int. Rehab. Med. 3 (1): 38-42 (1981)

115. HAMILTON A. und C. HAWKINS: Sex und Arthritis. EULAR Bull. 10: 7-9 (1981)

116. HARBURG, E. et al.: The intrafamilial transmission of rheumatoid Arthritis - IV. J. Chron. Dis. 22: 223-238 (1969)

117. HARRER, G.: Affekt und Muskelspannung. In: WEINTRAUB, A. et al. (Hrsg.): Psychosomatische Schmerzsyndrome des Bewegungsapparats. Basel (Schwabe & Co.) 1975, S. 58-67

118. HEINEMANN, L. et al.: Einige Probleme der Reproduzierbarkeit anamnestischer Daten. Dtsch. Gesundh. -Wes. 30 (9): 394-399 (1975)

119. HELLGREN, L.: Marital status in rheumatoid arthritis. Acta Rheum. Scand. 15 (4): 271-276 (1969)

120. - ders.: The prevalence of rheumatoid arthritis in occupational groups. Acta Rheum. Scand. 16: 106-113 (1970)

121. HENDRIE, H. C. et al.: Stress, immunoglobulin levels and early polyarthritis. J. Psychosom. Res. 15: 337-342 (1971)

122. HENLE, M.: Psychosozialer Stress, lebensverändernde Ereignisse und Bewältigungsstrategien. Erweiterte Fassung eines Referates auf der Tagung der Sektion Medizinsoziologie in der Deutschen Gesellschaft für Soziologie, Göttingen, 15. 01. 78

123. HENRARD,J.-C.: Epidemiology of disablement in the elderly. Int. Rehab. Med. 2 (4): 167-171 (1980)

124. HICKLIN, A.: Grundsätzliches zur Psychosomatik im allgemeinen und zur phänomenologie der chronischen Polyarthritis im speziellen. Psychosom. Med. 7: 92-100 (1977)

125. HINZ, G. und W. POHL: Kritische Betrachtungen zur Psychogenese rheumatischer Erkrankungen. Med. Welt 28 (45): 1830-1833 (1977)

126. HÖRIG, H.: Allgemeinmedizin und komplexe Dispensairebetreuung von Rheumatikern. Dtsch. Gesundh.-Wes. 33 (16): 751-753 (1978)

127. HOFFMEISTER, H.: Chronisch-rheumatische Erkrankungen - eine gesundheits- und sozialpolitische Hypothek. In: Erkrankungen des rheumatischen Formenkreises - Fakten, Tendenzen, Bilanz einer Therapie mit Alrheumun. Köln (Bayropharm) 1982, S. 10-22

128. HOFFMEISTER, H. und B. JUNGE: Rheumatische Krankheiten aus sozialmedizinischer Sicht. Bundesgesundheitsbl. 23 (3): 25-32 (1980)

129. HOLM, K.: Zuverlässigkeit von Skalen und Indices. KZSSP 20: 356-386 (1970)

130. - ders.: Gültigkeit von Skalen und Indices. KZSSP 20: 693-714 (1970)

131. HOLMES, T. H. und M. MASUDA: Life change and illness susceptibility. In: DOHRENWEND, B. S. and B. P. DOHRENWEND (Eds.): Stressful life events, S. 45-72, a. a. O.

132. HOLMES, T. H. and R. H. RAHE: The social readjustment rating scale. J. Psychosom. Res. 11: 213-218 (1967)

133. HUDGENS, R. W.: Personal catastrophe and depression: a consideration of the subject with respect to medically ill adolescents, and a requiem for retrospective life-events studies. In: DOHRENWEND, B. S. and B. P. DOHRENWEND (Eds.): Stressful life events, S. 119-134, a. a. O.

134. HUTCHINSON, T. A., N. F. BOYD and A. R. FEINSTEIN: Scientific problems in clinical scales, as demonstrated in the Karnofsky Index of performance status. J. Chron. Dis. 32: 661-666 (1979)

135. HYMAN, M. D.: Social psychological factors affecting disability among ambulatory patients. J. Chron. Dis. 28: 199-216 (1975)

136. INAMA, K.: Die medikamentöse Behandlung des Weichteilrheumatismus. Z. Rheumaforsch. 32: 191-192 (1973)

137. INFRATEST GESUNDHEITSFORSCHUNG: Erkrankungen des rheumatischen Formenkreises. Situationsanalyse der Diagnostik und Therapie in der ambulanten Versorgung. Projektskizze Nr. 79 4266 v. 6. 4. 1979

138. - dies.: Rheumatische Erkrankungen. Psychosoziales Umfeld und Krankheit. München (Forschungsbericht) 1979, Band 1 und 2

139. JEFFERYS, M. et al.: A set of tests for measuring motor impairment in prevalence studies. J. Chron. Dis. 22: 303-319 (1969)

140. JENICEK, M., R. CLEROUX and M. LAMOUREUX: Principal component analysis of four health indicators and construction of a global health index in the aged. Amer. J. Epidemiol. 110 (3): 343-349 (1979)

141. JORES, A. (Hrsg.): Praktische Psychosomatik. Bern (Huber) 1976

142. JORES, A.: Bemerkungen zur Diagnostik und Konfliktspezifität psychosomatischer Schmerzsyndrome des Bewegungsapparates. In: WEINTRAUB, A. et al. (Hrsg.): Psychosomatische Shhmerzsyndrome. . ., S. 176-179, a. a. O.

143. JOSENHANS, G.: Der Kranke mit chronischer Polyarthritis und ankylosierender Spondylitis im Beruf. Arbeitsmed. Soz. med. Arbeitshyg. 8: 207-210 (1971)

144. JOSENHANS, G. und G. BINZUS: Methoden zur Beurteilung des Behandlungserfolges. Verh. Dtsch. Ges. Rheumatol. S. 247-253, Darmstadt, 1974

145. JUNGHANNS, H.: Die Wirbelsäule in der Arbeitsmedizin. Arbeitsmed. Sozialmed. Präventivmed. Teil 1: 10 (7): 136-138, Teil 2: 10: 157-160 (1975)

146. KALLINKE, D.: Die Bedeutung von Depressionen für die Manifestation und den Verlauf von rheumatischen Erkrankungen. Akt. Rheumatol. 3: 107-111 (1978)

147. - ders.: Die Bedeutung von psychologischen Faktoren für Genese, Verlauf und Rehabilitation von rheumatischen Erkrankungen. In: SCHOLZ, F. F. (Hrsg.): Rehabilitation als Schlüssel zum Dauerarbeitsplatz. Berlin (Springer) 1979, S. 206-209.

148. KARMAUS, W.: Zur Epidemiologie rheumatischer Erkrankungen. Öff. Gesundh. -Wes. 41: 759-771 (1979)

149. KASL, S. V. and S. COBB: The intrafamilial transmission of rheumatoid arthritis, V. u. VI. J. Chron. Dis. 22: 239-258, 259-278 (1969)

150. KAST, R. E.: Predominance of autoimmune and rheumatic disease in females. J. Rheumatol. 4 (3): 288-292 (1977)

151. KATZ, S. et al.: Progress in development of the index of A.D.L. Gerontologist 21 (1): 20-30 (1970)

152. KAUFMANN, F. W.: Ergebnisse katamnestischer Erhebungen nach medizinischen Rehabilitationsmaßnahmen der Rentenversicherung, Teil 2. Dtsch. Rentenvers. 2: 99-123 (1976)

153. KEITEL, W., W. RÖSSNER und G. MÄNZ: Zur sozialen Rehabilitation schwerbehinderter Rheumatiker - Probleme, Lösungen und Perspektiven. Z. ges. Hyg. 24 (1): 63-65 (1978)

154. KELLAM, S. G.: Stressful life events and illness: a research area in need of conceptual development. In: DOHRENWEND, B. S. and B. P. DOHRENWEND (Eds.): Stressful life events, S. 207-214, a. a. O

155. KELLGREN, J. H., M. R. JEFFREY and J. BALL: The epidemiology of chronic rheumatism. Vol. II: Atlas of standard radiographs of arthritis. Oxford (Blackwell Scientific Publications) 1963

156. KELLGREN; J. H., J. S. LAWRENCE and J. AITKEN-SWAN: Rheumatic complaints in an urban population. Ann. Rheum. Dis. 12: 5-15 (1953)

157. KEREKJARTO, M. v.: Zur Persönlichkeitsstruktur des Rheumatikers. "Rheuma und Nervensystem", Arbeitsgespräch in Wiesbaden vom 28.-29. 11. 1969. Wiss. Dienst Roche: 179-187

158. KEREKJARTO, M. v., A. E. MEYER und D. v. ZERSSEN: Die HHM-Beschwerdeliste bei Patienten einer internistischen Ambulanz. Z. Psychosom. Med. 18: 1 (1972)

159. KHAN, M. A. et al.: HLA-B27 in ankylosing spondylitis: differences in frequency and relative risk in american blacks and caucasians. J. Rheumatol. 4 (3): 39-43 (1977)

160. KING, S. H. and S. COBB: Psychosocial factors in the epidemiology of rheumatoid arthritis. J. Chron. Dis. 7: 466-475 (1958)

161. KIVINIEMI, P.: Psychological problems in rheumatoid disease. In: ANSELL, B. (Ed): Rheumatism and the Psyche. Bern (Huber) 1976, S. 29-32

162. KLECKA,W. R.: Discriminant analysis. In: NIE, N. H. et al. (Eds.): Statistical package for the social sciences. New York (McGraw-Hill) 1975, S. 434-467

163. KLARE, V.: Die physikalische Therapie des Weichteilrheumatismus. Z. Rheumaforsch. 32: 193-201 (1973)

164. KLUMBIES, G.: Zur Differentialdiagnose zwischen rheumatoid arthritis und psychogenem Rheumatismus. Beitr. Rheumatol. 13: 195-198 (1968)

165. KLUWE, S.: Was will die deutsche Rheuma-Liga? Therapiewoche 26: 4600-4602 (1976)

166. KORPORAL, J. und A. ZINK: Totgeburtlichkeit und Säuglingssterblichkeit - ein Beitrag zur Epidemiologie. Soziolog. Diplomarbeit, Berlin, 1977

167. - dies.: Epidemiologie der Säuglingssterblichkeit. Stuttgart (Thieme) 1978

168. - dies.: Zur theoretischen und empirischen Fundierung des Konzepts der Risikofaktoren koronarer Herzkrankheiten. In: ABHOLZ, H. -H. et al. (Hrsg): Risikofaktorenmedizin - Konzept und Kontroverse. Berlin (de Gruyter) 1982, S. 38-50

169. KRÜSKEMPER, G. und H. ZEIDLER: Testpsychologische Untersuchungen an Patienten mit chronischer Polyarthritis. Dtsch. med. Wochenschr. 100 (37): 1833-1837 (1975)

170. LABHARDT, F. und W. MÜLLER: Psychosomatische Aspekte rheumatischer Erkrankungen. Med. Klin. 74 (21): 802-811 (1979)

171. LANSBURY, J.: Clinical appraisal of the activity index as a measure of rheumatoid activity. Arthritis Rheum. 2 (4): 599-604 (1968)

172. LAWRENCE, J. S.: Radiological cervical arthritis in populations. Ann. Rheum. Dis. 35: 365-371 (1976)

173. - ders.: Genetics of rheumatoid factor and rheumatoid arthritis. Clin. Exp. Immunol. 2: 796-783 (1976)

174. LAWRENCE, J. S., M. K. MOLYNEUX and I. DINGWALL-FORDYCE: Rheumatism in foundry workers. Br. J. Industr. Med. 23: 42-52 (1966)

175. LEE, P. et al.: Evaluation of a functional index in rheumatoid arthritis. Scand. J. Rheumatol. 2: 71-77 (1973)

176. LEISTNER, K.: Epidemiologische und sozialmedizinische Aspekte des rheumatischen Syndroms. Z. Ärztl. Fortbild. 69 (18): 988-993, (19): 1036-1041 (1975)

177. - ders.: Sozialhygienische Probleme bei ausgewählten rheumatischen Krankheitsgruppen unter besonderer Berücksichtigung sozialer Auswirkungen. Med. Fak. Diss., Jena, 1968

178. LEISTNER, K. und R. E. ALTUS: Standardisierung - Grunderfordernis der einheitlichen rheumatologischen Befunddokumentation (Zusatzdokumentation Rheumadispensaire). Dtsch. Gesundh.-Wes. 29: 1685-1689, 2022-2028 (1974)

179. LEISTNER, K., A. LENGWINAT und H. KUNATH: Beitrag zur Epidemiologie der Erkrankungen des rheumatischen Formenkreises. In: LEISTNER, K. et al.: Zur Epidemiologie. . ., S. 11-97, a. a. O.

180. LEISTNER, K. und G. WESSEL: Prävention und zukünftige epidemiologische Forschungsstrategie in der Rheumatologie. EULAR Bull. 10: 10-11 (1981)

181. LEISTNER, K. et al.: Zur Epidemiologie der rheumatoiden Arthritis. Beiträge zur Rheumatologie Bd. 19, Berlin/DDR (VEB Volk und Gesundheit) 1973

182. LIANG, M. H. and A. M. JETTE: Measuring functional ability in chronic arthritis. Arthr. Rheum. 24: 80-86 (1981)

183. LIDZ, T.: Disruptions of defensive life patterns and psychosomatic disorders. Hopkins Med. J. 125: 233-244 (1969)

184. LINCOLN, N. B.: Discrepancies between capabilities and performance of activities of daily living in multiple sclerosis patients. Int. Rehab. Med. 3 (2): 84-88 (1981)

185. LINOS, A. et al.: The epidemiology of rheumatoid arthritis in Rochester, Minnesota: a study of incidence, prevalence, and mortality. Amer. J. Epidemiol. 111 (1): 87-98 (1980)

186. LINN, M. W.: A rapid disability rating scale. J. Amer. Geriatr. Society 15 (2): 211-214 (1967)

187. LINN, B. S., M. W. LINN and L. GUREL: Cumulative illness rating scale. J. Amer. Geriatr. Society 16 (5): 622-626 (1968)

188. LITMAN, T. J.: An analysis of the sociologic factors affecting the rehabilitation of physically handicapped patients. Arch. phys. Med. 45: 9-16 (1964)

189. LUNGHI, M. E., MILLER, P. and W. M. Mc QUILLAN: Psychosocial factors in osteoarthritis of the hip. J. Psychosom. Res. 22: 57-63 (1978)

190. MACH, J., H. HEITNER und R. ZILLER: Die Bedeutung der beruflichen Belastung für die Entstehung degenerativer Wirbelsäulenveränderungen. Z. Ges. Hyg. 22: 352-354 (1976)

191. MARKOWITZ, M. and L. GORDIS: Rheumatic fever. Philadelphia (Saunders) 1972

192. MASI, A. T. and L. E. SHULMAN: Familial aggregation and rheumatic disease. Arthritis Rheum. 8 (3): 418-425 (1965)

193. MASUDA, M. and Th. H. HOLMES: Magnitude estimations of social readjustment. J. Psychosom. Res. 11: 219-225 (1967)

194. - dies.: The social readjustment rating scale: a cross-cultural study of Japanese and Americans. J. Psychosom. Res. 11: 227-237 (1967)

195. MATANOSKI, G. M., W. H. PRICE and C. FERENCZ: Epidemiology of streptococcal infection in rheumatic and non rheumatic families. Amer. J. Epidemiol. 87: 179-189, 190-206, 207-225 (1968)

196. MATHIES, H.: Sozialprognose der chronischen Polyarthritis. Verh. Dtsch. Ges. Rheumatol. Bd. 2, Z. Rheumaforsch. 31 (2): 318-324 (1972)

197. - ders.: Möglichkeiten der Prophylaxe und Früherkennung rheumatischer Erkrankungen und sozialmedizinische Aspekte. In: MATHIES, H. (Hrsg): Aktuelle Rheumaprobleme 6: 10-15 (1976)

198. - ders.: Epidemiologische und sozialmedizinische Daten rheumatischer Erkrankungen. Akt. Rheumatol. 3: 49-63 (1978)

199. - ders.: Gedanken zur Patienteninformation in der Rheumatologie. Akt. Rheumatol. 6: 142-146 (1981)

200. - ders.: Anamnese und Befunderhebung bei psychisch bedingten rheumatischen Beschwerden. Akt. Rheumatol 5: 201-205 (1980)

201. MATHIES, H. et al.: Klassifikation der Erkrankungen des Bewegungsapparates. Basel (Eular) 1978

202. MATTHIASS, H. H.: Zur Frage von Arbeitsschäden der Wirbelsäule. Z. Orthop. 113: 641-644 (1975)

203. MEDSGER, A. R. and H. ROBINSON: A comparative study of divorce in rheumatoid arthritis and other rheumatic diseases. J. Chron. Dis. 25: 269-275 (1972)

204. MEENAN, R. F. et al.: The impact of chronic disease. Arthritis Rheum. 24 (3): 544-549 (1981)

205. MENDELENYI, M. und M. MARTON: Persönlichkeitsuntersuchungen an Kranken mit primär chronischer Polyarthritis. Psychosom. Med. 9 (3): 153-163 (1963)

206. MENNINGER, K.: Selbstzerstörung. Frankfurt (Suhrkamp) 1978

207. MEYEROWITZ, S., R. F. JACOX and D. W. HESS: Monozygot twins discordant for rheumatoid arthritis: A genetic, clinical, and psychological study of eight sets. Arthritis Rheum. 11 (1): 1-21 (1968)

208. MIEHLKE, K.: Die soziale Bedeutung entzündlich-rheumatischer Erkrankungen. Arbeitsmed. Sozialmed. Arbeitshyg. 8: 190-192 (1971)

209. MILLER, M. K. and C. S. STOKES: Health status, health resources, and consolidated structural parameters: implications for public care policy. J. Health Soc. Behav. 19: 263-279 (1978)

210. MITCHELL, J. C.: The concept and use of social networks. In: MITCHELL, J. C. (Ed.): Social networks in urban situations. Manchester, 1969, S. 1-50

211. MODOWSKI, H. and A. I. ROTHMAN: Personality, disease parameters and medication in rheumatoid arthritis. J. Chron. Dis. 24: 363-372 (1971)

212. MULLEY, G. P.: Ankylosing spondylitis in black. Lancet 8: 1209 (1977)

213. NAGI, S. Z., L. E. RILEY and L. G. NEWBY: A social epidemiology of back pain in a general population. J. Chron. Dis. 26: 769-779 (1973)

214. NATIONAL CENTER FOR HEALTH STATISTICS: Basis data on arthritis of knee, hip and sacroiliac joints. Vital and Health Statistics, Ser. 11, Nr. 213 (1979)

215. NEUBERGER, O. und M. ALLERBECK: Messung und Analyse von Arbeitszufriedenheit: Erfahrungen mit dem "Arbeitsbeschreibungsbogen (ABB)". Bern (Huber) 1978

216. NEUMARK, T.: Welche Bedeutung für die Ätiologie bzw. Pathogenese der rheumatischen Arthritis haben infektiöse Agentien? Verh. Dtsch. Rheumatol. Bd. 3, Z. Rheumatol. 33 (3): 14-17 (1974)

217. NEWHOUSE, M. L.: The prevalence of occupational disease. Ann. Occup. Hyg. 19: 285-292 (1976)

218. NICHOLS, P. J.: Management of rheumatoid arthritis in the community. Int. Rehab. Med. 1: 200-203 (1979)

219. - ders.: Outcome measures in rehabilitation. Rheum. Rehab. 15 (3): 170-173 (1976)

220. NURMINEN, E.: Parent - child relationship in rheumatoid arthritis and bronchial asthma. In: ANSELL, B. (Ed.): Rheumatism and the Psyche, S. 34, Bern (Huber) 1976

221. OHARA, H., H. AOYAMA and T. ITANI: Health hazard among cash register operators and the effects of improved working conditions. J. Human. Ergol. 5: 31-40 (1976)

222. OTTO, W., K. SEIDEL und G. WESSEL: Rheumatische Erkrankungen. Berlin/DDR (VEB Volk und Gesundheit) 1977

223. PANCHERI, P., S. TEODORI and U. L. APARO: Psychological aspects of rheumatoid arthritis vis-à-vis osteoarthritis. Scand. J. Rheumatol. 7: 42-48 (1978)

224. PARTRIDGE, R. H. and J. J. DUTHIE: Rheumatism in dockers and civil servants. A comparison of heavy manual and sedentary workers. Ann. Rheum. Dis. 27: 559-568 (1968)

225. PATRICK, D. L. and R. D. WIGGINS: The health and care of the physically handicapped in an inner London borrough: some preliminary results. Referat auf der Jahrestagung der Dtsch. Ges. Sozialmed., Heidelberg, 27. -28. 9. 79

226. PEARLIN, L. I. and C. SCHOOLER: The structure of coping. J. Health. Soc. Behav. 19: 2-12 (1978)

227. PEACH, H. et al.: Evaluation of a postal screening questionnaire to identify the physically disabled. Int. Rehab. Med. 2 (4): 189-193 (1980)

228. PEHM, L. P.: Self-report depression scales. In: HERSEN, M. and A. S. BELLACK (Eds.): Behavioral assessment. A practical handbook. London (Pergamon Press) 1976, S. 237-240

229. PESESCHKIAN, N.: Differenzierungsanalytische Aspekte zum Weichteilrheumatismus. Beobachtungen an deutschen und iranischen Patienten. Verh. Dtsch. Ges. Inn. Med. 82 (1): 717-721 (1976)

230. PFITZNER, R.: Psychodynamische Aspekte einiger rheumatischer Erkrankungen anhand einer Testuntersuchung. Z. Psychosom. Med. 22: 356-363 (1976)

231. PFLANZ, M.: Sozialer Wandel und Krankheit. Darin: Kap. 9: Krankheiten der Bewegungsorgane, S. 185-187, Stuttgart, 1962

232. PIERINGER, W. und G. KLEIN: Zur progressiv chronischen Polyarthritis aus der Sicht der Individualpsychologie. Z. Rheumatol. 37 (112): 45-50 (1978)

233. PINNO-POWELEIT, S., L. RAITH und U. STOCKSMEIER: Psychosomatische Einflüsse bei rheumatischen Erkrankungen. Vortrag auf dem 9. Europ. Kongreß f. Rheumatol., Wiesbaden, 2.-8. 9. 1979

234. - dies.: Zusammenhänge von physischen, sozialen und psychischen Variablen bei der Behandlung von Patienten mit LWS-Syndrom. Vortrag auf dem 9. Europ. Kongreß f. Rheumatol., Wiesbaden, 2.-8. 9. 1979

235. PLATO, C. C. and A. H. NORRIS: Osteoarthritis of the hand: longitudinal studies. Am. J. Epidemiol. 110 (6): 740-746 (1979)

236. POHL, W. und G. HINZ: Die sozialmedizinische Bedeutung verschiedener Krankheitsbilder im Sammelbegriff "Rheuma". Z. Rheumaforsch. 36: 114-124 (1977)

237. POHLMEIER, H. und S. BIEFANG: Kann man Krankheit messen? Medizin, Mensch, Gesellschaft 2: 158-165 (1977)

238. PÖLDINGER, W.: Psychiatric problems in physically ill patients. In: ANSELL, B. (Ed.): Rheumatism and the Psyche, S. 18-19, Bern, 1976

239. POLLEY, H. F. and G. G. HUNDER: Rheumatologic interviewing and physical examination of the joints. Philadelphia (Saunders) 1978

240. POLLEY; H. F., W. M. SWENSON and R. M. STEINHILBER: Personality characteristics of patients with rheumatoid arthritis. Psychosom. 11 (1): 45-49 (1970)

241. RABKIN, J. G. and E. L. STRUENING: Life events, stress, and illness. Science 194: 1013-1020 (1976)

242. RAHE, R. H.: The pathway between subjects' recent life changes and their near-future illness reports: representative results and methodological issues. In: DOHRENWEND, B. S. and B. P. DOHRENWEND (Eds.): Stressful life events, S. 73-86, a. a. O.

243. RASKER, J. J., P. G. J. CORNELISSEN and A. H. HULSHOF: The mobility of arthritic patients in Enschede. Vortrag auf der ISRA-Konferenz, Amsterdam, Sept. 1979

244. RASPE, H.-H.: Die Medikamentencompliance bei Patienten mit einer chronischen Polyarthritis . Akt. Rheumatol. 6: 11-15 (1981)

245. - ders.: Psychological traits, social network, and disease parameters in rheumatoid arthritis patients. Arthr. Rheum. 25:(66) 1982

246. - ders.: Aufklärung und Information im Krankenhaus. Göttingen (Vandenhoek und Ruprecht) 1983

247. RASPE, H.-H., S. MATTUSSEK und A. SCHEDIWY: Demographische Daten und das soziale Netzwerk von Patienten mit einer chronischen Polyarthritis. In: ANGERMEYER, M. C. und H. FREYBERGER (Hrsg): Chronisch kranke Erwachsene. . . a. a. O., S. 123-130

248. RASPE, H.-H., S. MATTUSSEK und A. VORBECK: Lasten und Leiden von Patienten mit einer chronischen Polyarthritis. Arbeitsbericht an die Deutsche Forschungsgemeinschaft zum Abschluß des Projektes Ra 314/2 aus dem Schwerpunktprogramm Medizinsoziologie. Hannover, 1983

249. RAO, C. R.: Linear statistical inference and its application. New York (Wiley) 1973

250. REJHOLEC, V.: Rheumatische Erkrankungen vom Gesichtspunkt der WHO. Vortrag vor dem ILAR-Exekutivkomitee in Manila im Januar 1980

251. RENKER, K., U. RENKER und W. PRESBER: Disability in the family in the German Democratic Republic. Int. Rehab. Med. 3 (1): 44-47 (1981)

252. REYNOLDS, M. D.: Prevalence of rheumatic diseases as causes of disability and complaints by ambulatory patients. Arthritis Rheum. 21 (3): 377-382 (1978)

253. ...: Die rheumatische Arthritis - eine Virusinfektion? Ärztl. Prax. 31 (6): 148-150 (1979)

254. RITTER, G. et al.: Zur sozialen und medizinischen Lage MS-Kranker an Hand einer epidemiologischen Studie. Rehab. 17: 108-115 (1978)

255. RODNAN, G. P. et al. (Ed.): Primer on the rheumatic diseases. 7th edition. Section 1, 2, 4, 5, 68, 70, 71, 73. JAMA 224: 662, 666-669, 678-680, 788-790, 799-802, 804-805 (1973)

256. ...: Rundgespräch: Prophylaxe und Frühbehandlung rheumatischer Erkrankungen. In: MATHIES, H. (Hrsg): Aktuelle Rheumaprobleme 6: 71-84 (1976)

257. SCHETTLER, G. (Hrsg): Innere Medizin, Stuttgart, 1976

258. SCHEUCH, E. K. und H. DAHEIM: Sozialprestige und soziale Schichtung. In: GLASS, D. V. und R. KÖNIG (Hrsg): Soziale Schichtung und soziale Mobilität. KZSSP SH 5: 65-103 (1961)

259. SCHEUCH, E. K. und H. ZEHNPFENNIG: Skalierungsverfahren in der Sozialforschung. In: KÖNIG, R. (Hrsg): Handbuch der empirischen Sozialforschung, Bd. 3a, Stuttgart (dtv/Enke) 1974, S. 97-203

260. SCHILD, R.: Möglichkeiten und Grenzen psychosomatischer Forschung in der Rheumatologie. Hippokr. 38 (24): 955-960 (1967)

261. - ders.: Medizin-psychologische Untersuchungen bei Patienten mit rheumatischen Krankheiten. Teil I-IV. Psyche 26: 929-938, 27: 50-80, 249-264 (1973)

262. SCHILLING, F.: Chronische Polyarthritis (chronischer Gelenkrheumatismus). Vortrag auf der Informationstagung "Rheuma und Gesundheit" der Bundesvereinigung für Gesundheitserziehung. Bad Nenndorf, 18. 10. 79

263. SCHÖLLNER, D.: Aufbrauchschäden an Wirbelsäule und Gelenken. Arb. Leist. 21 (4/5): 69-73 (1967)

264. SCHÖNROCK, G.: Kritische Bemerkungen zu Grenzen der Interview-Methode in medizin-soziologischen Untersuchungen. Z. Ges. Hyg. 17: 418-421 (1971)

265. - ders.: Einfluß des Krankheitserlebens auf die Meinungen über Krankheiten. Z. Ges. Hyg. 24: 564-570 (1978)

266. - ders.: Ein medizinsoziologisches Verfahren zum Erfassen von Meinungen über Krankheiten und deren Images. Z. Ges. Hyg. 24: 51-54 (1978)

267. SCHOKNECHT, G. und G. BARICH: Ist die Häufigkeit von Wirbelsäulenverletzungen bei Berufskraftfahrern erhöht? Arbeitsmed. Sozialmed. Präventivmed. 12: 281-283 (1978)

268. SCHOOF, E.-M. und G. KUHRTS: Aspekte der Sozialepidemiologie, Frühdiagnose und Therapie und soziale Folgen der Rheumatoid-Arthritis (RA). Med. Diss., Rostock, 1975

269. SCHUCHARD-FICHER, C. et al.: Multivariate Analysemethoden. Berlin (Springer) 1980

270. SCHULL, W. J. and S. COBB: The intrafamilial transmission of rheumatoid arthritis, III. J. Chron. Dis. 22: 217-222 (1969)

271. SCOTCH, N. A. and J. J. GEIGER: The epidemiology of rheumatoid arthritis. J. Chron. Dis. 15: 1037-1067 (1962)

272. SENATOR FÜR GESUNDHEIT UND UMWELTSCHUTZ: Jahresgesundheitsbericht 1978. Berlin, 1980

273. SHEIKN, K. et al.: Repeatability and validity of a modified activities of daily living (ADL) index in studies of chronic disability. Int. Rehab. Med. 1: 51-58 (1979)

274. SHEPPEARD, H., D. BULGEN and D. J. WARD: Rheumatoid arthritis: returning patients to work. Rheum. Rehab. 20: 160-163 (1981)

275. SHOCHET, B. R. et al.: A medical-psychiatric study of patients with rheumatoid arthritis. Psychosom. 10 (5): 271-279 (1969)

276. SIEGRIST, J. et al.: Soziale Belastungen und Herzinfarkt. Stuttgart (Enke) 1980

277. SITAJ, S. und M. SEBO: Ein Beitrag zur Epidemiologie der rheumatoiden Arthritis. In: LEISTNER, K. et al.: Zur Epidemiologie und Soziologie. . ., S. 98-130, a. a. O.

278. SJÖGREN, K. and A. R. FUGL-MEYER: Chronic back pain and sexuality. Int. Rehab. Med. 3 (1): 19-25 (1981)

279. SMEDBY, B.: Primary care financing in Sweden. Paper presented at the New York Academy of Science's Conference on Primary Health Care in industrialized nations, New York, 14. 12. 77

280. SOKOLOW, J. et al.: A new approach to the objective evaluation of physical disability. J. Chron. Dis. 15: 105-112 (1962)

281. SOLOMON, L. et al.: Rheumatoid arthritis in an urban South African negro population. Ann. Rheum. Dis. 34: 128-135 (1975)

282. SOLOMON, L., P. BEIGHTON and J. S. LAWRENCE. Osteoarthritis in a rural South African negro population. Ann. Rheum. Dis. 35: 274-278 (1976)

283. - dies.: Rheumatic disorders in the South African negro. Part II. Osteo-Arthrosis. S. Afr. Med. J. 49: 1737-1740 (1975)

284. SPERGEL, P. H., G. E. EHRLICH and D. GLASS: The rheumatoid arthritic personality: a psychodiagnostic myth. Psychosom. 19 (2): 79-86 (1978)

285. SPITZER, W. O. et al.: The arthritic complaint in primary care: prevalence, related disability, and costs. J. Rheumatol. 3 (1): 88-99 (1976)

286. STATISTISCHES LANDESAMT BERLIN: Ergebnisse der Volks- und Berufszählung in Berlin (West) am 27. Mai 1970. Berliner Statistik, Sonderheft 230, Berlin, 1974

287. STEINBROCKER, O., C. H. TRAEGER and R. C. BATTERMAN: Therapeutic criteria in rheumatoid arthritis. JAMA 140 (8): 659-662 (1949)

288. STEINBRÜCK, K. und H. KRAHL: Sportschäden und Sportverletzungen an der Wirbelsäule. Dtsch. Ärztebl. 19: 1139-1145 (1978)

289. STEINER, F. J.: Der Weg zur multidisziplinären Arbeitsweise im Rheuma-Zentrum Amsterdam. Akt. Rheumatol. 6: 113-118 (1981)

290. STEPAN, J.: II. Prager Internationales Rheumatologisches Symposium - Tagungsbericht. Z. Rheumatol. 38: 297-304 (1979)

291. STEWART, A. L. et al.: Conceptualization and measurement of health for adults in the health insurance study: Vol. II, Physical health in terms of functioning. Santa Monica, Ca. (Rand R-1987/2-HEW July 1978)

292. STOCKSMEIER, U. und S. PINNO-POWELEIT: 10-jährige Entwicklung von Patienten des WS-Syndroms mit und ohne klinische Rehabilitation. Vortrag auf dem 9. Europ. Kongreß f. Rheumatol. Wiesbaden, 2.-8. 9. 1979

293. STOIA, I. et al.: Epidemiologische und Familienuntersuchungen bei drei chronischen rheumatischen Erkrankungen. Z. Rheumaforsch. 28: 201-207 (1969)

294. STROTZKA, H. (Hrsg): Psychotherapie: Grundlagen, Verfahren, Indikationen. Darin ibs.: BECKER, A. M.: Psychoanalyse, S. 141-212. München (Urban und Schwarzenberg) 1975

295. TATSUOKA, M. M.: Multivariate analysis. New York (Wiley) 1971

296. TEMPSKA-CYRANKIEWICZ, K. und M. WYSOCKI: Vorläufige Ergebnisse der epidemiologischen Untersuchungen der Erkrankungen des Bewegungsapparates in der Volksrepublik Polen. Verh. Dtsch. Ges. Rheumatol. 5: 318321 (1978)

297. VALKENBURG, H. A.: Pattern of rheumatoid disease in society: change or disappearance? Scand. J. Rheumatol. 5 (Suppl. 12): 89-95 (1976)

298. VOLKHOLZ, V.: Belastungsschwerpunkte und Praxis der Arbeitssicherheit. Forschungsbericht, Bundesminister für Arbeit und Sozialordnung (Hrsg). Bonn, 1977

299. VORLAENDER, K. O.: Rheumatische Erscheinungen im Klimakterium. Internist 7 (7): 350-355 (1966)

300. WAGENHÄUSER, F. J.: Frühstadien entzündlich-rheumatischer Leiden. In: MATHIES, H. (Hrsg): Aktuelle Rheumaprobleme, Bd. 6, München (Banaschewski) 1976, S. 46-60

301. WARE, J. E. et al.: Conceptualization and measurement of health for adults in the health insurance study: Vol. I, Model of health and methodology. Santa Monica, Ca. (Rand R-1987/1-HEW May 1980)

302. WARREN, M. D.: Disability and rehabilitation: Research programme of the Health Services Research Unit, University of Kent. Rheumatol. Rehab. 16: 248-249 (1977)

303. WEBER, E. (Hrsg): Disease Management in der Rheumatologie. Bern (Huber) 1979

304. WEBER, H.: Kritik der Psychosomatik im rheumatologischen Formenkreis. Verh. Dtsch. Ges. Rheumatol. 5: 33-36 (1978)

305. WEBER-FALKENSAMMER, H. und R. R. KARHAUSEN: Soziale Folgen von rheumatischen Erkrankungen bei Patienten mit chronischer Polyarthritis, Spondylitis ankylosans und Arthrosen. Bundesgesundheitsbl. 26 (1): 1-8 (1983)

306. WEINTRAUB, A.: Psychosomatische Überlegungen zum Thema "Rheuma und Nervensystem". Arbeitsgespräch, Wiesbaden, 28.-29. 11. 1969. Wiss. Dienst "Roche", S. 209-217

307. - ders.: Psychosomatische Schmerzsyndrome des Bewegungsapparats und ihre Konfliktspezifität. In: WEINTRAUB, A. et al. (Hrsg): Psychosomatische Schmerzsyndrome des Bewegungsapparats. Basel (Schwabe & Co.) 1975, S. 153-165

308. - ders.: Psychosomatische Probleme in der rheumatologischen Praxis. Schweiz. Med. Wochenschr. 101: 307-309 (1971)

309. WIENER, C. L.: The burden of rheumatoid arthritis: tolerating the uncertainity. Soc. Sci. Med. 9: 97-104 (1975)

310. WILKER, F.-W. und H. ZENZ: Krankheit und Frustration. Med. Psychol. 5 (1): 81-94 (1979)

311. WILLIAMS, R. A. et al.: Disability: a model and measurement technique. Br. J. Prev. Soc. Med. 30: 71-78 (1976)

312. WINKLER, P.: Die Bedeutung der Anamnese für die Diagnostik entzündlich-rheumatischer Erkrankungen. Dtsch. Med. Wochenschr. 104: 1301-1306 (1979)

313. WOOD, P. H.: The language of disablement: a glossary relating to disease and its sonsequences. Int. Rehab. Med. 2 (2): 86-92 (1980)

314. - ders.: Classification of impairments and handicaps. Genf (WHO) 1975

315. WORLD HEALTH ORGANIZATION: Expert committee on rheumatoid disease. - First report. WHO Techn. Rep. Series 78, Genf, 1954

316. - dies.: Die Erforschung und Bekämpfung rheumatischer Erkrankungen. EULAR-Bull. 8: 91-102 (1979)

317. WHO-REGIONALKOMITEE FÜR EUROPA: The investigation and control of rheumatic diseases. Techn. Discussion, Hekt. Manuskript, AZ EUR/RC28/Techn. Disc/1 vom 22. 5. 78, Genf

318. WRIGHT, V. and S. OWEN: The effect of rheumatoid arthritis on the social situation of housewives. Rheumatol. Rehab. 15 (3): 156-160 (1976)

319. YELIN , E. H. et al.: Social problems, services and policy for persons with chronic diesease: the case of rheumatoid arthritis. Soc. Sci. Med. 13: 13-20 (1979)

320. ZANDER, W.: Zum Problem der spezifischen Syndrombildung bei psychosomatischen Krankheitsbildern. Z. Psychosom. Med. 22: 150-168 (1976)

321. - ders.: Psychodynamische Faktoren bei einigen Rheumafaktor-negativen polyarthritischen Erkrankungen. MMW 117 (37): 1475-1478 (1975)

322. ZAPHIROPOULOS, G. and H. C. BURRY: Depression in rheumatoid disease. Ann. Rheum. Dis. 33 (2): 132-135 (1974)

323. ZENZ, H. und K. KELLER: Krankheitstheorien und Behandlungserwartungen von Patienten einer Allgemeinpraxis. Prakt. Arzt 27: 3079-3088 (1978)

324. ZERSSEN, D. v.: Die Beschwerden-Liste als Test. Therapiewoche 21 (25): (1971)

325. DIE "v.-ZERSSEN-BESCHWERDELISTE": Hekt. Manuskript aus der Rheumatologischen Universitätsklinik Basel.

326. ZILKO, P. J., M. THEVETHASAN and R. L. DAWKINS. Immune function in ankylosing spondylitis: apparent relationship between streptococcal responses and HLA-B27. J. Rheumatol. 4 (3): 49-53 (1977)

327. ZINK, A., K. W. TIETZE und J. KORPORAL (Hrsg): Schwangerenvorsorge bei deutschen und ausländischen Frauen. Berlin (de Gruyter) 1985

328. ZINK, A. und C. ZINK: Einige Gesichtspunkte zur Rolle gesundheitlicher Aufklärung in der Prävention von chronischen Erkrankungen

des Stütz- und Bewegungsapparates. Beitrag zur Tagung "Gesundheit und Arbeitsleben ..." der Bundeszentrale für gesundheitliche Aufklärung, a. a. O.

329. ZINK, A., C. ZINK und H. HOFFMEISTER: Rheumastudie. Empirische Erhebung über Umweltfaktoren, Lebensweisen und Krankheiten. Abschlußbericht für den BMJFG. Berlin (BGA) 1981

330. - dies.: Social and psychosocial consequences of rheumatic diseases. Vortrag auf dem IXth Scientific Meeting of the International Epidemiological Association. Edinburgh, 22. -28. 8. 1981

331. ZINK, C.: Zur Epidemiologie von Unfällen im Kindesalter: Psychosoziale Bedingungen ihrer Entstehung. Med. Diss., Lübeck

Übersicht über die verwendeten Indices und die in ihnen enthaltenen Items

INDEX	ENTHALTENE ITEMS
1. Indices zur medizinischen Versorgung und zu Beschwerden	
Intensität der ambulanten Versorgung	Zahl und Fachrichtung der im letzten Jahr aufgesuchten Ärzte, ambulant erhaltene physikalische Therapien*, ambulante Basismedikation (Ärzte-Angabe)
Intensität der stationären Versorgung	Kur- und Krankenhausaufenthalte, stationär erhaltene physikalische Therapien, Operationen (Patienten- und Ärzteangaben), eingreifende diagnostische Maßnahmen (Ärzteangaben), stationär verabreichte Basismedikation (Ärzteangabe)
Intensität der Gelenkbeschwerden	Häufigkeit und Dauer von Gelenkbeschwerden (Schmerzen, Schwellungen, Verkrümmungen), Art des Auftretens, Zahl betroffener Gelenke
Intensität der Wirbelsäulenbeschwerden	Häufigkeit und Dauer von Wirbelsäulenbeschwerden (Schmerzen und Bewegungseinschränkungen), Art des Auftretens, Ausstrahlen von Schmerzen, Zahl betroffener Regionen
Intensität weichteilrheumatischer Beschwerden	Anzahl der von Beschwerden der Muskeln und Nerven betroffenen Körperregionen
Index psychovegetativer Beschwerden:	
Score 1: Beschwerden des Verdauungssystems	Appetitlosigkeit, häufige Magenschmerzen, häufige Übelkeit

* Soweit nicht anders angegeben: Angaben der Patienten

INDEX	ENTHALTENE ITEMS
Score 2: Vegetative Symptome	Frösteln, Schwindelgefühl, Zittern der Hände
Score 3: Depressive Stimmungslage	Angstgefühl, traurige Verstimmung, Nervosität, Schlafstörungen, Vergeßlichkeit, Ermüdbarkeit
Score 4: Klimakterische Beschwerden	Hitzewallungen, Schweißausbrüche, Herzjagen
Score 5: Kopfschmerzen	häufige Kopfschmerzen
2. Indices zu beruflichen Belastungen	
Körperliche Belastung, Umweltbelastungen	Belastung von Armen, Beinen, Wirbelsäule; Arbeit im Gehen, Stehen, im Freien; häufig schwer Heben oder Tragen; Umgebung heiß, feucht, kalt, zugig oder staubig
Akkordarbeit	Arbeit im Akkord, an lauten oder stickigen Arbeitsplätzen
Streß	Zeitdruck, abends erschöpft, unbequeme Körperhaltung, viel Arbeit am Wochenende, lieber anderen Beruf ergriffen
Nacht- und Schichtarbeit	regelmäßig Nacht- oder Schichtarbeit
Arbeitszufriedenheit	genug Zeit für Entspannung, Spaß an der Arbeit, zufrieden mit der Arbeit, guter Kontakt zu Kollegen, regelmäßig Urlaub, abends unternehmnungslustig, Arbeit in geschlossenen Räumen
3. Indices zu Gewinn und Verlust von Freizeitaktivitäten	
Unterhaltung	Ausgehen, Essen gehen, ins Theater/Kino/Konzert/Museum gehen, Spiele machen, zum Stammtisch/Kaffeeklatsch gehen

INDEX	ENTHALTENE ITEMS
Bewegung	Wandern/Radfahren, Spazierengehen, Ausflüge machen, Verwandte/Bekannte besuchen
passive Beschäftigungen	Ausruhen, Lesen, Fernsehen/Radio hören
Sport	Sport treiben, Sportveranstaltungen besuchen
Arbeit	Liegengebliebenes Aufarbeiten, Arbeiten in der Wohnung ausführen, Handarbeiten/Basteln

4. Indices zu Gewinn und Verlust an sportlichen Aktivitäten

Ausgleichssport	Schwimmen, Wandern, Radfahren, Tanzen, Wintersport
Leistungssport	Ballspielen, Leichtathletik, Turnen

5. Indices zu den sozialen Folgen der Krankheit

Hilfsbedürftigkeit	Fremde Hilfe brauchen bei: An- und Auskleiden, Körperpflege, Aufstehen/Hinsetzen, Verlassen der Wohnung, Treppauf/Treppab gehen, Kochen, Betten machen, U-Bahn/Bus fahren, Einkaufen, Hausarbeiten, Gardinen aufhängen (abnehmende Gewichtung)
Funktionseinschränkungs-Index:	
Score 1: Selbstversorgung	An- und Auskleiden, Selbstversorgung
Score 2: Mobilität	Aufstehen/Hinsetzen, Treppauf/Treppab gehen, Verlassen der Wohnung, U-Bahn/Bus fahren

INDEX	ENTHALTENE ITEMS
Score 3: Rollenaktivitäten	Hausarbeiten, Einkaufen, Kochen, Betten machen (Frauen); Abhängigkeit von anderen Menschen, Belastung von Familienangehörigen durch die Krankheit (alle); vorzeitige Berentung; Sorgen, die beruflichen Anforderungen nicht mehr erfüllen zu können (Männer und derzeit oder früher berufstätige Frauen)
Beeinträchtigung	50% Ärzte-Einschätzung des Behinderungsgrades; 50% Index 'Hilfsbedürftigkeit'
Behinderung I	50% Index 'Beeinträchtigung'; 50% Gebrauch von Hilfsmitteln/helfende Personen
Behinderung II	50% Index 'Behinderung I'; 50% Index 'Soziale Folgen'
Soziale Folgen	Schwerwiegende Umstellungen wegen der Krankheit, Probleme deswegen, unsicherer im täglichen Leben, Krankheit behindert persönliche Kontakte, Nachteile im Berufsleben, Sorgen und Probleme (Einsamkeit, Angst vor Operationen, Probleme in der Familie, Abhängigkeit usw.)
Soziale Integriertheit (Items positiv oder negativ gewichtet)	Häufigkeit von Besuchs- und Telefonkontakten mit Freunden/Familienangehörigen, Einschränkungen von Sozialkontakten, Einsamkeit, Zusammenleben mit Kindern, Freizeitgestaltung allein/ mit anderen, Mitgliedschaft in Vereinen, Teilnahme an Treffen
Soziale Unterstützung	Sprechen mit Verwandten/Freunden über Krankheit, Verständnis der Umgebung für Probleme durch die Krankheit, Vertrauenspersonen

INDEX	ENTHALTENE ITEMS
6. Indices zu Informiertheit und Informationsbedürfnissen	
Informiertheit	Sich ausreichend informiert fühlen, Anzahl und Qualifikation der über die Krankheit informierenden Personen, weitere Informationsquellen, Kenntnis der Diagnose
Informationsbedürfnis	Bereiche, in denen weitere Informationen gewünscht werden
Verunsicherung	Häufigkeit widersprüchlicher Ratschläge im Hinblick auf die Krankheit, betroffene Themen
7. Weitere verwendete Indices	
Soziale Schicht	Schulbildung, Berufsausbildung, arbeitsrechtliche Stellung, Einkommen, Wohnsituation
Schweregrad	Ärzteeinschätzung über Behinderung, Prognose und Leiden des Patienten
Krankheitsschwere	14 Gruppen, die aus der Gewichtung der sechs Krankheitsgruppen mit dem Schweregrad entstehen
Gießen-Test	6 Skalen: Soziale Resonanz, Dominanz, Kontrolle, Stimmung, Durchlässigkeit, Soziale Potenz.

Register

Abhängigkeit, finanzielle 84
ADL-Index 163
Ärzte, ambulant behandelnde 46 f.
Arbeitsbelastungen 64 ff., 145 ff., 224
Arbeitsrechtliche Stellung 110 ff.
Arbeitssituation (Indices)
- methodische Kontruktion 145 ff.
- Ergebnisse 147 ff.
Arbeitszufriedenheit 67 f., 145, 151, 224
Arthrosen vgl. Gelenkerkrankungen, degenerative
Arzt-Patienten-Interaktion 206
Atlas of Standard Radiographs of Arthritis 22

Beeinträchtigung 161 f., 165
Beeinträchtigung (Index)
- methodische Konstruktion 167
- Ergebnisse 180 ff., 225 f.
Befindlichkeitsstörungen (Indices)
- methodische Konstruktion 124, 136 ff.
- Ergebnisse 139 ff.
Behandlung, Einschätzung der 100 f.
Behinderung 161 ff.
Behinderung I (Index)
- methodische Konstruktion 167 f.
- Ergebnisse 185 ff., 225 f.
Behinderung II (Index)
- methodische Konstruktion 169 ff.
- Ergebnisse 188 ff., 225 f.
Belastungen am Arbeitsplatz vgl. Arbeitsbelastungen
Berufstätigkeit 62, 111 ff.
Beschwerden, psychovegetative vgl. Befindlichkeitsstörungen
Beschwerden, rheumatische (Indices)
- methodische Konstruktion 124, 130
- Ergebnisse 131 ff.
Bewältigungsverhalten 195

Coping-Konzepte vgl. Bewältigungsverhalten

Diagnosen der Patienten 40 ff.
disability 161 f.
Diskriminanzanalyse 221 ff.
- F-Werte 221
- Wilks-Lambda 221
- Wilks-Methode 221

Einkommen 114 f.

Familienstand 108 f.
Folgen, soziale (Index)
- methodische Konstruktion 172
- Ergebnisse 192 ff., 226
Freizeitgestaltung 71 ff.
- Aktivitäten 74 ff.
- Mitgliedschaft in Vereinen 72 ff.
- Sozialbeziehungen 71 f.
Freizeitgestaltung (Indices)
- methodische Konstruktion 151 ff.
- Ergebnisse 154
Funktionseinschränkungen 163 f.
Funktionseinschränkungen (Index)
- methodische Konstruktion 167
- Ergebnisse 178 ff.

Gelenkerkrankungen, degenerative 22 ff.
- Ätiologie 24
- Arbeitsbelastungen 25
- Atlas of Standard Radiographs of Arthritis 22
- diagnostische Kriterien 22
- Erkrankungsalter 24
- Geschlechtsrelation 23
- Leistungssport 24

- life events 17
- Physiotherapie 26
- Prävalenz 22 f.
- Versorgungsstruktur 26
Gesundheitsindikatoren 120
Gießen-Test 102 ff., 227 f.
Guttman-Skalierung 166

handicap 161 f.
Heilverfahren 55
Hilfsbedürftigkeit (Index)
- methodische Konstruktion 166 f.
- Ergebnisse 175 ff.
Hilfe im täglichen Leben 79 ff.
Hilfsmittel 79 f.

impairment 161 f.
Inanspruchnahme von ambulanter Behandlung 47 ff.
Indices
- Anwendungsbereiche 118 ff.
- methodische Konstruktion 121 ff.
Informationsbedürfnisse 95, 97 f., 100, 206
Informationsbedürfnis (Index)
- methodische Konstruktion 211 f.
- Ergebnisse 215 ff., 226 f.
Informationsquellen 95 f., 207 ff.
Informiertheit über Diagnosen/ Krankheit 58 ff., 94
Informiertheit (Index)
- methodische Konstruktion 207
- Ergebnisse 213, 215 ff., 226 f.
Integriertheit, soziale 196
Integriertheit, soziale (Index)
- methodische Konstruktion 172 f.
- Ergebnisse 196 ff., 204, 226
Intensität der rheumatischen Beschwerden (Indices) vgl. Beschwerden, rheumatische (Indi-
ces)
Intensität der medizinischen Versorgung (Indices) vgl. Versorgung, medizinische (Indices)
Isoliertheit 87 ff., 199

Krankenhausaufenthalte 56 f.
Konfidenten vgl. Vertrauenspersonen
Krankheiten, chronische in der Anamnese 136 f., 139 f.
Krankheitsdauer 45 f.
Krankheitsschwere (Index), methodische Konstruktion 125

Lebenspläne, Beeinträchtigung der 93
life events 16 f.

Nachteile im Berufsleben 68 ff.
Netzwerk, soziales 202

Physikalische Therapie 49 ff.
Problembereiche 84 ff.

RAND-Corporation 165 ff., 172
Regressionsanalyse, multiple 225, 227
Ressourcen, familiäre 202
Rheumatoide Arthritis 6 ff.
- Altersverteilung 9
- ARA-Kriterien 6 f.
- Arbeitsbelastungen 12 f.
- Autoaggression 14
- Beruf 12 f.
- Bildungsstand 12
- diagnostische Kriterien 6 f.
- epidemisches Vorkommen 10
- familiäre Häufung 10
- genetische Disposition 10
- geographische Differenzen 9
- Geschlechtsrelation 8 f., 15
- Hausfrauen 13, 17
- Inzidenz 8
- life events 16 f.
- New-York-Kriterien 7 f.
- passagere Formen 8
- Persönlichkeitsstruktur 14 f., 17 f.
- Prävalenz 8 f.
- Psychodynamik der Entstehung 14, 17
- Rheumafaktor 11

- seronegative Form 9
- seropositive Form 10
- soziale Schicht 11 f.
- Tierversuche 11
- Virushypothese 10 f.
- Wohnverhältnisse 12
- Zwillingsstudien 10

Schädigung 161 f.
Schicht, soziale 49
Schicht, soziale (Index), methodische Konstruktion 116 f.
Schulbildung 109 f.
Schweregrad der Erkrankung (Index), methodische Konstruktion 125
social support vgl. Unterstützung, soziale
Soziale Folgen (Index) vgl. Folgen, soziale (Index)
Soziale Integriertheit (Index) vgl. Integriertheit, soziale (Index)
Spondylitis ankylosans 18 ff.
- Ätiologie 20
- Arbeitsbelastungen 20
- diagnostische Kriterien 18
- Erblichkeit 18
- Erkrankungsalter 18
- Frühsymptome 18
- genetische Disposition 20
- Geschlechtsrelation 19
- Inzidenz 19
- Persönlichkeitsstruktur 21
- Physiotherapie 21 f.
- Prävalenz 18, 20
Spondylosen, Spondylarthrosen vgl. Wirbelsäulenerkrankungen, degenerative
Strukturforschung 123
Symptome, psychovegetative vgl. Befindlichkeitsstörungen

Trennschärfe von Indices 223 f., 228 ff.
- Arbeitsplatzindices 223 f., 229, 232 f.
- Behinderung, psychosozialer Bereich 225 f., 229 f.
- Gießen-Test 227, 231, 233 f.
- Informiertheit/Informationsbedürfnisse 226 f., 229, 231 ff.
- medizinischer Bereich 222 f., 229 f., 232 ff.

Unterstützung, soziale 196
Unterstützung, soziale (Index)
- methodische Konstruktion 173 ff.
- Ergebnisse 202 ff.

Veränderungen, krankheitsbedingte 78
Verarbeitung der Krankheit 90
Versorgung, medizinische (Indices) 122 ff., 127 f.
Vertrauenspersonen 90, 92, 173 f.
Verunsicherung
- durch Ratschläge 98 ff.
- krankheitsbedingte 85 ff.
Verunsicherung (Index)
- methodische Konstruktion 211 ff.
- Ergebnisse 218 ff.

Weichteilrheumatismus 31 ff.
- Arbeitsbelastungen 32
- diagnostische Kriterien 31
- Prävalenz 32
- Psychosomatik 32, 207 f.
Wirbelsäulenerkrankungen, degenerative 26 ff.
- Ätiologie 28
- Arbeitsbelastungen 28 f.
- Erkrankungsalter 27
- Geschlechtsrelation 27
- Krankheitsfolgen 30
- Sport 29 f.
Wohnort 107 f.